DE L'ÉDUCATION

PHYSIQUE

DE L'HOMME.

DE L'IMPRIMERIE DE CRAPELET.

DE L'ÉDUCATION

PHYSIQUE

DE L'HOMME;

Par Mˡ FRIEDLANDER, D. M.

Membre correspondant de l'Académie royale des Sciences de Munich et de la Société de l'École de médecine de Paris ; de la Société académique et de l'Athénée de médecine de la même ville ; de la Société Physico-médicale d'Erlangen, etc.

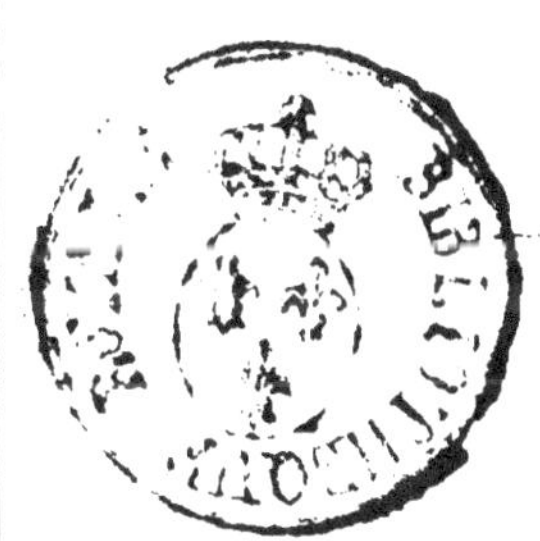

A PARIS,

Chez TREUTTEL et WÜRTZ, Libraires, rue de Bourbon, n° 17;

Et à STRASBOURG, même Maison de Commerce.

1815.

A

M. F. GUIZOT,

CHEVALIER DE LA LÉGION D'HONNEUR, SECRÉTAIRE GÉNÉRAL AU MINISTÈRE DE L'INTÉRIEUR, PROFESSEUR D'HISTOIRE MODERNE A LA FACULTÉ DES LETTRES DE L'UNIVERSITÉ DE PARIS, CENSEUR ROYAL, etc. etc. etc.

JE me féliciterais, mon estimable Ami, si cet ouvrage, que vous m'avez engagé à publier, et auquel je me fais gloire d'attacher votre nom, paraissait un tribut digne de la considération générale qu'inspirent vos rares talens et la noblesse de votre caractère.

M⁻ FRIEDLANDER.

Décembre 1814.

INTRODUCTION.

Plusieurs parties de l'ouvrage que j'offre au public, ont été publiées en forme de lettres dans les *Annales de l'Education* qu'a fait paraître, depuis 1811, M. F. Guizot. Mon association avec les personnes distinguées qui ont le plus coopéré à ce journal, m'a fait, sans doute, participer à la faveur dont elles jouissaient; mais l'accueil qu'on a bien voulu faire à mon travail, a été, pour moi, un puissant motif de le corriger, de le compléter, pour en former sur l'éducation physique de l'homme, un traité aussi étendu qu'il m'a été possible de le faire.

Je pouvais espérer que les mères de famille liraient mes premiers articles; elles trouveront à présent que j'y ai joint quelques chapitres dont les convenances ne permettent pas toujours de les entretenir. A mesure que j'avançais, je devais aussi penser aux pères, aux instituteurs, quelquefois même aux hommes d'état qui règlent la police de l'éducation ; ils trouveront à leur tour que parfois je touche de trop près aux sciences accessoires et médicales. Aux yeux de mes confrères, j'aurai d'autres défauts, ils auront plus approfondi quelques sujets que je n'ai pu développer assez. Si l'on me demande après cela pour qui j'écris, je répondrai, pour ceux qui veulent suivre avec moi l'ensemble de l'éducation physique, n'importe de quel rang, de quel état ils soient. J'ai cherché à être clair, et je me flatte que chacun trouvera dans cet essai un guide assez commode pour diriger ses propres recherches et pour rectifier les miennes.

On a généralement fait jusqu'ici de
l'éducation physique, un objet de médecine populaire. Entre les auteurs qui
s'en sont occupés, il en est d'excellens,
sans doute, pour leur temps; mais la
plupart, traitant le public avec une sorte
de légèreté, supposent qu'il ne faut qu'exciter ses craintes, ses espérances, et dicter des préceptes à l'aveugle crédulité.
Quelques-uns regardent l'éducation et
la médecine comme un métier, auquel
les écoles et les maîtrises prescrivent sa-
gement des bornes; et, malgré les changemens survenus autour d'eux, ils tournent toujours sur le même pivot. Un
petit nombre, enfin, plus élevés, mais
frondeurs perpétuels, déclament éloquemment contre tout ce qu'amène la
marche inévitable des événemens; ils
forment des systèmes. L'étude des livres
seuls ne donne trop souvent que des no-

tions imaginaires. Les observations d'un
seul individu, fût-il à la tête d'une grande
institution publique, avec la faculté d'y
faire exécuter ses projets, ne fournissent
guère que des données partielles, applicables à un lieu. Le praticien d'ailleurs
habile, obligé de multiplier ses visites
sans avoir le temps de se recueillir, se
trouve bientôt sur le chemin du routi-
nier, qui croit exclusivement à ce que
l'habitude lui a fait adopter et répandre
journellement. C'est ainsi que l'imperfection humaine nous poursuit partout,
et l'homme impartial cherche en vain
des matériaux rassemblés de manière
qu'il puisse y exercer son jugement, sans
tomber sur les compilations les plus contradictoires, ou en opposition avec son
expérience journalière.

Ce serait une folle présomption que
de croire pouvoir éviter tous les écueils;

mais du moins le public voudra connaître où tendent les efforts d'un auteur, et
quelles sont ses sources. Entraîné tour
à tour par le goût de la pratique et par
celui de l'étude de la médecine , j'ai
voulu connaître tous les anneaux qui
lient si étroitement toutes les branches
des sciences médicales à l'éducation
physique. Egalement curieux de ce qui
est ancien et de ce qui est nouveau,
consultant les livres écrits en différentes
langues, et les comparant avec mes propres observations en différens pays, j'ai
rédigé mon ouvrage d'après un plan qui
m'est propre, et qui a pu me conduire
peut-être à quelques vues nouvelles et
plus étendues. Les travaux des médecins,
ceux des instituteurs m'ont été également utiles, et j'ai eu l'avantage de m'entretenir de mon sujet avec les hommes
les plus éclairés, que je citerais si je ne

craignais qu'on y vît une marque d'ostentation plutôt que de reconnaissance. Je me permettrai cependant de nommer le célèbre M. Hallé, qui a tant contribué à répandre en France l'étude de l'hygiène; il a bien voulu parcourir, dans le temps, mes lettres et m'aider de ses avis. Heureux si j'avais pu mieux profiter de tous ces avantag' Mais j'aurais dû renoncer à l'ouvrage si j'eusse voulu contenter tous mes vœux : Puisse le lecteur en approuver la publication ! La difficulté d'embrasser un grand ensemble dans un petit espace, et d'écrire en une langue qui n'est pas celle de mon pays, sera peut-être pour lui un motif de plus d'indulgence : mais venons au but.

L'éducation physique est, selon moi, l'art de favoriser le développement différent dans les divers individus, et de perfectionner leurs organes et leurs dispositions, toujours en rapport avec les agens qui nous entourent, et avec un état social plus civilisé.

La physiologie examine en particulier les différences individuelles, et le jeu naturel des organes, des fonctions de l'homme vivant.

L'hygiène a pour but la conservation de sa santé au milieu des agens qui l'environnent.

L'éducation physique s'occupe encore de faire contribuer les agens au développement des forces, de l'habileté corporelle et morale, ou d'un organe en particulier. L'hygiène prend l'homme seulement dans son état actuel, l'éducation pense encore à ses progrès dans une société qui avance toujours. Elle examine jusqu'à quel point on peut allier la conservation de la santé avec les exercices, pour un perfectionnement particulier qu'exigera la place de l'individu dans la société civilisée. Mais, malgré la peine qu'on se donne pour séparer et circonscrire les doctrines particulières, qui ne sont que des chapitres de l'étude générale de l'homme, on tombe toujours dans la nécessité d'en excéder les limites.

La médecine et l'éducation ne se composent que de connaissances séparées, qui tendent à la conservation et au perfectionnement de notre espèce, et qui doivent se prêter un secours mutuel. Ce qu'il y a de commun, c'est que l'on ne peut traiter du corps vivant, sans penser à l'âme, ni penser à l'âme de l'homme en société sans songer aux changemens continuels qu'amènent les progrès de la civilisation.

En effet, si l'éducation physique de l'homme n'avait à s'occuper que de ses qualités corporelles, l'éducation seule des animaux nous offrirait les meilleurs exemples. Dans un siècle éclairé, il doit être permis de dire que nous tenons assez de leur nature pour puiser dans une source qui offre l'immense avantage de faire des expériences directes, plus hasardeuses qu'il n'est possible d'en entreprendre sur nos semblables. Mais le libre arbitre de chacun de nous, le conflit des diverses volontés, le nombre de facultés exercées, dans diverses directions, depuis des siècles, changent l'homme, le modifient à l'infini, et compliquent prodigieusement le problème. La disposition individuelle est soumise à une société qui favorise tantôt le physique, tantôt le moral; et il ne dépend pas toujours de l'instituteur ou du médecin de les faire marcher de front dans les divers emplois. Aussi l'éducation physique n'a-t-elle, comme tous les arts, qu'un certain nombre de principes et de règles, résultats d'une longue expérience, et sujets à peu d'exceptions. Tout ne peut donc être soumis à des procédés aussi constans; et l'application des principes et des moyens suppose toujours dans celui qui la fait une certaine habitude qui le dirige, un certain génie qui l'inspire et l'éclaire.

Pour faire concevoir en entier le fond de mes idées, je dirai que je me suis représenté l'homme en lutte, soit avec l'imperfection de ses dispositions, soit avec les agens physiques qui l'entourent, et la société de ses semblables. Quels sont les moyens de s'opposer aux premiers inconvéniens et de se garantir, de profiter même des seconds ? Comment peut-on s'exercer de manière à conserver son rang dans le concours de tous les talens qu'a amenés avec tant de difficultés nouvelles la civilisation des siècles ? La conservation de l'individu, la propagation de l'espèce, le perfectionnement des dispositions innées, indispensables dans une société croissante, sont les divers buts que j'ai toujours eus sous les yeux, et c'est d'après ces vues que j'ai distribué mes matériaux.

La question préalable est, sans doute, s'il est possible de procréer des dispositions heureuses, et comment il faut favoriser le développement de l'enfant pendant la grossesse de la mère. S'il n'y a pas moyen de faire naître certaines dispositions à volonté, il sera du moins nécessaire de reconnaître, dès la naissance, les imperfections de l'individu, et les changemens qui s'opèrent aux diverses époques de la vie, pour modifier la conduite en conséquence; c'est l'objet des deux premiers chapitres.

J'ai tâché d'exposer ensuite la série

d'agens nouveaux qui influent sur l'enfant dès son entrée dans le monde, et les difficultés que lui offre l'époque de la dentition. Le lecteur se trouvera placé assez haut pour apercevoir toutes les routes qui mènent à la conservation de l'individu, et tous les moyens qui dépendent tantôt des circonstances qui l'entourent, et tantôt de son propre développement.

Après le sevrage, l'enfant est habitué peu à peu au genre de vie et aux exercices de l'adulte. Je passe alors en revue dans un chapitre l'influence d'une nourriture plus variée, plus compliquée; et dans un autre, l'influence des choses environnantes, telles que l'air, les habitations, les vêtemens et les mesures de propreté. Les trois suivans traitent de l'exercice en général, depuis le premier pas du nourrisson jusqu'aux arts qui se rapportent aux divers sens et à la parole, cultivés pour une société civilisée.

La puberté offre de nouvelles difficultés. Elle finit à l'époque où le moral doit avoir acquis assez de force pour que l'individu puisse se maîtriser lui-même. Cette prééminence qui est nécessairement le principal but de toute éducation dans une grande société, a dû m'engager à terminer par l'examen de l'influence de l'éducation morale et intellectuelle sur l'éducation physique.

M'étant appliqué depuis bien des années à connaître le rapport de l'histoire générale et physique de l'homme avec la marche de la médecine, je voulais ajouter ici une esquisse de l'histoire de l'éducation physique, dont on trouve déjà quelques traces dans cet ouvrage; mais elle aurait trop grossi le volume. Si je hasarde un jour de publier mon ébauche, ce sera pour donner la liste des matériaux et des ouvrages qui sont venus à ma connaissance, et pour épargner de pénibles recherches à des hommes plus capables que moi d'exécuter mes projets.

DE L'ÉDUCATION

PHYSIQUE

DE L'HOMME.

CHAPITRE PREMIER.

De la Production des Dispositions primitives, et Considérations sur l'état de grossesse.

Lᴀ première chose que l'on désire, c'est de trouver dans les enfans d'heureuses *dispositions*. Les questions relatives à ce sujet sont difficiles à traiter ; on court le risque de heurter quelques préjugés, de blesser quelques convenances, et cependant, ce sont les premières questions qu'il faut aborder.

Supposons pour un instant que les parens pussent réunir autour d'eux les plus beaux enfans, et prendre de chacun ce qui leur conviendrait pour en former un modèle à leur fantaisie ; s'ils pouvaient de plus inspirer à cet être ainsi composé l'esprit qu'ils regarderaient comme le plus parfait, il arriverait, comme à la plus grande partie des artistes et des poètes, que de ces élémens assez hétérogènes on formerait des enfans ou médiocres ou bizarres. La nature ne nous a laissé que les moyens de seconder ou de contrarier à un certain point le développement des êtres qu'elle a créés. Si nous faisons trop d'efforts pour les façonner, nous produisons des difformités ; si nous dirigeons trop leurs mouvemens, nous obtenons des espèces d'automates sans ressort, des machines relâchées, qui s'useront bientôt entièrement. Si nous savons, au contraire, entrer dans les vues de la nature, nous parviendrons à faire ressortir avec éclat l'individu qui nous est confié : c'est ce but qu'il faut atteindre.

Mais n'y aurait-il pas moyen de diriger le développement du fœtus avant qu'il vît le jour ? Ne serait-il pas possible de produire à son gré *des enfans robustes*, *des enfans d'esprit*, et de *créer même les sexes à volonté?* Malgré ce qu'il y a d'étrange dans ces questions, on les a cependant agitées dès la plus haute antiquité, on les hasarde encore de nos jours.

Celle des *sexes* a été la plus rebattue : on avait supposé que l'ovaire, que le testicule d'un certain côté renfermait le germe des mâles, et l'autre celui des femelles ; mais les recherches anatomiques n'ont point confirmé ces hypothèses , puisque dans le même ovaire on a trouvé des enfans, et qui plus est, des jumeaux des deux sexes, et que l'homme privé de l'un de ses organes générateurs a produit également des garçons et des filles. Il n'est guère probable que la nature eût laissé à l'homme le pouvoir d'arrêter à volonté la propagation de l'espèce ; aussi les registres des naissances nous offrent-ils une proportion constante entre les deux sexes.

La *faculté de transmettre certaines qualités* est plus probable. Il en est dont la transmission est assez constante pour qu'on y ait égard dans les animaux afin de conserver une race, ou d'en améliorer une de moindre bonté par le croisement. Les métis provenus de l'union des blancs avec les négresses, démontrent que cette loi est également applicable à l'homme. Les Basques, les Juifs, tant qu'ils sont restés sans mélange, ont conservé durant bien des siècles ce qui est propre à leur nature. L'histoire nous montre aussi que le mélange des peuples par les guerres et les émigrations, a influé sur leur naturel. Mais tout en accordant ces grands résultats, en convenant que les êtres d'une race forte, conservée dans sa pureté primitive, et dont rien n'a troublé le développement naturel, produisent des enfans de la même trempe, serons-nous en droit de conclure qu'il est au pouvoir de l'homme de procréer à volonté des enfans forts et de beaucoup d'esprit, ou même des enfans dont toutes les parties soient d'une force égale et harmonieuse? Est-on sûr que ce développement restera toujours le même? L'expérience de tous les jours nous montre le peu de fondement de ces beaux rêves. Elle nous fait voir surtout que les bonnes qualités héréditaires sont trop souvent accompagnées de vices qui leur nuisent. Tel enfant aura, par exemple, hérité de la plus belle âme, et une délicatesse, une faiblesse de corps, un léger défaut de conformation viendra empêcher l'instruction. Tel autre tiendra de ses parens la force et la santé du corps, sans avoir les forces intellectuelles, les qualités de l'âme qui doivent l'embellir. On a vu des familles où les six doigts étaient héréditaires, sans qu'il y eût d'autres ressemblances. Le croisement peut au contraire, en détruisant certains germes, produire un nouveau mélange très-salutaire, et faire naître des hommes d'une force différente, applicable à divers buts dans la société. Telles sont les lois de la nature qui met constamment en opposition les forces qu'elle a créées, pour favoriser par ces contrastes mêmes les vues générales de la création.

S'il n'entrait dans le plan de ceux qui depuis Aristote jusqu'à nous se sont occupés de l'amélioration de l'espèce humaine, que d'assortir autant que possible les mariages, tout le monde serait parfaitement de leur avis; mais devaient-ils exclure du mariage des personnes faibles en apparence, qui dans certaines circonstances produisent néanmoins des enfans robustes, ou du moins très-appropriés aux besoins de la société? Les législateurs étaient fondés à défendre le mariage entre des personnes d'un âge trop différent, ou avec celles qui étaient atteintes de la lèpre ou de quelques difformités; il est plus difficile de justifier les obstacles qu'a souvent apportés l'ordre social à l'union des personnes de différente caste. Le dessein de maintenir dans un état d'aisance le petit nombre de ceux qui devaient soutenir le despotisme contre la nombreuse classe qui ne devait qu'obéir, en était le seul motif; mais les qualités qui ont élevé une caste au-dessus des autres se détériorent, les familles dégénèrent. N'ayant pas toujours les moyens d'unir les sujets les mieux choisis, pour en conserver le mérite, c'est-à-dire de s'améliorer par les individus de la caste même, il ne leur reste à la fin que le récit des vertus de leurs ancêtres. Dans notre siècle, l'aisance ou les convenances du rang décident encore souvent des mariages, sans qu'on ait égard aux qualités personnelles ; et tant que la société ne sera pas assez avancée pour procurer une existence également favorable à tous, on sera souvent dans la nécessité de consulter dans les unions le rang et les richesses plus qu'il n'est quelquefois désirable pour l'amélioration de l'espèce : tant que l'on ne connaîtra pas assez les lois d'après lesquelles la nature propage un certain ensemble de ses belles qualités innées, il n'y aura que la combinaison des qualités personnelles avec les avantages accessoires et dependans de la fortune, qui puisse régler les unions mutuelles. La science de la mégalanthropogénésie (1) est trop incertaine pour détruire ces principes raisonnables, qui attribuent encore aux circonstances accessoires une partie de ce qu'offre de bon le développement naturel ; et l'éducation physique a le plus grand intérêt à mettre en balance les avantages du croisement et ceux des considérations accessoires.

Abordons une *troisième question* assez délicate, et qui n'intéresse pas moins l'éducation

---

(1) Nom donné par M. Robert le jeune, à l'art de faire des enfans d'esprit.

de l'homme : y a-t-il à prendre, pendant l'acte qui contribue le plus immédiatement à la propagation, des moyens, des précautions, afin de favoriser la naissance d'heureuses dispositions? L'antiquité jetait de la défaveur sur les enfans engendrés pendant l'ivresse ou dans la débauche; dans les temps modernes, les fruits d'un amour effréné ont trouvé des panégyristes, ou au moins des défenseurs. Lorsqu'on pense aux dangers auxquels expose souvent une passion, on pourrait supposer que c'est un appel de la nature, qui serait favorable à l'espèce. Dès qu'on se représente cependant combien les hommes trop passionnés se détruisent facilement, et combien le cœur d'un débauché est facile à émousser, on ne peut guère attribuer à la force de la passion les prétendus avantages des enfans dits de l'amour. Il suffit au reste de penser aux agitations qui accompagnent les actes illicites ou criminels, pour ne plus les regarder comme favorables à l'enfant procréé. Les registres des maisons des enfans-trouvés, où il entre le plus d'enfans naturels, ne parlent pas au moins en faveur de leur force corporelle ; et fût-il même vrai qu'il y eût parmi eux plus d'individus doués de facultés intellectuelles un peu éminentes, ils trouveraient un obstacle au développement de l'esprit dans cette faiblesse de corps qui les accompagne; ce qui arrive souvent aux bossus, par exemple, dont les facultés intellectuelles sont assez heureuses, sans produire néanmoins toujours de grands résultats. L'éducation morale, sous ce rapport, est très-intéressée à la santé du corps, seule capable de donner de la solidité aux efforts de l'esprit. Si, parmi les enfans naturels, il s'en trouve quelques-uns qui se distinguent, il faut attribuer ce mérite en partie aux travaux forcés qu'exige leur manque d'appui dès leur entrée dans le monde, ou à l'heureuse rencontre d'un homme bien organisé avec une femme qui l'est également, ce qui peut se trouver dans toutes les situations. Si c'était d'ailleurs aux grandes passions qu'il fallût attribuer les dispositions favorables, on ne trouverait pas les plus beaux enfans dans les ménages les plus paisibles, où règnent la chasteté et le calme du cœur. Cependant on ne peut guère se défendre de l'idée qu'entre tous les moyens que l'on peut découvrir, c'est le pouvoir obscur de la *sympathie*, qui est plus favorable à la progéniture, et que l'amour vif et pur d'un père et d'une mère est la circonstance la plus avantageuse pour le développement du germe. Cette ivresse et cet aveuglement que causent les momens les plus doux de l'amour, montrent que la nature les a entièrement soustraits à l'influence d'une volonté quelconque, et qu'elle préside seule aux actes qui concernent la propagation de l'espèce. Au reste, de toutes les institutions sociales qu'a pu former l'esprit de l'homme, le mariage est sans contredit celle qui favorise le plus l'éducation corporelle, en assurant les soins les plus constans à l'être auquel on a donné le jour.

A Paris, *la plus grande partie des naissances* arrivent en hiver. M. Duvillard a bien voulu me communiquer les résultats des naissances de tous les mois, d'après les registres de six ans. Il en résulte la proportion suivante :

Il est né au mois de janvier.... 53527 enfans.
— — de février.... 51971 —
— — de mars...... 55801 —
— — d'avril....... 51314 —
— — de mai....... 49884 —
— — de juin....... 45113 —
— — de juillet..... 46934 —
— — d'août........ 49851 —
— — de septembre.. 48850 —
— — d'octobre...... 49103 —
— — de novembre.. 46134 —
— — de décembre.. 44988 —

On voit par-là que, quoique les naissances ne soient pas limitées aux mois, comme avec les animaux, qui ont un temps de rut, il y a cependant toujours des mois plus productifs.

C'est avec la *grossesse* que commencent proprement les soins de la mère. Les femmes qui mènent une vie active n'aperçoivent guère en elles d'autre changement que la cessation de l'époque, et une plus grande sensibilité du sein. Celles qui sont sédentaires, et surtout oisives, dont l'attention est trop dirigée vers elles-mêmes, éprouvent, suivant leur degré de susceptibilité, des sensations vagues d'horripilation, des frissonnemens, des vertiges, des nausées, des maux de cœur, etc. qui ne détruisent pas absolument les rêves agréables dont se nourrit une âme remplie des plus belles espérances. C'est à l'art de l'accouchement qu'il appartient d'examiner jusqu'à quel point la conformation du bassin peut gêner le développement de l'enfant; c'est au médecin à calculer d'après la constitution plus ou moins avantageuse de la femme, l'influence inévitable qui résulte de son état pour l'exercice des fonctions; enfin c'est à la mère même à chercher dans son régime ce qu'elle doit éviter, et à quels sacrifices elle est obligée de se soumettre pour l'amour de son enfant. Ne voulant pas trop nous éloigner de notre but principal, nous ne pouvons donner que peu de détails sur ce point.

L'âge de vingt ans est, en France, celui où les femmes paraissent le plus propres à devenir mères. C'est après douze, seize, et quelquefois seulement après vingt semaines, qu'une femme peut être sûre de sa grossesse ; c'est plus communément de la dix-huitième à la vingt-deuxième qu'on sent remuer l'enfant. La matrice monte de plus en plus au-dessus du bassin, jusqu'à la trente-huitième, et c'est après la quarantième ou deux cent quatre-vingts jours, qu'arrive ordinairement la délivrance. Les soins, pendant tout cet intervalle, sont dirigés à empêcher les pertes. Nous devons faire sentir combien le repos est avantageux immédiatement après la conception ; le régime, une vie chaste l'est également ; les accidens surviennent plutôt vers le troisième, et quelquefois aussi vers le quatrième et même le cinquième mois. On évitera principalement tout ce qui pourrait amener de la gêne dans les parties qui portent ce gage précieux, où reflue naturellement le sang nécessaire à la nourriture du fœtus. Il y a des cas de pléthore où l'abondance du sang peut y causer du trouble ; une pléthore générale est cependant rare chez les personnes plus délicates de la ville, aussi les saignées sont-elles moins convenables, mais les congestions partielles sont d'autant plus fréquentes. Plusieurs causes peuvent y contribuer : la nourriture, l'habillement, l'exercice, les mauvaises habitudes sont les plus communes. Une femme enceinte, trop susceptible, fera bien d'éviter une nourriture stimulante, et agissant trop vivement sur les voies urinaires, telle que le céleri, les asperges, les liqueurs échauffantes. A mesure que la grossesse avance, les intestins et les voies de la digestion se trouvent nécessairement gênés, et il est bon de s'abstenir des alimens qui pèsent trop sur l'estomac, qui en augmentent trop le volume, ou qui incommodent, comme les choux, les haricots, la pomme de terre. On peut les remplacer par des choses plus nourrissantes, comme la viande, ou plus propres à favoriser certaines fonctions, comme les compotes. Il vaut mieux manger souvent, peu à la fois, et ne pas rester long-temps à table. L'habillement doit être large, car les régions du ventre et du sein s'étendent à mesure que la grossesse avance.

Il faut éviter les veilles, qui augmentent la circulation ; les passions violentes de tout genre, telles qu'en font naître les rapports domestiques et ceux de la société; toutes celles qui peuvent influer directement ou indirectement sur l'embryon. Des exercices modérés sont toujours salutaires, mais la danse et tous les mouvemens violens ne peuvent que nuire.

Des maladies, même graves, diminuent ou disparaissent assez souvent pendant que la nature est ainsi occupée d'un travail qui absorbe toute autre direction du sang et de l'action nerveuse : il naît cependant aussi plusieurs incommodités dans la grossesse ; telles sont la salivation, le sentiment du fer chaud, dus à l'aigreur de l'estomac, et qui cèdent presque toujours à de légères doses de magnésie ; une gêne dans la respiration provenant souvent d'une digestion difficile, des maux de dents et de côté ; des spasmes, auxquels conviennent assez quelques gouttes d'une eau aromatique dans la boisson. Le resserrement qui ne cède pas aux rafraîchissans, exige quelquefois des lavemens, trop négligés en Allemagne, et dont l'abus en France décide aussi les congestions du sang vers les vaisseaux hémorroïdaux, et l'inaction totale des intestins. La pression de l'enfant agit assez souvent sur la vessie ; d'autres fois sur les vaisseaux qui descendent aux jambes : elle y cause une enflure qui n'a d'autre inconvénient que de gêner la marche et l'exercice si utile à tout égard, et qui exige que la mère se tienne les pieds dans une position horizontale, autant qu'il est possible, couchée sur le dos, et qu'elle évite de serrer ses jarretières. S'il survenait un gonflement aux vaisseaux du fondement, un peu de cérat le ferait disparaître ; mais il nous serait impossible de rappeler tout ce que la médecine offre pour les diverses circonstances.

L'idée qu'il ne faut pas contrarier les femmes enceintes, est probablement ce qui a fait croire qu'il fallait céder à toutes leurs volontés ; et de là , aux *fantaisies déréglées* , il n'y a qu'un pas. On n'a qu'à observer dans leurs maladies la plupart des personnes à imagination vive , pour voir à quelles extravagances elles se livrent dans les momens où elles échappent à la surveillance de ceux qui les entourent , ou se soustraient à l'empire de leur raison. Il est vrai que cette irritation continuelle où se trouvent les femmes nerveuses pendant leur grossesse , leur donne toutes sortes de goûts et de dégoûts, qu'il est difficile, et même assez inutile, de vouloir maîtriser. Une faim immodérée, l'envie des choses crues, le dégoût, tantôt du pain, tantôt de la viande, des légumes, et même de certaines personnes, ne sont pas rares à rencontrer , et l'on ne gagne guère à provoquer l'obstination par la résistance. Mais les lois de la nature ne changent point pour cela ; les choses nuisibles peuvent-elles cesser de l'être pour les femmes qui portent dans leur sein un être de leur espèce, et aussi délicat? Elles restent donc soumises aux mêmes règles de l'hygiène que les autres.

On a beaucoup parlé de l'influence de l'imagination, et des *envies*, et des vices de conformation ou monstruosités. Toutes les fois que ces prétendus monstres ont été soumis à l'examen de quelques anatomistes éclairés, et de personnes sans prévention, qui ne se montent la tête ni en lisant le récit des phénomènes de la nature, ni en les décrivant, on n'y a trouvé que des analogies vagues avec toutes sortes d'animaux, avec lesquels nous avons, par notre organisation, naturellement quelque ressemblance. Mais une chose plus réelle, ce sont des vices de conformation, un peu moins rares chez les enfans, et dus quelquefois à la lenteur du développement, plus souvent encore à des accidens auxquels ont été exposées les mères. Le célèbre professeur Chaussier a pris note pendant près de cinq ans, à compter de 1807, des cas de difformités qui se sont présentés dans l'hospice de la Maternité, où entrent les enfans, à coup sûr, les plus exposés aux accidens. Il en résulte que sur vingt-trois mille deux cent quatre-vingt-treize enfans, cent trente-deux seulement apportèrent en naissant quelque défectuosité extérieure ; trente-sept avaient les pieds bots et tortus, défaut le plus fréquent de tous, occasioné sans doute, comme la plupart des autres, par la gêne où se tiennent les mères, qui serrent leurs vêtemens pour cacher leur grossesse. De trente-quatre enfans qui avaient la tête ou la colonne vertébrale irrégulière, ou trop peu développée, il n'y eu avait pas un qui ressemblât en aucune manière aux grenouilles, singes, beliers à cornes, diables ou autres objets de ce genre, dont on faisait si grand bruit dans un temps où les observations étaient moins exactes ; on n'y a vu que des parties tronquées ou déplacées des divers os qui composent le crâne (1).

---

(1) Il m'a toujours paru qu'on fait plus de mal par les fausses conjectures que l'on répand, que par des vérités même désagréables, qui du moins rectifient le jugement, et habituent les personnes raisonnables à se familiariser un peu plus avec le sort auquel on peut être exposé, au lieu de s'en effrayer plus qu'il ne faut ; et je n'hésite pas d'exposer ici les autres défectuosités observées par le savant anatomiste.

Vingt-neuf enfans avaient le bec-de-lièvre, et presque toujours il est possible d'y remédier par une opération chirurgicale ; quinze seulement avaient quelque

Il serait assez affligeant, observe l'anatomiste
que nous suivons, de trouver toujours cent
trente-deux difformités sur trente-deux mille
deux cent quatre - vingt - treize naissances ;
mais n'oublions pas que l'hospice de la Maternité est l'asile du malheur, des mères acca-
blées d'inquiétude, qui la plupart cachent
leur grossesse, qui ont une mauvaise nourriture, des fatigues excessives, qui sont exposées
à des chagrins et à des accidens continuels,
ou sont déjà rongées par des passions et des
maladies, souvent aussi par des éruptions. Encore n'est-il pas sûr qu'une partie des faits qu'on
a notés ne soient point dus à des accidens, ou
pendant ou après l'accouchement (1). La classe

affection au bas-ventre et aux régions adjacentes ; huit
avaient quelques difformités aux pieds ou aux mains ;
quatre avaient diverses tumeurs ; quatre, l'anus imper-
foré ; quatre, des taches plus ou moins étendues ; deux,
des gonflemens aux jambes et aux pieds. Il manquait à
deux une partie de l'avant-bras ; un était né avec un
rachitis bien caractérisé ; un avec une cuisse déboîtée ;
un avec les jambes roides, et un autre avec la jambe
gauche moins grosse et plus courte. Un seul avait l'oreille
droite mal formée ; un seul les yeux atrophiés ; un seul
la cornée opaque ; enfin, deux enfans étaient nés avec
deux têtes, quatre bras et quatre jambes.

Il y avait plus de garçons que de filles atteints de
quelque vice dans la conformation.

(1) L'art de l'accouchement a cependant fait de très-

riche et aisée est bien moins exposée à ces malheurs; une nourriture plus saine fournit un sang de meilleure qualité pour la nutrition du fœtus, la mère est sans besoins, maîtresse d'agir ou de se reposer; elle se trouve entourée de tout ce qui peut prévenir ou dissiper la

---

grands progrès, même dans les hospices, où l'on ne peut pas se procurer tous les avantages qu'on trouve dans la pratique en ville. Nous croyons faire plaisir au lecteur, en lui citant les faits qui viennent à l'appui de notre assertion, et que nous tirons des registres tenus dans la maison d'accouchement de Londres, quoique nous puissions en trouver de semblables dans les tableaux de la Maternité de Paris ou de beaucoup de villes de l'Allemagne. On observe que la mortalité des femmes en couche et des enfans a diminué dans la progression suivante :

Du 31 nov. 1749 au 31 déc. 1758, il est mort une femme en couche sur $42\frac{16}{76}$, et un enfant sur $15\frac{108}{116}$.

—	1759	—	1768	—	$50\frac{71}{94}$	—	$20\frac{46}{139}$.
—	1769	—	1778	—	$53\frac{19}{100}$	—	$42\frac{74}{114}$.
—	1779	—	1780	—	$60\frac{51}{91}$	—	$44\frac{81}{122}$.
—	1789	—	1798	—	$288\frac{1}{21}$	—	$77\frac{11}{79}$.
—	1799	—	1800	—	913	—	$118\frac{7}{8}$.

Un meilleur régime dans l'organisation de la maison d'accouchement, et d'autres causes accessoires, ont probablement contribué à rendre la diminution de la mortalité encore plus frappante depuis 1789.

Sur douze mille sept cent cinquante et un accouchemens qui ont eu lieu à la Maternité de Paris, sous la

tristesse. Dans des appartemens ornés d'images riantes, les charmes de la musique, ceux d'une société douce et gaie, font naître ces rêves de prospérité qui suivent une enfance heureuse, et ne peuvent qu'augmenter le bien-être de celle qui a l'espoir prochain de devenir mère (1). Espérons aussi que la

---

direction de M. Baudeloque, 12575 au moins se sont faits naturellement, et 78 au plus ont été opérés, les uns au moyen de la main seule, les autres avec le forceps. Observons cependant que l'usage du forceps est beaucoup plus commun dans d'autres pays, et qu'il ménage prodigieusement les forces des femmes faibles, dont les muscles sont affaiblis par la vie sédentaire. Aussi M. le baron Dubois pense-t-il qu'une partie des fistules à l'anus et des affections de la vessie qui suivent les accouchemens, viennent de ce qu'on n'a pas employé l'instrument dans les douleurs trop prolongées, où il était nécessaire.

(1) L'antiquité tenait beaucoup aux images dont on ornait la chambre des femmes enceintes. On la garnissait, en Grèce, avec les portraits des beaux hommes dont les temps héroïques avaient fait l'apothéose ; on y voyait suspendus le portrait d'Apollon, celui de Narcisse, de Castor et Pollux, et ainsi de suite. Denys, roi de Syracuse, qui était très-laid, avait fait suspendre le portrait d'un bel homme dans le lit de sa femme, etc. etc. Dans le moyen âge, où l'on croyait aux enchantemens, on s'entourait de toutes sortes d'amulettes et de prières. Tout le monde sait qu'il y a plusieurs de ces préjugés consacrés jusqu'à nos jours.

conduite sera de plus en plus réglée d'après des principes raisonnables, et que l'on continuera de cultiver cette ambition de donner des soins à ses enfans, de cultiver cette morale salutaire, qui, sans contredit, a beaucoup gagné depuis un demi-siècle.

Des nombreux sujets de réflexion que nous n'avons déjà que trop accumulés dans ce chapitre, il résulte que l'éducation physique de l'homme se complique de trop de données pour qu'on puisse simplifier les préceptes au point de les rendre applicables à toutes les circonstances, et qu'il n'est point probable que nous puissions produire le sexe à volonté, les familles les plus jalouses de se conserver par des enfans mâles, n'ayant fait jusqu'ici que des expériences infructueuses à cet égard; et s'il est possible d'améliorer les qualités corporelles en unissant toujours les individus les mieux organisés d'une même race ou de race différente, il faudra encore se rappeler que la sympathie favorise les naissances, et que les circonstances extérieures influent aussi pour leur part sur le développement du fœtus et sur l'éducation de l'enfant. Mais en balançant toutes ces considérations, on ne fait guère que prêcher les maximes que tout homme suit dans le monde, autant qu'il est en son pouvoir. Comme les individus moins bien organisés pour le physique ne peuvent pas être condamnés à une stérilité perpétuelle ; que nous ne pouvons pas, comme à Sparte, faire périr les enfans faibles, et que la société a appris à mieux juger et à employer les qualités morales et les dispositions de tout genre, elle obtient un avantage plus réel du croisement, que d'un choix trop absolu des êtres les mieux constitués. Nous n'avons pu que toucher, en passant, aux soins qu'exige la grossesse ; les habitudes individuelles modifient à l'infini les règles que chaque femme doit se prescrire, et nous ferions de vains efforts pour les développer ici ; cependant, une fois qu'on est habitué à songer aux considérations que fait naître l'état dans lequel on est placé, on discute mieux avec soi-même, avec son ami et avec son médecin, les règles de conduite les plus appropriées à la situation sur laquelle on désire acquérir des lumières ou des conseils.

CHAPITRE II.

Développement du Fœtus. — Différence entre les enfans au moment de leur naissance. Moyen de connaître dès le bas âge les dispositions physiques de chaque individu. — Divisions des différentes époques, depuis la naissance jusqu'à l'adolescence (1).

DES anatomistes ont examiné le sein des mères qui ont eu le malheur de succomber aux diverses époques de la grossesse, et ont observé la marche et le *développement du fœtus;* peut-être sera-t-on bien aise d'en connaître au moins quelques traits.

Une vésicule se détache d'une partie qu'on nomme ovaire, et se porte ordinairement à la matrice, pour commencer à exister par elle-même. Environ huit jours après on y observe un léger nuage; dans la quinzaine on y aperçoit déjà une tête, plus grande

____

(1) Depuis que j'ai publié ce Chapitre dans les *Annales de l'Éducation*, il a paru en 1813, à Vienne, un ouvrage du célèbre docteur Boer, qui cherche à exposer les considérations physiologiques, pathologiques et thérapeutiques qui concernent l'enfance; je n'ai pas encore eu l'avantage de voir ce travail.

alors que le reste du corps, avec deux gros points qui marquent les yeux, et deux autres qui marquent les oreilles. Au bout d'un mois on reconnaît le tronc, avec les extrémités, surtout les supérieures; et dans les quarante-cinq jours, on distingue assez bien le battement du cœur et la qualité du sexe. C'est alors aussi que commencent à être formés les points osseux de la clavicule et les os longs qu'on voit mieux à soixante jours, ainsi que le cordon ombical qui se prolonge en un long intestin. A trois mois, l'enfant a trois pouces et demi de longueur, pèse déjà trois onces, et donne des signes manifestes de mouvement. Il s'est établi une circulation interne, principalement dans le foie, qui se trouve à cette époque un organe proportionnellement très-grand, et qui remplit en quelque sorte les fonctions du cœur, ses veines faisant l'office des artères. C'est vers le cinquième et le sixième mois que les poumons se développent spécialement, et que le foie cesse de tant grossir. Observons encore qu'il se fait remarquer successivement plusieurs glandes, qui finissent ensuite par disparaître en partie: telles sont celles qui avoisinent les reins (reins surrénaux), le thymus, qui se trouve alors dans la poitrine, et les thyroïdes, qui entourent le cou ; enfin, les organes du mouvement, les os; et les muscles ont acquis, vers la quarantième semaine, assez de forces. Les membranes qui servent d'enveloppe se déchirent, et l'enfant voit le jour.

Nous n'entrerons dans aucun détail sur la manière dont le fœtus est nourri par la mère; nous nous contenterons de dire qu'en général sa croissance, comme celle de ses parties, ne suit pas en tout temps une égale progression. Elle est accélérée dans les premières semaines, se ralentit à deux mois, augmente à trois, et diminue vers le septième. Cette marche alternative diffère probablement dans les divers individus; mais la nature semble perfectionner toujours ce qu'elle a créé, avant que d'aller plus loin, ne s'occupant que d'une formation à la fois; et la même chose paraît avoir lieu pendant le reste de la vie. De l'examen du fœtus en particulier, il résulte que le cerveau, organe général du sentiment, et l'œil, celui du sens le plus délicat, sont les premiers à se faire remarquer; on voit ensuite se développer ceux de l'ouïe, de l'odorat, et un peu plus tard celui du tact. Les oreilles et le nez ont encore besoin de s'accomplir après la naissance; dans le bas âge, le nez n'a pas même encore de forme caractérisée. C'est avec la formation des organes du sentiment que naît la circulation qui produit ceux du mouvement et le tronc en entier. Les enfans sont cependant plus sujets aux convulsions et aux autres maladies de nerfs, qu'à celles qui proviennent de l'accroissement des autres parties du corps , dans un âge plus avancé , telles que les vaisseaux sanguins et les muscles.

Dès que ces jeunes êtres ont vu le jour, ils offrent déjà des *différences remarquables* par rapport à la grandeur et au poids. Leur *longueur* varie depuis huit pouces jusqu'à vingt-deux, et si l'on veut avoir une preuve frappante de leur différence de *poids*, on n'a qu'à jeter un coup d'œil sur la table suivante , tenue à l'hospice de la Maternité de Paris.

Il en résulte que sur sept mille soixante-dix-sept enfans de cette classe, entrés depuis le milieu de l'an x jusqu'au 31 juillet 1806, et pesés avec le plus grand soin ,

54 se sont trouvés de 1 livre à 1 livre et demie.
69	—	de 2 — à 2 *idem.*
164	—	de 3 — à 3 *id.*
596	—	de 4 — à 4 *id.*
1517	—	de 5 — à 5 *id.*
2799	—	de 6 — à 6 *id.*
1750	—	de 7 — à 7 *id.*
465	—	de 8 — à 8 *id.*
82	—	de 9 — à 9 *id.*
5	—	de 10 — à 10 *id.*

Il serait à souhaiter que les accoucheurs qui pratiquent en ville, dans une classe de gens plus aisés, voulussent également s'appliquer à prendre la mesure et le poids des nouveau-nés. Ces observations, répétées dans différens pays et dans diverses familles, diverses professions, nous montreraient les différences nationales et celles des races ; elles nous indiqueraient en même temps celles qui gagnent ou dégénèrent, et avec quelles circonstances coïncident ces variations.

M. Schwarz, l'un des instituteurs le plus réputés de l'Allemagne, a *mesuré* et pesé son enfant à diverses époques après la naissance.

Il avait d'abord.....	18 pouc.	8 lign.	et pesait 6 livres.
Après 8 jours il avait	20 —	2 —	— $7\frac{1}{2}$.
A trois semaines....	20 —	8 —	— $8\frac{1}{4}$.
A quatre.........	20 —	11 —	— $8\frac{1}{4}$.
A cinq...........	21 —	3 —	— $9\frac{1}{4}$.
A sept..........	21 —	8 —	— $9\frac{1}{4}$.
A neuf..........	22 —	0 —	— 11 —
A onze..........	23 —	3 —	— $11\frac{1}{4}$.
A treize..........	23 —	7 —	— $11\frac{1}{8}$.
A cinq mois.......	24 —	0 —	— $13\frac{1}{2}$.
A six mois........	27 —	7 —	— 14 —

et ainsi de suite. A un an, l'enfant avait vingt-huit à vingt-neuf pouces, et pesait vingt livres. D'autres enfans de trois ans avaient

deux pieds et demi , et pesaient de vingt-
cinq à trente livres. Cet observateur pense
qu'à trois ans on atteint communément jusqu'à trois quarts de plus que la longueur primitive, et qu'ensuite les progrès de la croissance vont en diminuant. Mais, sans tirer des
conséquences générales de faits isolés , on doit
désirer que ces sortes de recherches soient
assez multipliées pour découvrir le terme
moyen de la croissance à chaque époque. Une
mère trouverait dans ces observations les indices des changemens survenus dans son enfant, et s'appliquerait mieux à connaître à
quoi elle doit attribuer ses succès lorsque
l'enfant prospère, et la cause du dépérissement
lorsqu'il languit. Les soins affectueux deviendraient encore d'un intérêt plus général s'ils
étaient dirigés vers un but aussi utile , et si
les observations étaient consignées dans quelque journal qui recueillît ces matériaux.

M. le professeur Chaussier, pour résoudre
une question qui regarde la médecine lé-
gale, a eu l'heureuse idée d'examiner à quel
point est le milieu du corps dans un enfant
d'un certain âge. Il a observé qu'à six mois
il se trouve au-dessous de l'os de la poitrine appelé *sternum* ; à huit mois , au-dessus de l'ombilic ; et au terme de quarante se-

maines, à l'ombilic même. On sent l'utilité de cet examen, qui peut servir à vérifier si un enfant est né à terme, et si l'on a de plus grandes vues, à constater si à telle époque une partie du corps se trouve ou non dans une juste proportion avec l'autre; ce qui ouvre un nouveau champ aux recherches de l'artiste qui voudrait étudier le caractère de chaque âge, et au physiologiste qui mettrait de l'intérêt à mieux connaître les individus. Tout le monde sait d'ailleurs qu'en comparaison des adultes, les enfans ont la tête et le ventre proportionnellement plus gros que le reste du corps; mais je ne sache pas qu'on ait jusqu'ici déterminé avec quelque précision quelle est, en divers pays et dans diverses circonstances, leur véritable proportion la plus générale.

Dès la plus haute antiquité, on s'est aussi occupé des différences qui existent entre les individus; cependant, n'ayant guère examiné que les adultes, on n'a point assez dépeint les caractères physiques originaires. En décrivant les *tempéramens*, on n'a imaginé qu'un rapport idéal de différentes matières, de diverses manifestations des forces vitales et intellectuelles, avec les dispositions qui en sont le résultat. Les opinions qu'on a manifestées à ce sujet depuis Aristote jusqu'à nos jours, ont encore été plus ou moins fondées sur les mêmes principes. Les modifications qu'apportent le mélange des races, des nations, et les différens degrés de civilisation, rendent peutêtre moins applicables ces classifications d'ailleurs si ingénieusement établies, et si variées dans les temps modernes. Il serait bon, avant tout, de recueillir des masses de faits caractéristiques, analogues à ceux que nous venons de citer, et d'examiner les différences individuelles, surtout dans un âge où les facultés intellectuelles, ainsi que les circonstances, n'ont pas encore altéré l'économie primitive, soit physique, soit morale; il faudrait observer les changemens qu'amènent naturellement les époques particulières à chaque âge, sans l'influence d'aucun agent extraordinaire. Pourquoi ne pas profiter des secours que nous offrent aujourd'hui les sciences naturelles pour arriver à ce but important? L'art de décrire les apparences extérieures du corps, d'en étudier et d'en peindre l'intérieur; les expériences chimiques et physiques, ou la connaissance des changemens éprouvés par les substances lorsqu'elles sont mises en rapport avec d'autres agens, d'autres corps connus; l'histoire du développement des êtres organisés, avec les lois qu'ils paraissent suivre, ou, en d'autres termes, l'histoire naturelle descriptive appliquée à la configuration des traits de la surface et des différentes parties du corps; l'anatomie descriptive, la chimie animale, l'histoire naturelle proprement dite, et la physiologie : toutes ces sciences nous aideront à découvrir les différences qui distinguent les individus, à les définir, à les classer, et à tirer de là des résultats utiles. Dans une pareille recherche, aucun moyen de succès n'est à négliger.

La *description des parties extérieures*, dont l'histoire naturelle a tiré de si grands avantages, rencontre actuellement presque autant de préjugés à vaincre qu'autrefois l'étude de l'anatomie. Des applications inconsidérées, des conséquences hasardées, une généralité excessive donnée à quelques objets de détail, ont décrédité auprès de bien des gens cette étude des formes que peut offrir chaque partie des corps de même espèce. Considérée cependant comme moyen de distinguer les diverses dispositions, les diverses constitutions, elle ne saurait être tout-à-fait illusoire. Le praticien saisit souvent le fort et le faible à la simple inspection des formes extérieures ; l'homme du monde tire d'un coup d'œil jeté rapidement une foule de conséquences finement combinées, qui ne le trompent pas toujours : pourquoi ne chercherait-on pas à étudier en détail dans les écoles ou publiques ou particulières, et dans les hôpitaux, des nuances de formes qui se répètent et varient à l'infini ? pourquoi ne les décrirait-on pas ? enfin, pourquoi la médecine et l'éducation physique qui doivent se prêter des secours mutuels, et qui ont un si grand intérêt à savoir s'il existe des signes extérieurs auxquels on puisse reconnaître les différences individuelles, ne s'efforceraient-elles pas de mettre à profit ces nouvelles recherches pour s'en assurer ?

L'anatomie a formé l'utile et immense entreprise d'examiner les nuances et les variations internes qu'offre chaque partie du corps aux diverses époques de la vie. Les avantages de ce travail sont incalculables ; je n'ai pas besoin d'y insister pour les faire sentir, mais il est loin d'être terminé. Outre les obstacles qu'ont opposés à cette science mille préjugés qui l'empêchaient d'user des moyens dont elle a besoin pour avancer, elle est condamnée par la nature même des choses, à une extrême lenteur, à des détails sans fin. Si l'on songe que pour connaître les altérations que subissent pendant la durée de la vie toutes les parties intérieures du corps, il faut comparer à diverses reprises et les fluides, et chaque fibre, qui est comme la molécule primitive des corps organisés, et tous les tissus, le cellulaire, le musculaire, le nerveux, le vasculaire, avec les proportions des appareils qui servent à l'exercice de chaque fonction, telle que la sensation, la respiration, la digestion, la locomotion, c'est-à-dire les proportions de tout l'appareil, soit musculaire, soit osseux, dans son ensemble ; enfin ces divers appareils de fonctions, et entr'eux, et à chaque âge, et dans les deux sexes : après avoir envisagé toute l'étendue de ce travail, on ne s'étonnera plus de ce qui reste encore à faire, et l'on sentira combien il importe de profiter de ce qui s'est déjà fait.

La *chimie* ne fait pour ainsi dire que commencer à étudier les substances animales ; nous ne pouvons encore en tirer toutes les lumières qu'elle fournira sans doute un jour, lorsque les moyens d'analyse seront en même temps perfectionnés et simplifiés. A la différente composition des excrétions, par exemple, nous reconnaîtrons de quelle substance abonde la nature, de quoi elle manque, ce qu'elle rejette ou qu'elle cherche à conserver. Les recherches faites en dernier lieu sur ce point, nous ont déjà conduits à d'utiles résultats.

Quant aux *forces vitales*, il est plus difficile de les comparer et d'en obtenir la mesure. La susceptibilité, prompt effet de l'impression la plus légère, et la mobilité ou facilité à se porter rapidement à l'action sans une cause proportionnelle ; voilà les deux modes de dispositions nerveuses qu'on distingue à peu près clairement, et dont les modifications varient entre elles à l'infini. Chaque partie du corps peut avoir, dès la naissance, une susceptibilité différente par rapport à l'ensemble des fonctions ; et c'est de ces principes généraux qu'on fait dériver toutes les forces par lesquelles s'exécutent les opérations nécessaires pour former les parties du corps ; c'est de là que viennent les phénomènes plus ou moins prompts, plus ou moins étendus, plus ou moins complets de l'organisation. L'ensemble de ces considérations, de ces différens moyens, peut fournir les bases d'une caractéristique individuelle, c'est-à-dire d'une classification des tempéramens, des constitutions, abstraction faite de ce que peuvent y ajouter plus tard le développement des forces intellectuelles et l'éducation reçue dans la société.

Pour le moment, l'esprit du médecin

naturaliste ne peut se former d'un enfant bien constitué qu'un idéal plus ou moins incomplet, d'après lequel il mesure à peu près les *variations* et les exceptions qu'offre le monde réel ; il calcule en même temps les modifications qu'amène la croissance. Quoique bien proportionné, l'enfant peut encore être fort ou faible pour son âge ; mais les objets les plus dignes d'attention sont les *proportions* du tronc avec les extrémités, surtout avec les mains ; la situation, la figure, la dimension et la solidité de toutes les parties qui les composent, de la charpente osseuse, des faisceaux musculaires, et des articulations plus ou moins libres dans leurs mouvemens ; les rapports apparens du fluide rouge au fluide blanc et aux solides, du sang à la lymphe blanche, jaunâtre, et à la graisse ; enfin les vaisseaux et les tissus qui contiennent ces fluides, ainsi que la couleur, la souplesse, l'élasticité, et la chaleur de la peau qui les recouvre.

En examinant plus particulièrement *le tronc osseux* qui s'appuie sur la colonne des vertèbres, on s'aperçoit que dans la première enfance cette colonne est plus grosse en haut qu'en bas ; il y a cependant divers degrés à cet égard, ainsi que dans l'ossification plus ou

moins avancée des protubérances ou apo-
physes et épines cartilagineuses qui doivent
par la suite servir d'appui aux muscles. Le
bassin, qui doit supporter les intestins, est
petit en proportion, et donne au ventre une
forme bombée ; mais il se développe avec l'âge,
plus tôt chez les filles que chez les garçons, à
cause de la double destination qu'aura ce bassin
dans celle qui doit devenir mère. La boîte
osseuse qui contient la poitrine, resserrée avant
et durant la croissance, se développe plutôt
en largeur des deux côtés : la partie cartila-
gineuse des côtes ne se soude et ne se change
en os que plus tard, leur mobilité diminue à
mesure que le diaphragme se renforce pour
aider à la respiration.

Le *bas-ventre* contient les voies urinaires
et celles de la digestion. Une main exercée y
découvre la grosseur particulière du foie, de
la rate, du pancréas, organes très-développés
dans l'enfant, la position moins horizontale
de l'estomac, et les autres viscères. C'est dans
le foie que se prépare pendant l'enfance une
bile plus douce; celle-ci et les fluides glaireux,
abondamment versés dans le tube alimentaire,
se mêlent avec la nourriture que la bouche
leur envoie. Les parois du canal intestinal,
garnies des suçoirs des petits vaisseaux ca-

pillaires, pompent dans ce mélange, comme les racines d'une plante dans une terre meuble, un fluide plus ou moins blanchâtre. Ces vaisseaux se réunissent en réseaux, en pelotons, ou glandes assez grosses chez les enfans, et qui se forment par centaines dans le mésentère. Sortant de là par rameaux, ils se concentrent dans un canal général, nommé thoracique, d'où le fluide est versé dans la masse du sang; le reste des alimens, qui ne sert pas à la nutrition, est rejeté par les intestins, à l'anus, près de la vessie, qui reçoit les urines que les reins ont sécrétées des boissons.

Mais quelquefois les alimens contiennent des choses nuisibles; le foie prépare une bile plus ou moins bonne, les autres viscères versent dans la nourriture des fluides plus ou moins bien préparés; un amas de glaires remplit les entrailles, et y devient un foyer de vers intestinaux; une disposition particulière fait tourner le lait, et les autres tubes intestinaux peuvent faire naître un développement de gaz, ou des engorgemens de différentes espèces. Le ventre devient gros et tendu, les intestins se font jour par l'ombilic, aux aines, par l'anneau inguinal, ou par l'anneau crural, qui n'est pas entièrement fermé, et présentent des hernies. Les autres parties du corps s'apauvrissent, parce que la lymphe ne se répand plus dans le sang pour les nourrir, ou est mal élaborée. Les excrémens des enfans diffèrent de couleur, de liquidité, et de forme ; leurs urines, quoique ordinairement troubles, offrent de leur côté des signes particuliers qui guident l'observateur dans le choix des moyens qu'il doit employer pour remédier aux inconvéniens (1).

En remontant, on trouve la *poitrine* contenant le cœur où aboutissent les vaisseaux qui apportent le sang, et ceux qui doivent le

____

(1) J'ignore jusqu'à quel point on pourra analyser les excrémens ; mais nous pourrons bien devenir (de nouveau) médecins des urines. La matière sucrée découverte dans les urines des diabétiques, se trouve probablement dans les urines d'autres malades attaqués de cachexies. L'urine des goutteux, des personnes qui souffrent des calculs urinaires, des hydropiques, d'autres malades, nous a montré des substances différentes devenues libres. D'autres expériences nous font voir avec quelle promptitude les substances prises intérieurement influent sur la nature des excrétions. Les moyens d'analyse chimique se simplifient, et les rêves des alchimistes, pour reconnaître les maladies par les urines, se réaliseront par les beaux travaux plus solides des Berthollet, Fourcroy et Vauquelin ; des Wollaston, Brande et autres, lorsqu'on aura vaincu le dégoût et les préjugés, qui s'opposent à l'avancement de cette partie de la science.

reporter dans toutes les parties du corps ; cet organe est beaucoup plus grand dans l'enfance par rapport aux vaisseaux. Le mouvement de respiration des poumons met le sang en contact avec l'air extérieur qui lui fait subir des changemens nécessaires à l'organisation. Ces poumons, d'abord plus rouges et plus clairs, augmentent de volume par la respiration, et font diminuer les glandes qui occupaient en partie leur place. On conçoit qu'il est important de connaître l'étendue, l'évasement et la profondeur ou l'aplatissement de cette cavité, qui se développe surtout chez les garçons, et ses proportions avec la longueur et la grosseur du cou. La main découvre le battement du cœur et celui des artères ; les autres sens aperçoivent la vitesse de la respiration, la douceur de l'haleine. La conformation des autres parties comparées avec les formes allongées de la figure, un teint plus ou moins fleuri : tout aide à juger des dispositions. On peut alors avoir des raisons plus fortes qu'à l'ordinaire de ne pas exposer un enfant né avec une certaine faiblesse d'organes, aux catarrhes, à un air peu convenable, comme dans un temps d'épidémie, etc., et il sera bon de régler la nourriture et la diète comme nous l'indiquerons ci-après.

Si l'on examine ensuite le volume de *la tête*,

le sens de la vue et la physionomie , on est conduit à d'autres considérations particulières qu'il ne faut pas perdre de vue, parce qu'elles peuvent nous éclairer. Le visage est pour ainsi dire sans expression au moment de la naissance, les mâchoires ne se forment qu'à la dentition , et le nez, à l'accomplissement des organes de l'odorat ; les yeux mêmes et les cheveux changent en partie de forme et de couleur ; le crâne augmente plutôt en épaisseur qu'en grosseur ; le cerveau, qui est à peu près de 13 onces dans l'enfant, d'après le célèbre M. Soemmering, en pèse 23 à deux ans, environ 36 et demie à six ans, et jusqu'à 3 livres ou 50 onces dans l'adulte. Dans les enfans, le cervelet est plus gros en proportion que le cerveau , et même jusqu'après la puberté ; la substance grise prédomine.

La moelle épinière et le cerveau sont le point de réunion de tous les filamens nerveux qui sont répandus dans les diverses parties du corps. Peut-être portent-ils un fluide imperceptible, comme ce qu'on appelle fluide magnétique, électrique, ou le calorique ; ce qu'il y a de certain, c'est qu'ils sont les conducteurs des sentimens et de la volonté , et que dans l'enfance ils sont d'une grosseur remarquable. Plusieurs d'entr'eux, qui forment dans le bas-ventre des réseaux particuliers , réunis dans un nerf connu sous le nom de sympathique, paraissent servir à l'exercice des mouvemens involontaires ; d'autres, qui sortent de la moelle épinière, ou qui y rentrent, semblent spécialement destinés aux mouvemens volontaires. Le cerveau forme le point de réunion des organes des sens, et de ceux qui servent d'instrumens aux fonctions intellectuelles que l'âme met en jeu.'

Une *sympathie générale* tient en harmonie toutes ces cordes si bien distribuées. Le timbre peut être altéré, et l'harmonie se trouver troublée ; l'équilibre des forces qui doivent agir vers le point commun de la conservation et du développement de l'être est alors interrompu. Tantôt ce sont les filamens du bas-ventre qui restent inactifs, et occasionent l'atonie ; ou bien trop sensibles, ou mis en mouvement par des causes diverses, ils donnent lieu à des vomissemens, à des coliques. Tantôt ce sont ceux de la poitrine qui sont irrités par un agent nuisible qu'on a aspiré, et ils produisent la toux ; d'autres fois les organes du mouvement, de la locomotion, sont frappés de paralysie ou de convulsions ; enfin les sens, les organes de l'intelligence, sont affectés de stupeur ou d'une excessive exaltation, états qui exigent chacun leur traitement, souvent opposé.

Des artères, des veines, et des vaisseaux lymphatiques portent partout les fluides, ou versent dans chaque organe les substances dont il a besoin pour sa conservation et son accroissement ; mais le sang peut refluer vers le bas-ventre, vers la poitrine, vers la tête, et y causer des *inflammations* plus ou moins aiguës, des *dilatations* et des *stagnations*. Les fluides blancs peuvent également s'y accumuler de diverses manières ; ces *épanchemens* peuvent séparer les os mêmes de la tête, et produire l'hydrocéphale. La fontanelle plus ouverte qu'à l'ordinaire, et qui ne se ferme quelquefois qu'à deux ans, exige alors des soins particuliers ; une tête plus arrondie, le front plus proéminent, une certaine physionomie plus ou moins prononcée, et qu'il est plus facile de distinguer que de décrire, annoncent cette disposition, et indiquent le point vers lequel il faut spécialement diriger son attention.

Dans d'autres cas, on remarque une *sécrétion excessive* de mucosités, de sérosités, ou une certaine bouffissure, et un *engorgement* des glandes qui entourent le cou et les autres parties du corps, et qui supposent une disposition scrofuleuse. D'une *répartition disproportionnée* des substances que les vaisseaux doivent distribuer dans toutes les parties du corps pour les nourrir, résultent plusieurs sortes de difformités provenant de leur excès ou de leur défaut : une partie des muscles peut rester incomplète, et une autre se trouver trop développée en proportion ; les os peuvent pécher par une surabondance de phosphate calcaire, qui les rend cassans, ou par le ramollissement, qui tend au rachitisme (1); de là ces bossus et gibbeux, ces boiteux et pieds bots.—Qu'elle est longue cette liste des faiblesses qui se cachent sous l'enveloppe de notre pauvre humanité ! et sur cette enveloppe elle-même, combien d'éruptions qu'un mouvement salutaire pousse quelquefois comme une gourme à la surface ! Les Arabes ou les Africains, selon les probabilités historiques, nous communiquèrent la petite-vérole ; les croisés allèrent chercher la lèpre en Orient, et couvrirent l'Europe de cette hideuse éruption, dont quelques familles auprès de Marseille conservent encore tout le caractère ; une autre infection qui attaque les parties de la génération, et presque toutes les

______

(1) Cette maladie, si bien décrite, pour la première fois, par l'anglais Glisson, qui écrivait en 1650, avait déjà été observée, au rappport de Zeviani, par Reusnerus, en Hollande, vers l'an 1582. Elle est fréquente dans ce pays. Elle existait probablement avant cette époque.

autres parties du corps, se répandit au moment où la découverte de l'Amérique venait nous offrir des trésors : et de cet amalgame de germes si différens , que des siècles ont accumulés, mêlés et modifiés dans la masse du sang, naissent maintenant ces générations dont nous avons à étudier, à débrouiller la constitution physique, si nous voulons prévenir les maux qu'entraîne ce mélange funeste.

Cependant je dois dire en même temps, avec la sincérité dont l'amour du vrai et la consolation des pères, des instituteurs qui ont la patience de me lire, me font une loi, que la nature, très-active dans l'enfance, renouvelle promptement la masse et les substances. Presque tout ce qu'il y a de mauvais dans la première ébauche, elle peut le neutraliser et même le rejeter en grande partie au-dehors. Dans cette lutte continuelle des êtres, où chacun donne et reçoit , l'enfant se rétablit par l'air qu'il respire , et par la nourriture convenable qu'il trouve dans ce qui l'entoure ; il se rétablit aussi par la direction que l'on donne à ses exercices : il n'aura que rarement besoin de ces médicamens, dont l'emploi est si difficile dans le jeune âge ; nous verrons qu'ils peuvent être remplacés par le régime.

Nous venons de rappeler les moyens d'observation qu'offrent les sciences physiques, physiologiques et pathologiques pour reconnaître les dispositions individuelles de l'enfant; la connaissance que nous avons de leurs parens peut encore nous prêter quelque secours. Sans doute les vices et les défauts physiques ne se transmettent pas avec plus de constance que les vertus morales, mais on ne peut cependant nier l'*hérédité* de certaines dispositions, de certaines maladies; et rien n'est à négliger de ce qui peut conduire à une plus grande connaissance de ce que nous avons à craindre pour les êtres dont nous avons à soigner l'éducation. Les physiologistes et les médecins ont souvent cherché à s'assurer quels sont les défauts plus constamment héréditaires; mais les observations ne sont pas encore basées sur des données assez positives pour que nous puissions y avoir une confiance bien fondée (1).

Il nous reste encore à faire une réflexion qui doit en même temps éclaircir le plan de notre ouvrage. Certes, l'enfant parcourt ses phases comme le reste des êtres, et il n'y a pas une interruption complète dans les périodes de l'enfance et de l'adolescence; on y observe cepen-

---

(1) M. le professeur Portal vient de donner une nouvelle édition de son ouvrage sur les maladies héréditaires; je n'ai pas encore pu me le procurer.

dant d'une manière assez distincte les momens
où la nature pense à un développement particulier, à une destination nouvelle, pour que
l'on puisse les offrir comme autant *d'époques
différentes.*

La *première*, qui commence avec la naissance, et finit à peu près au sixième mois, paraît surtout destinée à faire digérer le lait à
l'enfant, à lui donner l'habitude de respirer
l'air ambiant. On remarque alors une prédominance du fluide sur le solide, du système
lymphatique sur le sanguin, du tissu cellulaire
sur la fibre musculaire, de la susceptibilité sur
les moyens de diriger ses forces. La tête est
grosse, le cœur occupe dans le petit corps un
espace huit fois plus grand que dans l'adulte,
le pouls a de cent vingt à cent quarante pulsations par minute; elles diminuent à mesure
que la substance augmente par l'accroissement.
Les sens et les forces intellectuelles se trouvent
bien du repos, et l'enfant a besoin de beaucoup
de sommeil. Les épanchemens lymphatiques
dans le cerveau et la moelle épinière, les endur-
cissemens de la peau, le peu d'avancement du
système osseux, les aphthes, les engorgemens
muqueux dans les voies de la digestion, les
tranchées, etc. dépendent des dispositions, de
la nourriture, de l'impression produite par

la température de l'air, des excitations que l'enfant éprouve , et d'autres causes semblables.

Une *seconde époque*, plus orageuse, commence vers le septième mois, avec la dentition, ou la sortie d'instrumens nouveaux nécessaires pour user d'une autre nourriture. Cette sortie se prolonge jusqu'à deux ans ou deux ans et demi. Les dispositions n'ont pas changé, mais l'irritation locale provoque parfois leur développement, elles ne paraissent qu'avec plus d'évidence. D'ailleurs la nourriture se varie déjà un peu, et l'augmentation de forces invite aussi à quelques exercices : c'est plutôt le temps des dérangemens dans les fonctions, et le mouvement fiévreux qui accompagne assez souvent le développement partiel de la dent, rend plus graves les petites maladies qui viennent surprendre le reste du corps.

Depuis la *fin de la dentition jusqu'au temps de la puberté*, il n'y a pas une interruption bien marquée dans la marche du développement général. Il faut cependant noter la *seconde dentition* , qui a lieu vers la septième année, et qui sans être ordinairement accompagnée d'aussi graves accidens, ne laisse pas que d'avoir son influence. Jusque-là les efforts sont plutôt dirigés vers le perfectionnement

des fonctions générales : la digestion s'habitue
à un peu plus de variation dans les alimens ,
la respiration aux courses et à la parole ; les
organes de l'odorat et les diverses parties du
visage se développent, plusieurs cartilages s'ossifient , et les mouvemens du corps s'exercent dans toutes les directions ; les pulsations
du cœur ont diminué jusqu'à quatre-vingt-
six ou quatre-vingt-dix par minute, et les
forces musculaires ont gagné en proportion ;
le cerveau approche plus de la grosseur de celui
d'un adulte, et la vivacité est plus subordon-
née à la volonté. Presque toutes les maladies de
l'enfance, la teigne, les oreillons, les vers, le
rachitisme, la rougeole et la petite-vérole, se
manifestent et se guérissent aussi dans cet intervalle. Mais depuis la *septième année*, depuis
l'apparition des dents qui doivent servir pour
le reste de la vie, la destination à une nourriture forte est plus déterminée, les poumons
prennent aussi de plus en plus la couleur propre
à l'adulte , la voix du garçon commence à
devenir un peu plus grave ; les sutures des os
du crâne se forment, le menton avance, la
physionomie prend un caractère, et l'éducation
des sens et des forces intellectuelles peut s'entreprendre plus particulièrement sans inconvénient, quoique la prompte croissance et la

faiblesse des os longs puissent encore mériter quelques ménagemens.

La *puberté*, qui est l'époque du perfectionnement des organes qui servent à la propagation de l'espèce, commence ordinairement à l'âge de treize à quatorze ans chez les filles, et de quinze à seize chez les garçons ; mais les signes de ce développement se manifestent assez souvent beaucoup plus tôt, par des raisons que nous pourrons exposer ailleurs avec plus d'avantage. La puberté est encore un développement partiel qui n'influe pas rarement sur le reste de l'organisation. Les organes de la voix sont ceux qui s'en ressentent le plus ; l'os hyoïde n'est souvent accompli qu'à dix-huit ans ; c'est aussi à peu près le temps où finit la croissance générale des filles, tandis que celle des garçons se prolonge quelques années de plus. Ici finit communément la première éducation, et l'homme est livré dès-lors à celle qu'il est capable de se donner lui-même dans le tourbillon du monde.

Nous avons parcouru dans ce chapitre l'histoire du fœtus, nous avons cherché les moyens de reconnaître les différences individuelles, et leur changement pendant la croissance ; nous avons trouvé la direction de la nature, et les diverses circonstances qui la troublent. Dans tout le cours de ce traité, nous devons toujours

avoir devant les yeux toutes ces considérations,
pour remédier aux inconvéniens des dispositions, aux accidens, pour modifier et pour
appliquer avec discernement les préceptes que
nous serons capables de donner.

CHAPITRE III.

*Résumé des Principes de l'Éducation physique
pour la première époque de la vie.*

Les objets dont je dois m'occuper ici ont été
souvent rebattus ; il est également difficile de
ne pas se noyer dans d'immenses recherches,
de ne pas devenir trivial, et de ne pas rester
incomplet. En me demandant quels pourraient
être les besoins des lecteurs, je me reporte à
l'époque où, il y a près de vingt ans, je commençais à exercer la médecine. Chaque pas me
faisait faire des recherches, et je trouvais ordinairement, ou des théories dont la pratique
ne pouvait encore tirer aucun profit, ou une
pratique qu'il n'était guère possible de généraliser. Je rencontrais rarement des données propres à guider mon jugement, et à me faire apprécier le degré d'importance qu'il faut mettre aux
procédés que la mode fait quelquefois discuter
à l'infini, et suivre et abandonner avec une égale
légèreté. Je me représente ici une jeune mère
après les fatigues et les agitations de sa délivrance, jetant des yeux inquiets sur cet enfant

qui doit la captiver toujours. Dans ce tour-billon des sentimens qui l'agitent, comment pourrait-elle réfléchir froidement à ses de-voirs? Que faut-il faire? comment conserver une vie si chère? On dit qu'il existe en Afri-que des peuplades où l'on donne des leçons aux jeunes mariés sur la manière dont ils doivent se conduire à l'égard de leurs enfans : cet usage n'est pas encore établi parmi nous; et au milieu d'amis et de nourrices trop empressés, l'im-patience fait souvent faire plus que ne com-mande la sagesse, en faisant oublier ce que les intérêts de l'enfant exigent le plus impérieu-sement. L'exposé le plus simple du but que l'é-ducation physique doit se proposer , et les moyens les plus simples pour y parvenir, sont peut-être ce qu'il y a de plus utile à présenter pour le commencement.

Nous avons cru devoir faire remarquer dans le chapitre précédent les différences individuel-les, et les inconvéniens mêmes qui existent quelquefois dès la naissance ; mais malgré ces différences, tous ces êtres peuvent arriver à un âge très-avancé. Leur éducation physique exigera, comme leur éducation morale , di-verses modifications déterminées par les dis-positions de l'individu , et par les facultés particulières qu'ils doivent acquérir. Il est cependant des *agens semblables* qui influent constamment sur eux tous, sans égard à leur destination spéciale. Entrés dans ce nouveau monde, ils ont également besoin d'y être *acclimatés*. Une nouvelle atmosphère les environne, pénètre dans leurs poumons, et pèse sur toute leur surface; l'enfant respire et il crie. Ce cri, si déchirant et si doux en même temps, est-ce l'effet de la douleur? est-ce plutôt un appel à la tendresse maternelle? N'importe, préparons au nouveau-né l'air le plus pur de notre atmosphère; qu'aucune vapeur, aucune fumée, aucun méphitisme, ne puissent atteindre ses tendres poumons; qu'il soit souvent exposé aux rayons d'un beau soleil, que la température soit douce et agréable, et que sa poitrine commence par respirer librement (1).

Cet *air* qui vient de pénétrer dans les poumons y établit en même temps une circulation nouvelle, dont la surface du corps doit également se ressentir. Sans examiner si cette peau qui est percée de petits pores, est aussi destinée à pomper une nourriture dans le fluide ambiant, nous sommes bien sûrs du moins qu'elle

---

(1) La température de 12 à 15 degrés de Réaumur, et de quelques degrés de plus pendant un temps humide et froid, est la plus convenable.

doit exhaler les fluides superflus qui seraient nuisibles à l'intérieur. Une transpiration imperceptible agit continuellement, et diminue sensiblement le poids du corps ; les petits tubes capillaires qui couvrent la peau doivent en même temps y former cet enduit si doux qui lui donne de la mollesse et en fait la beauté. Tout ce qui peut boucher ces pores, ces orifices, s'oppose à l'exercice de ces fonctions ; tout ce qui leur donne de la vie et de l'activité leur communique aussi de l'énergie pour résister à des impressions nouvelles, souvent nuisibles ; c'est là le but de la propreté et des frictions légères qui deviennent nécessaires.

L'eau tiède, de 25 à 28° de Réaumur, est sans contredit le moyen le plus simple pour atteindre à ce but ; elle est par elle-même capable de dissoudre beaucoup de substances, et les modifications qu'on pourrait apporter dans son usage ne peuvent être nécessaires que dans certains cas, et utiles que dans quelques autres ; c'est ici que le discernement doit indiquer l'emploi de divers mélanges. Une peau dure et peu sensible se ramollit quelquefois par une légère solution de savon ; la peau fine et très-irritable exigera, au contraire, une pâte d'amande huileuse ; la peau flasque et tuméfiée pourra demander un mélange de vin et d'aromates ; une peau rouge a besoin d'être rafraîchie par une eau moins tiède. Un enfant gras et fort parvient peu à peu à supporter un peu d'eau froide. Il conviendra mieux à la peau jaunâtre d'être toujours lavée avec de l'eau d'une température douce. On doit donner une attention particulière à certaines parties du corps plus sujettes à s'enflammer, à s'irriter par des matières âcres, ou à s'excorier ; telles que l'intérieur des cuisses, le derrière des oreilles, les plis du cou (1), etc. La tête, quelquefois couverte d'une petite croûte, supportera également alors de légères frictions.

Si ces moyens de propreté doivent s'employer aussi souvent que cela est possible, on ne peut pas en dire autant des *bains tièdes*, dont l'usage immodéré pourrait affaiblir la constitution de certains enfans, et devenir fort nuisible à d'autres. Deux ou trois bains par semaine, d'une

---

(1) Tout le monde sait qu'on saupoudre ces plaies avec la poudre de lycopode ; on y applique aussi un peu de graisse, d'huile, de beurre de cacao, ce qui empêche les urines de toucher à la peau. Le cérat est applicable lorsqu'il y a déjà une plaie qui n'est pas pure, et la solution d'acétate de plomb (eau de Goulard), lorsqu'elle est guérie, et que l'on veut lui donner plus de fermeté.

eau chauffée à la température de 24 à 26 degrés de Réaumur, conviendraient à la plupart des enfans ; on diminuera la température peu à peu, pour que l'enfant de cinq à six mois supporte l'eau à 18° de Réaumur ; la couleur de la peau peut rendre nécessaires quelques modifications, comme de mêler à l'eau un peu de vin ou un aromate pour ceux qui sont faibles et peu irritables, et du lait pour ceux qui sont faibles et irritables à l'excès. Les bains tièdes sont souvent un excellent remède pour les enfans sujets aux affections nerveuses : ils rétablissent en général cet équilibre de sensation et de circulation qui contribue tant au bien-être. Mais il est essentiel, à la suite de chaque bain, de bien sécher l'enfant avec du linge chaud, pour ne l'exposer à aucun refroidissement. Leur avantage, au reste, est si connu en France, qu'il serait superflu d'en parler avec plus de détails.

Plus on avance vers le nord, plus on trouve l'usage des *bains froids* généralement établi ; on en sent le motif. Il devient plus essentiel encore, dans ces climats, d'habituer de bonne heure le corps au changement de température. Des chambres chauffées à un haut degré, dans un hiver rigoureux, doivent exposer à un passage brusque, qu'il faut pouvoir supporter ;

peut-être une disposition à la longévité qu'on remarque dans le nord, trouve-t-elle déjà son principe dans une enfance moins vive, mais d'une force vitale plus durable. Le temps n'est pas éloigné encore où l'on préconisait fort en France l'usage de l'eau froide; on a modifié cette opinion, et établi qu'un enfant peut fort bien être habitué à une eau plus ou moins froide, mais en diminuant la température d'une manière progressive. J'ai vu cette pratique assez en usage dans le nord de l'Allemagne, où cependant on lave plutôt les enfans avec une éponge trempée dans de l'eau froide, qu'on ne les met dans le bain. Une fois accoutumés à cela, les enfans s'en trouvent bien ; la réaction exalte la circulation ; mais si le climat rend déjà moins nécessaire de les habituer d'aussi bonne heure au froid, il faut encore plus de réserve à l'égard de ceux qui se trouvent de leur naturel très-susceptibles ; et cette époque de leur vie est peu favorable aux expériences. Il est cependant bon de fortifier, avant l'époque de la dentition, ceux qui peuvent subir ces épreuves sans danger, afin qu'ils soient moins sujets aux accidens. En général, c'est aux enfans gras, et forts de constitution, que cette méthode s'applique avec succès. Nous avons, par l'atmosphère, de grands rapports avec le monde extérieur ;

elle est la source d'une multitude de maladies : il est donc naturel qu'on ait cherché de
tout temps à se préserver de ce que son influence peut avoir de fâcheux. L'affection des
voies de la respiration est surtout à craindre :
les enfans n'ont pas la force de cracher les glaires qui s'en détachent lorsqu'elles sont irritées ;
et, dans les adultes eux-mêmes, ce sont les
maux de poitrine qui enlèvent en général le
quart de ceux qui meurent de maladie. On ne
saurait donc attacher trop d'importance à tout
ce qui favorise la libre respiration des poumons
et la transpiration du corps entier. Cette considération nous conduit à parler des vêtemens,
qui contribuent au même effet, en ce qu'ils
conservent la chaleur du corps.

Le *vêtement* devrait réunir plusieurs avantages difficiles à rassembler ; il devrait tenir
l'enfant chaudement, le rendre facile à manier,
facile à changer et à laver, et ne pas gêner ses
mouvemens. Le maillot satisfaisait aux deux
premières conditions, mais non aux autres :
s'il était permis d'étendre les conjectures à ce
sujet, ne pourrait-on pas dire que les progrès
extraordinaires que nous avons vu faire à la
danse, à l'exécution en musique, et à d'autres
arts qui exigent de l'adresse, depuis la fin du
dernier siècle, sont dus en partie aux change-

mens dans l'habillement, qui datent à peu près de cette époque? La mode a son génie comme toute autre chose ; elle a utilement exercé son pouvoir sur la manière de vêtir les enfans, et peut-être ne lui manque-t-il que de connaître le véritable but du vêtement pour faire des choses utiles sans mélange. Si l'on compare les enfans d'un tableau de Jordans avec ceux de nos temps modernes, on sera frappé de la différence. La force pourrait très-bien se trouver réunie à la dextérité ; et s'il y a de l'exagération à mettre trop d'importance aux progrès qu'a faits sur ce point l'éducation physique, on ne saurait se dispenser d'y reconnaître une bonne direction. Au reste, tous les médecins et tous ceux qui ont de l'expérience sont d'avis qu'il est bon de tenir la tête couverte jusqu'à ce que les cheveux aient poussé, mais en prenant quelques précautions pour la manière d'attacher le béguin sous le menton, afin que la circulation du sang vers la tête ne soit point gênée au passage ; de légères frictions répétées suffiront pour nettoyer cette crasse qui la couvre, et faciliter la transpiration. Voilà à peu près à quoi se réduit tout ce qu'on peut faire pour conserver cette température chaude, si nécessaire au développement des êtres organisés. Quoique sorti de son œuf, l'enfant a encore besoin, si j'ose m'exprimer ainsi, d'une espèce d'incubation pour son accroissement ultérieur.

Nous avons parlé jusqu'ici de l'influence de l'atmosphère qui environne l'enfant, et de ces deux fonctions nouvelles, *respirer et transpirer*, qui ont besoin d'être favorisées ; un autre grand rapport s'établit avec le monde extérieur par les nouveaux *alimens* que l'enfant va prendre, et les modifications que le suc nourricier doit subir, pour que le superflu soit régulièrement chassé par des excrétions naturelles. L'aliment consiste, à cette époque, dans le *lait* seul. Il paraît assez simple de sa nature ; mais, quoique la chimie l'ait souvent examiné, on est bien loin de connaître toutes les petites modifications qu'y apporte la différence de nourriture ou de complexion, et qui pourraient expliquer pourquoi tel lait convient bien à l'enfant, et pourquoi tel autre lui est contraire. Par un certain rapport naturel, le lait de la mère est le plus convenable à son enfant : nourri dans son sein, il est en quelque sorte habitué aux sucs qu'elle a élaborés elle-même : le lait ne se forme qu'après la délivrance, et prend de la consistance à mesure que les voies digestives de l'enfant se fortifient. Cet avantage, et bien d'autres encore, ont été si éloquemment développés par Rousseau, qu'on s'est trouvé dans la nécessité d'insister d'autre part sur les inconvéniens qui ne manqueraient pas d'avoir lieu, si des mères faibles, trop âgées, trop ardentes, malades, ou nées avec des dispositions à la phthisie, aux affections scrofuleuses, dartreuses, goutteuses, etc. voulaient cependant se livrer à des devoirs si doux; mais il n'y a que des raisons importantes qui engagent à les en dissuader. Les femmes enceintes forment le mamelon avec des suçoirs de verre, avec des pompes aspirantes, ou par la succion de chiens nouveau-nés, lorsqu'il ne se forme pas de soi-même. On le couvre avec un étui de cire lorsqu'il est trop sensible; on le lave avec de l'eau ferrugineuse ou du vin, lorsqu'il est trop flasque; on emploie enfin de l'huile, du beurre frais, le cérat, ou la peau très-fine d'une vessie, pour le garantir de l'air, lorsqu'il est blessé par la succion de l'enfant.

Si la mère ne peut pas allaiter elle-même, elle doit nécessairement avoir recours à une nourrice étrangère. On s'est occupé d'exposer les qualités que doit avoir une *bonne nourrice*, et d'en tracer un tableau qui ressemble à un être idéal. Elle ne doit être ni trop jeune ni trop âgée; avant vingt ans elle n'a pas achevé son propre développement, après trente-cinq ans elle est sur son déclin. Elle doit être bien constituée ; qu'elle ne soit ni trop grasse ni trop maigre ; qu'elle ait un teint frais , de belles dents , des lèvres vermeilles , une haleine douce ; que ses cheveux ne soient ni trop noirs ni trop roux, et qu'elle n'ait aucune passion violente. Le sein doit être d'une grosseur moyenne , avec un mamelon facile à saisir , assez irritable , et donnant du lait à la moindre succion ; le lait doit n'être ni trop épais ni trop clair , mais d'une saveur douce et agréable. Une goutte qu'on laisse tomber sur l'ongle doit s'étendre en forme de nuage ; l'expérience fait reconnaître le degré d'intensité et de blancheur convenable à l'âge de l'enfant. Ajoutez une disposition morale propre à seconder ces utiles qualités ; qu'elles ne soient altérées par aucune passion , aucun grand défaut de caractère ; qu'elle règle son régime uniquement pour le bien-être de l'enfant ; qu'elle boive si son lait s'épaissit ; qu'elle mange s'il vient à s'appauvrir ; qu'elle ne s'échauffe jamais, et qu'elle n'allaite pas lorsqu'elle est en sueur. Une pareille nourrice pourrait bien valoir mieux qu'une mère négligente ; mais si celle-ci n'en peut remplir les devoirs, elle voudra surveiller celle qui la remplace. Disons au reste que, malgré la réunion de ces qualités , il y a encore des cas où le nourrisson ne profite pas comme on devrait s'y attendre, quoique généralement la nature ne mette pas d'entraves à la nutrition des en- fans (1).

Une foule de circonstances faciles à pressen- tir rendent parfois nécessaire *l'allaitement ar- tificiel*, c'est-à-dire la nutrition avec du lait d'animaux et d'autres substances ; ce moyen réussit assez souvent à la campagne, surtout après l'âge de trois ou quatre mois, où il de- vient même prudent d'habituer peu à peu l'en- fant à une autre nourriture que le lait de sa nourrice. On se sert communément de lait de

---

(1) La surveillance des nourrices n'est pas si facile qu'on croit. Les artifices, la dissimulation qu'emploient des femmes souvent malheureuses, pour entrer d'abord en service, trompent quelquefois le médecin même. On en a vu qui masquent leur âge et le temps de leur accouchement, qui montrent de beaux enfans qu'elles n'ont pas nourris ; elles font jeûner leur nourrisson, pour présenter un sein engorgé de lait, mais qui ne l'est que momentanément. Leur défaut de moralité est encore plus difficile à découvrir, si l'on n'y fait pas attention. L'antiquité, qui avait des esclaves, con- naissait comme nous les inconvéniens des nourrices. Diodore raconte que Néron avait été nourri par une nourrice ivrogne, qui lui avait donné ses goûts. On l'appelait Biberius, au lieu de Tiberius-Néron. Ce n'est probablement qu'une fable ingénieuse, qui fait dire de Caligula que sa nourrice avait l'habitude d'humecter

chèvre ou de vache, coupé avec de l'eau : on y mêle différentes farines, de la fécule de pomme de terre, du biscuit, et l'on fait toutes sortes de bouillies. Nous en parlerons lorsque nous traiterons du sevrage. Diverses causes ont fait modifier ces essais ; et la grande mortalité des enfans-trouvés a engagé des hommes animés d'un noble zèle à se livrer à ce genre de recherches. Des circonstances locales ont fait trouver à l'allaitement artificiel des panégyristes et des détracteurs ; la difficulté de le faire réussir en grand l'a fait décrier d'un côté, tandis que de l'autre, la nécessité en a maintenu l'usage dans

---

son sein avec du sang, pour que son nourrisson cherchât mieux à le prendre. M. Moreau de la Sarthe a publié, dans les Mémoires de la Société d'émulation, une traduction du premier Chapitre d'Aulu-Gelle, qui montre qu'on se plaignait déjà à Rome de ce que les mères ne nourrissaient pas elles-mêmes leurs enfans. Les nourrices mercenaires existent en France depuis 1284. Il y avait depuis ce temps-là des *recommandaresses*, dont le nombre fut ensuite réduit à quatre, que l'on mit sous l'inspection d'une police plus sévère depuis le commencement du siècle passé ; enfin, M. de Sartine créa, en 1770, le bureau des nourrices ; établissement sans doute très-remarquable et très-utile, mais qui a naturellement été sujet à des difficultés sans fin, résultant des vicissitudes morales et physiques qui ont troublé la France.

beaucoup de cas particuliers. Ce mode de nutrition exige plus de discernement de la part de
la nourrice ; il s'agit d'accoutumer l'enfant à
une nourriture moins liquide, dans un temps
où son petit estomac ne supporte pas encore de
grands changemens. Il sera toujours heureux
de ne point avoir besoin d'y recourir dans les
deux premiers mois ; mais alors, si la constitution de l'enfant le permet, on fera bien de commencer à varier un peu sa nourriture une ou
deux fois dans la journée, afin qu'on ne soit
pas embarrassé lorsqu'on est dans la nécessité
d'y avoir recours. Au défaut de nourrice on a
fait teter des enfans au pis des animaux ; on
emploie aussi du lait mêlé par moitié avec de
l'eau, et peu à peu avec moins d'eau, chauffé
au bain-marie, et on l'administre ordinairement dans une petite fiole fermée, au lieu de
bouchon, par une éponge que l'enfant peut
sucer ; il y a l'avantage de le forcer à la mastication qui exprime la salive si nécessaire à la
digestion. Ce biberon est ce qu'il y a de plus
commode et de plus en usage. On lui reproche
cependant que l'enfant n'avale souvent que de
l'air, s'il n'est pas appliqué de manière que
l'éponge soit toujours remplie de lait, et que
le lait y devient aigre, lorsqu'il n'est pas très-
souvent renouvelé. On apprend par ces repro-

ches à connaître les précautions qu'il y a à prendre, si l'on a recours à ce genre d'allaitement.

La *quantité* des alimens n'est guère moins à considérer que la qualité, mais il n'est pas aisé de la déterminer dans le commencement. On donne à l'enfant après sa naissance, un peu d'eau sucrée pour lui faire rendre les glaires. On ne lui offre le sein qu'après cinq heures, et même beaucoup plus tard. Le colostrum ou le premier lait de la mère, paraît calmer l'éréthisme ordinaire des intestins des enfans. On allaite ordinairement l'enfant, dans le jour, à deux heures, ou deux heures et demie d'intervalle, sans cependant l'éveiller pour cela ; et la nuit, toutes les cinq à six heures, afin que les veilles n'altèrent pas le lait de la nourrice. On compte jusqu'à une once et demie de lait par succion, et un enfant de trois mois en consomme jusqu'à une livre et demie par vingt-quatre heures.

La force de l'enfant indique la quantité de nourriture dont il a besoin ; mais qu'on se garde bien de croire qu'il a toujours faim lorsqu'il crie, et qu'on ne cherche pas non plus à l'apaiser en lui donnant à manger ; il est même bon, à mesure qu'il avance en âge, de lui faire acheter par de petits efforts le plaisir qu'il va prendre à teter. Un examen attentif ne laissera pas ignorer les autres causes qui excitent les cris, comme une pose peu commode, la pression d'un bourrelet, le froid, etc. Une mère tendre sera plus que personne dans la confidence de ce petit être qui, par ses divers cris, se forme bientôt une langue à lui même; dès la troisième ou la quatrième semaine il commence à sourire, et dès-lors il peut lui témoigner sa petite satisfaction, comme jusque-là il lui faisait connaître ses plaintes.

Les *excrétions* de l'enfant font facilement juger si le genre de nourriture lui convient ou non; on aura fait attention à leur aspect dans l'état naturel. Malgré tout ce que ces recherches ont de désagréable, une mère tendre ne craindra pas plus que le médecin, d'examiner les déjections, d'en observer la qualité et la quantité; elles sont plus ou moins jaunes, verdâtres ou blanchâtres, foncées, séreuses, écumeuses, et d'une odeur plus ou moins- acide ou désagréable. Les pelotons sont quelquefois solides, blancs jusqu'au centre, et seulement enduits d'une teinte jaunâtre; on voit par-là que la bile n'a pas pénétré cette matière, et que le caillé très-compacte du lait a résisté aux forces digestives. On habitue l'enfant à prendre la nourriture à certaines heures, et la digestion se fait alors aussi à des heures déterminées ; on tâche de l'accoutumer à annoncer lorsqu'il veut faire ses fonctions, pour les assujettir en partie à la volonté, et pour le nettoyer le plus tôt possible. On empêche par-là que les enfans ne prennent l'habitude de lâcher de l'eau involontairement à un âge un peu plus avancé. Tout le monde connaît, au reste, les inconvéniens qui résultent des indigestions, des excrétions augmentées ou supprimées ; ils sont du ressort de la médecine proprement dite ; ce n'est que des mesures de précaution que doit s'occuper essentiellement dans ce cas l'éducation physique. Il n'y a pas jusqu'à l'emploi des lavemens qui ne puisse avoir ses inconvéniens lorsqu'on les administre trop souvent et mal à propos. De légères frictions répétées sur le bas-ventre, excitent les intestins et favorisent l'énergie nécessaire. De petites ceintures de flanelle sont utiles dès qu'on s'aperçoit d'un dévoiement. L'abus de ces procédés fait qu'ils n'agissent plus comme médicament lorsqu'on en a besoin, et leur usage prolongé leur ôte leur effet (1).

Telles sont les considérations générales auxquelles donnent lieu les alimens dont l'enfant

---

(1) M. Pariset a fait un article intéressant sur les coliques, dans le *Dictionnaire des Sciences médicales*

a besoin pour son développement, et qui deviennent pour lui, comme pour le reste des hommes, une source d'accomplissement comme de maladies. A mesure qu'il avance en âge, il prend des *habitudes* qui contribuent à fixer les règles de conduite. La nature se plaît aux habitudes. La périodicité est une loi qui se laisse apercevoir dans les êtres organisés comme dans le mouvement des mondes : le rapprochement et la répétition de certains objets, de certaines sensations, finissent par déterminer cette manière d'être particulière que présente la nature de chaque individu, et qui perce encore à travers les modifications qu'amène plus tard le libre arbitre. Jusqu'à quel point doit-on favoriser ou troubler les habitudes pour conserver autant de mobilité que cela est possible, sans détruire cette espèce d'équilibre des forces si nécessaire à la vie? C'est là le problème qu'a à résoudre l'éducation : elle a des moyens pour y parvenir, et sa puissance n'est pas une chimère. La nature ne cesse à la vérité de réclamer ses droits ; une foule d'agens nous entourent et luttent contre le développement à l'infini des espèces, développement que la Providence a voulu borner, mais dont les limites nous sont inconnues, et peuvent être reculées par l'homme. Si l'on considère combien il périt de semences tombées à terre ; si l'on songe que nous foulons aux pieds les débris d'une multitude d'êtres dont on ne connaît plus les modèles vivans, on sera tenté de croire que la nature met peu d'importance à la conservation même de l'espèce. Si l'on examine d'un autre côté ce que devient la plante que le jardinier prend soin de renfermer dans ses serres et de mettre en bon terrain, on s'étonne du pouvoir qu'a l'homme pour conserver et perfectionner les individus. D'un million d'enfans qui naissent sur le sol de la France, il n'en reste au bout d'un an, selon M. Duvillard , que 767,525 ; plus d'un cinquième a péri, et certes il faudrait plus d'une découverte comme celle de la vaccine pour remédier à une aussi effrayante mortalité. Mais que l'on réfléchisse aussi à tout ce qu'ont dû faire la civilisation et la tendresse maternelle pour que la probabilité de la vie et la population aient pu parvenir au point où nous les voyons en France, et que l'on ne désespère plus du pouvoir de l'éducation. Lorsque nous essayerons d'en écrire l'histoire, nous pourrons faire ressortir d'une manière frappante les heureux résultats de l'impulsion donnée dans le siècle dernier par Locke, Rousseau et Basedow, qui ont appelé l'attention sur les objets d'éducation physique.

L'air ambiant et la nourriture sont les deux agens qui méritent presque seuls d'occuper à l'époque dont nous parlons. L'enfant se trouve encore attaché au sein de la mère, comme la plante l'est par ses racines à la terre qui doit la nourrir. Le caractère distinctif de la vie animale, et la *faculté de locomotion* ou le pouvoir de changer librement de place, ne font que commencer à naître, et les fonctions qui doivent établir des rapports entre l'homme et les êtres vivans, n'ont qu'un faible développement. Le *sens* du goût est peut-être celui qui a le plus d'activité ; le tact, l'odorat, la vue et l'ouïe ne reçoivent que des impressions isolées, involontaires, que la mémoire ne saurait guère retenir, ni le jugement combiner, ni l'imagination reproduire : chacun de ces organes exige cependant déjà quelques mesures de précaution. Il n'est pas bon, par exemple, d'exposer l'enfant à des odeurs fortes ; la sensibilité , comme la circulation , est déjà excitée dans ce jeune être par tous les agens nouveaux, qu'on ne cherche pas encore à en augmenter le nombre , et à affaiblir les forces de la nature , si nécessaires pour l'accroissement de la masse. Il n'est pas bon non plus de l'exposer à un grand bruit, ou à une forte lumière. Il est très-utile de le tenir dans une barcelonnette ou un petit lit à roulettes, pour que la lumière puisse toujours être dirigée en face ou par derrière, afin d'éviter que les rayons qui tomberaient de côté, le fassent loucher ou clignoter, même en dormant. On peut sans doute lui donner un peu d'exercice, et si la saison le permet, en plein air ; mais qu'on ne le fatigue pas trop. La situation qui lui convient le mieux au commencement, est la position horizontale, la tête peu élevée, pour qu'elle ne penche pas en avant, et qu'aucune partie d'un être aussi faible ne puisse presser l'autre. On ne devrait pas essayer, avant deux ou trois mois, de le mettre sur son séant, et la moindre tentative pour le placer sur ses pieds ne peut être alors que très-nuisible. Lorsque le temps est venu, on le porte communément sur le bras ; il faut avoir soin de le changer de bras fort souvent, et prendre garde que les genoux ne soient pressés, car cette pression est quelquefois cause que les pieds se tournent en dedans. Ces petits préceptes, qui ne sont pas aussi insignifians qu'on pourrait le croire, deviennent l'habitude de la nourrice, lorsqu'elle se met de bonne heure à les suivre (1).

------

(1) M. le professeur Hufland a fait graver, dans son *Traité sur l'Education physique*, un petit panier

J'oserai faire à cette occasion une remarque qui m'a frappé depuis mon arrivée en France. Il m'a paru que les mères jouaient trop avec leurs enfans dans la première époque de la vie, et qu'elles *excitaient trop tôt leur vivacité*. Elles pensent trop peu sans doute qu'à cette époque, et dans la suivante même, il doit surtout être question du développement physique. Cette observation saute encore plus aux yeux, si l'on compare les différens genres d'éducation à une époque plus avancée. En Angleterre, où l'éducation physique est arrivée à un point de perfection assez rare, les mères ne m'ont paru penser qu'à la beauté physique de l'enfant, elles lui laissent beaucoup de liberté sans le fatiguer. En Allemagne, on entendait autrefois souvent les mères recommander à leurs enfans de se tenir tranquilles : ne songeraient-elles point trop tôt à la modération, à laquelle dispose assez le tempérament ? En France, les soins d'une mère semblent plutôt dirigés vers un autre point ; c'est d'empêcher que l'enfant ne devienne maussade, et qu'il ne manque un jour de promptitude d'esprit. Ces tendres mères

---

suspendu aux épaules, dans lequel la mère peut commodément porter l'enfant et l'approcher du sein. Le panier est facile à imaginer

n'ont cependant rien à craindre à cet égard dans un pays où les facultés intellectuelles et l'amabilité sociale sont si libéralement répandues. Les enfans n'ont long-temps besoin que de propreté, d'un air chaud et pur, de lait et de sommeil : aussi, quand ils se portent bien, ne font-ils que manger et dormir.

Il est à propos de *coucher* l'enfant sur le côté, afin que la salive, trop abondante, puisse s'écouler sans gêner la respiration (1). Le mouvement du berceau a été le sujet de beaucoup de critiques : on dit qu'il donne lieu à un exercice immodéré, qu'il expose à des accidens fâcheux, et que si les enfans persistent à crier, au lieu d'examiner les causes de leurs plaintes, on les engourdit au point de les rendre stupides. Les barcelonnettes et les petites voitures ont au contraire l'avantage qu'on peut aisément les transporter, les changer de place ou de direction pour éviter les courans d'air, les murs humides, un faux jour, ou une mauvaise

____

(1) Il paraît qu'il y a beaucoup d'enfans suffoqués en Angleterre par la mauvaise habitude qu'ont les nourrices de les coucher auprès d'elles dans leur lit ; le nombre en est évalué à 40,000 depuis 1686 jusqu'à 1800. On a fait, dans différens pays, beaucoup d'ordonnances de police très-sévères à cet égard.

odeur. On a proposé des berceaux sur un élastique, qui produit le mouvement de haut en bas, comme sur les genoux de la mère. Le chant endort souvent les enfans ; et les poètes, ainsi que les compositeurs, devraient bien s'occuper un peu plus à chanter tout ce qui a rapport aux devoirs et aux soins des mères. Ces sujets touchans consoleraient une mère fatiguée, et auraient l'avantage de rappeler sans cesse de bons exemples. On s'exerce beaucoup en Allemagne à ces sortes de chansons.

Je me suis proposé, dans ce chapitre, de présenter avec un ordre naturel tout ce qui peut intéresser l'éducation physique dans la première époque de la vie. Les préceptes généraux sont fondés sur un calcul de probabilités pour lequel il est difficile de rassembler un assez grand nombre d'élémens ; et l'on est toujours exposé, dans la pratique, à tomber dans les exceptions. Nous pouvons consulter les meilleurs principes, nous pénétrer du sentiment de nos devoirs, nous servir utilement des expériences des autres ; mais un bon esprit saura seul profiter de tous ces moyens, et en faire l'application avec discernement.

CHAPITRE IV.

De la Dentition et des soins de la Dent.

A l'époque de six mois, où nous venons de quitter l'enfant, ses exercices en général se bornent à peu de chose : se tenir sur son séant, saisir les objets avec la main droite, reconnaître les personnes qui l'approchent, c'est tout ce qu'on peut raisonnablement attendre de lui. Les rapports qu'a l'enfant avec l'atmosphère par la respiration et la transpiration, restent à peu près les mêmes jusqu'à la mort ; ses rapports avec les alimens qui le nourrissent sont ce qui doit éprouver pour le moment le plus de modifications, et la nature fait sortir à cet effet des alvéoles de l'enfant de sept mois des instrumens nouveaux, propres à disséquer et à broyer les nouvelles nourritures, pour les rendre plus appropriées au travail de la digestion. Lorsqu'on recherche quels sont les organes les plus constans et les moins destructibles, lorsqu'on fouille parmi les débris des ossemens d'animaux, dont les générations entières ont disparu de la terre, ce que l'on trouve de mieux conservé, c'est la *dent* (1). Le naturaliste comme l'homme qui s'occupe de l'éducation physique, apprend également à reconnaître toute l'importance qu'y met la nature; aussi la sortie de la dent fait-elle époque dans l'histoire de l'enfance.

Les anatomistes ont trouvé des *traces de la dent* à la mâchoire de fœtus de quatre à cinq mois. Une petite vésicule qui se trouve dans les alvéoles, transsude une matière osseuse sur plusieurs points, et il se forme toujours de nouvelles lames ou couches sous la première; il en résulte que la pointe est poussée vers le haut de la gencive, qui offre le moins de résistance.

Dès la naissance, la couronne de la dent de lait se trouve déjà toute formée dans les alvéoles, et une partie de la racine également. Le cas où l'on voit naître un enfant avec des dents, comme Louis XIV, n'est pas sans exemple. Ordinairement la place de la mâchoire où se trouve la dent ne devient apparente que vers le cinquième mois après la naissance. Les re-

____

(1) Tout le monde sait que c'est par les dents fossiles, que M. Cuvier a été conduit à la belle découverte de tant d'espèces d'animaux qui se trouvent enfouis dans les carrières de Montmartre.

bords osseux se détruisent alors peu à peu, et on observe vers le sixième ou septième mois un peu de chaleur aux gencives, une salivation légère, des éternuemens, de l'irritation, des efforts de l'enfant pour porter la main à la bouche, serrer le mamelon de la mère, ou tout autre corps qu'on lui présente. L'irritation et la titillation augmentent; une des pommettes, et souvent même les deux joues deviennent subitement rouges et pâles, et l'enfant a de fréquens saisissemens involontaires ; les gencives grossissent et rougissent davantage, et les glandes sous-maxillaires participent à l'irritation ; on voit à la fin des points blancs par où doit percer la dent, qui s'élève et qui ne tarde pas à se faire tout-à-fait jour.

La marche que suit la nature pour la *sortie des dents* n'est pas facile à décrire. Les incisives mitoyennes d'en bas sortent ordinairement les premières, vers le huitième mois ; celles d'en haut percent après un intervalle de quinze jours ou de trois semaines ; puis les incisives latérales ; souvent ce sont les molaires latérales d'en bas et d'en haut qui viennent après ; les canines sont les dernières à pousser.

Les deuxièmes molaires ne paraissent ordinairement que vers deux ans, quelquefois même vers la troisième année. Il arrive quelquefois que les canines ne paraissent qu'après dix-huit mois, et la difficulté qu'elles ont à se placer entre les autres, peut forcer à en faire sauter d'autres pour les dégager. Ce sont elles qui occasionent le plus de douleurs, surtout celles d'en haut; elles produisent quelquefois des inflammations aux yeux. Les unes et les autres ne sortent pas non plus immédiatement après les incisives, il y a toujours un intervalle plus ou moins long. Au reste, rien de moins régulier que ce travail; il peut se faire que les vingt dents de lait, savoir les huit incisives, les quatre canines et les huit molaires, soient toutes venues à quinze ou dix-huit mois, ou qu'elles ne le soient pas à deux ans et demi. Le temps où la dent se prépare à sortir est le plus douloureux; et les enfans ordinairement faibles, qui font leurs dents un peu tard, en éprouvent aussi souvent par-là même, moins d'accidens que ceux où la sortie se fait d'une manière plus brusque et plus générale.

Le *travail de la dentition* est quelquefois très-léger et purement local; les symptômes n'annoncent qu'une simple petite fièvre d'irritation, qui s'étend parfois aux parties voisines de la dent, comme aux yeux, aux oreilles, aux glandes de la mâchoire et du cou.

La pression des nerfs qui distribuent leurs filamens doit y contribuer pour beaucoup. Dans
d'autres cas, la sympathie générale fait participer
à cette opération le corps entier : les forces employées au nouveau développement attirent
vers les gencives l'action vitale, qui diminue
dans les autres parties; de là naissent les complications, les convulsions générales et partielles,
les frayeurs nocturnes, les réveils en sursaut, les
vomissemens, les resserremens, les cours de
ventre, les tranchées, les toux pulmoniques
tranchéales, ou provenant de l'estomac, les
éruptions, enfin des anomalies et des maladies de
tous les genres, d'autant plus difficiles à connaître
que l'enfant ne sait pas rendre compte de ce
qu'il éprouve. On a discuté, et l'on discute encore, pour savoir si toutes les maladies des enfans de cet âge, ne proviennent point des dents.
Si l'on veut bien se rappeler ce que j'ai dit des
dispositions différentes, on concevra en effet
qu'à cette époque tout doit s'embrouiller par ce
travail d'ailleurs si nécessaire. Mais abstraction
faite de ces discussions, il importera à la mère
de soulager l'enfant, il importera au médecin d'empêcher les mouvemens importans qui
peuvent prendre naissance à cette époque, et
c'est de cela que nous avons à nous entretenir.

La première chose à laquelle on pense, est

l'état de la bouche. Dans les cas ordinaires, un peu de pression et de légers frottemens avec le doigt, suffisent pour calmer les douleurs; et l'on se sert à cette fin de hochets de toute espèce, sujet dont on a encore beaucoup parlé. Les uns proposent des corps durs, des cristaux qui rafraîchissent la bouche et qu'on garnit de joujoux pour amuser l'enfant et l'étourdir : les autres tiennent aux corps plus mous, comme les doigts, au pain trempé dans le miel, à un morceau de cuir, un bâton de réglisse, une racine de guimauve, ou de la bougie trempée dans une solution de gomme arabique et de sirop. Dans une plus grande inflammation on a voulu employer des figues bouillies avec du lait, qu'il faut pourtant empêcher d'avaler. On peut varier tous ces objets selon les circonstances ou selon le degré de sensibilité, et il n'y a que certains cas où le choix mérite discussion. On observe aux gencives, par exemple, quoique rarement, des inflammations assez fortes pour déterminer à mettre des sangsues ; les corps durs augmenteraient dans ce cas les douleurs. Dans d'autres cas, très-rares encore, on a fait avec succès des incisions réitérées à l'endroit où la dent veut percer; on fait bien d'éviter alors tout ce qui peut durcir davantage la cicatrice que forme l'incision. En général il est bon de ne pas troubler le travail de la nature.

Passerai-je en revue les détails de toutes les *complications* que j'ai indiquées dans le chapitre des dispositions? Pourrais-je présenter dans toute son étendue la marche des maladies générales ou particulières qu'entraîne souvent un développement trop précipité? Je ne dois qu'indiquer ici dans un cadre resserré les phénomènes qui s'offrent le plus généralement à l'expérience, en tant qu'ils concernent l'éducation physique. Je dirai seulement que la première chose à laquelle pense le médecin, c'est le rétablissement de la régularité dans les fonctions. Un enfant malade a d'abord besoin de diète, comme l'adulte malade; il a aussi besoin d'une nourriture moins animalisée et d'une température moins variable et plus douce. On soulage les tranchées par de petites ceintures de laine, par des fomentations chaudes et de légères frictions, par des lavemens de graine de lin et d'huile, auxquels on joint même des opiates, ou autres calmans : on provoque les selles par un peu de sirop de chicorée et de rhubarbe, par une légère infusion de manne', et ainsi de suite. On arrête au contraire le cours de ventre par les solutions de gomme arabique, par les décoctions d

riz, etc. On provoque la transpiration par des
bains chauds et les infusions de plantes légèrement aromatiques, comme celles du tilleul ,
et le vomissement des glaires par de légers
vomitifs; d'autres fois on est obligé d'opérer
sur les divers organes, ou systèmes d'organes,
par des antidotes particuliers. Mais ce n'est
pas tout que de connaître les remèdes ; le plus
essentiel est de savoir les employer à propos,
à des doses très-variables , et de connaître le
moment où il vaut quelquefois mieux favoriser le cours de ventre, et ceux où le vomitif,
les vésicatoires et les sangsues, dont on fait si
souvent un abus , deviennent indispensables
et exigent d'être employés le plus promptement. Le jugement qui guide à cet égard , se
fortifie par la connaissance et la marche de
chaque maladie , par la comparaison constante
des individus dans la pratique , et par le coup
d'œil sur l'ensemble de la médecine , qui est
le privilége du médecin.

Après sept mois de soins une bonne mère
sait souvent mieux que tout autre , juger des
changemens survenus dans le nourrisson, pour
en rendre compte; qu'on abandonne aux médecins les autres inquiétudes , les autres combinaisons, avec cette confiance religieuse qui
donne la patience d'attendre avec résigna-

tion un dénoûment que la nature bienfaisante prend souvent soin de régler heureusement elle-même ; l'apparition de la dent n'est ordinairement accompagnée d'aucune douleur ; c'est une espèce de fête de famille, pour faire oublier plus promptement les inquiétudes passées.

Dès le commencement de la *troisième année*, l'enfant commence à avoir plus de physionomie, la mâchoire s'est un peu élargie et s'exerce avec assez de force, il mange déjà des substances un peu plus dures, le menton s'est un peu arrondi, les joues commencent à avoir une forme plus déterminée, le nerf de l'odorat, alors très-fort, s'étend de plus en plus sur l'os ethmoïdal, qui en est le siége et qui se développe davantage ; le nez presque informe, semblable dans tous les enfans, prend une dimension plus particulière, la fontanelle s'est ordinairement fermée, les parties cartilagineuses s'ossifient, le cœur et le foie ne grandissent qu'en proportion du reste du corps, et le ventre commence à s'aplatir, l'arcade dentaire permet à l'enfant d'articuler des mots, il commence à marcher avec plus d'assurance : et avec ce développement progressif, il parvient à l'âge de sept ans, qui est ordinairement l'époque où arrive avec beaucoup moins d'inconvéniens la *deuxième dentition*.

Les dents de lait, vers cet âge, sont faiblement implantées dans les mâchoires : elles sont destinées à tomber par le développement et la croissance *des dents de sept ans*, dont les germes se trouvent au-dessous et un peu en arrière dès la naissance. Les premières dents s'éloignent alors l'une de l'autre ; et si c'est un avantage pour la propreté, ce n'en est pas un pour la solidité. Il n'est pourtant pas utile de les perdre avant le terme, car les dents de remplacement, quoiqu'elles ne touchent pas les premières, ne trouvent pas alors la même résistance à vaincre, et c'est quelquefois ce qui les rend irrégulières. Il n'y a que vingt dents de lait qui se remplacent vers la septième année par vingt-quatre autres plus grandes; de douze ans à quatorze, par quatre de plus; de dix-huit à trente, ordinairement par quatre autres encore. Il faut que toutes ces dents trouvent leur place, et quand on fait attention à la différence des mâchoires, on est conduit à lui attribuer divers inconvéniens qui en résultent pour les dents.

Les dents de lait sont remplacées à peu près dans l'ordre de leur sortie. Les nouvelles incisives et canines se trouvent plus larges ; la première grosse molaire naît parfois à six ans, et avant les molaires de remplacement ; de là celles-ci restent plus petites en proportion que les molaires tombées ; elles sont bicuspides (ont deux tubercules au lieu de quatre) ; l'arrière grosse molaire arrive après dix ans, et la dent de sagesse, de dix-huit à vingt.

Mais les dents de remplacement ne se font pas toujours *place à temps*, elles sont plus grandes que les premières, et alors il en vient de côté, en avant ou en arrière, ou bien la mâchoire n'offre pas toujours assez de place. L'art du dentiste est parfois plus nécessaire qu'à la première dentition pour faire sauter à propos la dent de lait, ou pour sacrifier une des secondes dents, afin que les autres puissent prendre une direction convenable et former une arcade régulière. C'est un désagrément sans doute pour la jeunesse, que de perdre une dent qui ne se remplace pas ; mais c'en est un autre bien plus grand encore, que d'en avoir une qui écorche la langue ou les genci-ves, d'avoir ce qu'on appelle une surdent, ou de les avoir tellement serrées, qu'elles se gênent, se carient, s'infectent mutuellement. Les dents trop serrées sont plus difficiles à nettoyer, et peuvent, par les substances qu'elles retiennent, altérer la douceur de l'haleine.

Il n'est pas aisé de trouver des matières pour

faire des *cure-dents* qui ne nuisent ni aux dents ni aux gencives, et qui soient assez minces pour s'introduire dans les interstices. Quelques dentistes portent la lime dans ces petits intervalles ; c'est une opération très-délicate, à laquelle on ne devrait recourir, comme à tout autre remède, qu'en cas de nécessité ; car l'émail est mince, il ne se rétablit pas, et la dent en reste dépouillée ; qu'on se garde surtout de toucher aux dents avant l'âge de l'adolescence, pour en ôter les taches, qui se perdent d'elles-mêmes. La nature reste en général assez flexible dans le premier âge, et la croissance seule remédie trop souvent à de petits inconvéniens, pour qu'il ne faille pas recommander avant tout un peu de patience. En rappelant tout cela, j'ai voulu seulement mettre les parens à portée de juger eux-mêmes les avantages et les dangers, et de voir quand il devient nécessaire de consulter un dentiste expérimenté (1).

Il ne faut pas oublier non plus que les enfans aiment assez à exercer leurs forces de toutes

------

(1) M. Duval, l'un des plus savans dentistes de Paris, a publié un petit ouvrage utile, qui est intitulé : *Le Dentiste de la Jeunesse.* La capitale ne manque pas d'autres dentistes et chirurgiens habiles qui ont donné des mémoires intéressans sur ces sujets.

manières, à casser avec leurs dents des choses dures, à en déchirer d'autres; et une fracture ou une luxation de dent donne lieu à des suites désagréables. On aura soin de surveiller ces sortes de jeux.

Les *gencives* mènent plus tard à d'autres considérations. Souvent elles recouvrent le tartre que dépose la salive, et en favorisent le séjour; dans d'autres cas, elles déchaussent la dent, et en mettent les racines à découvert, ce qui la rend moins solide et plus susceptible. Pour ménager les gencives, qu'on ait soin de les frotter dans la direction de la racine des dents à la couronne : un simple linge, avec lequel on essuie surtout les interstices après s'être rincé la bouche, suffira pour tenir les dents propres, si on le fait assez fréquemment. Une brosse ordinaire est souvent trop dure ; les racines de réglisse préparées offrent l'avantage de nettoyer la dent suivant la meilleure direction. Les éponges seraient plus faciles à rapproprier si elles n'étaient pas attachées. Il est bon d'habituer peu à peu les dents à l'eau froide pour leur faire supporter un air vif; et dans certaines occasions, l'eau tiède ou chaude opérera alors comme un véritable calmant. On les rendra susceptibles si on les rince toujours avec de l'eau tiède.

Il existe, au surplus, une aussi grande *dif-férence* entre les individus, quant aux dents, aux gencives et aux os maxillaires, que pour toute autre partie. Il est des personnes qui s'exposent à tout impunément. Certaines dispositions morbifiques peuvent exiger un régime particulier, ou être difficiles à corriger. Chéz ceux qui ont la poitrine serrée et faible, par exemple, les os maxillaires sont assez souvent étroits et pointus, et les dents longues et dégarnies ; mais, dans les enfans, les formes sont en général arrondies. Les personnes qui sont sujettes à la bile ou à l'acidité, ont quelquefois les dents jaunes ou grises et affectées. D'autres inconvéniens proviennent de l'état particulier des glandes salivaires ou des altérations de la membrane muqueuse. A comparer les substances alimentaires entr'elles, on serait tenté de croire que la nourriture animale est nuisible aux dents. Un célèbre vétérinaire m'a dit qu'il était rare de trouver des dents cariées aux chevaux, animaux herbivores ; mais leur composition chimique diffère naturellement autant de celle des carnivores, que leur structure anatomique. Les acides minéraux sont, au reste, ce qu'il paraît y avoir de plus dangereux pour l'émail. Une dent peut être presque dissoute dans les acides minéraux ; et j'ai même vu l'usage immodéré des raisins et des fruits aigres , qu'on avait recommandés comme remède pour d'autres maladies, produire de mauvais effets sur de très-belles dents. Il est pourtant des cas d'un extrême relâchement dans les genci- ves, où les acides font du bien, surtout contre la disposition aux aphthes. Les spiritueux sont généralement ce qui convient le mieux pour les raffermir, et c'est peut-être à eux que sont redevables de leur mérite la plupart des teintu- res que l'on prépare ; elles doivent être délayées suivant le degré de sensibilité des gencives.

Dans certains états d'inflammation et d'ir- ritabilité, on ne peut user que des choses les plus douces, les plus mucilagineuses, ou de lait. Quelques personnes ont une salive de na- ture à déposer beaucoup de tartre, ce qui cor- rode la dent, y produit des taches jaunes, et gâte en même temps la gencive. Dès que ce tartre s'est manifesté, on se sert ordinaire- ment de moyens mécaniques pour l'enlever. Sans parler de la lime et du grattoir, il y a pour les dents des poudres qui contiennent communément des substances dures ; mais elles sont sujettes à attaquer l'émail. On se sert de corail, de pierre-ponce très-fine, de grès, de brique même, comme de toute autre substance dure et pulvérisée qui ne se décompose pas.

On conçoit que la poudre doit être fine et d'un grain égal pour ne pas blesser les gencives ou gratter l'émail. Lorsque ce sont des acides qui ont attaqué la dent, la cendre et toutes les terres absorbantes et alcalines y font du bien, en neutralisant le corrosif. C'est sous ce rapport aussi que le pain brûlé peut être utile. Le tabac, qui contient également des sels de cette nature, a en même temps une huile âcre, et doit se trouver à la longue trop irritant pour les gencives. On se sert aussi de crème de tartre. Le charbon a la propriété d'ôter la mauvaise odeur des substances animales corrompues, et d'attirer les matières gluantes, en sorte que l'on s'en est servi avec avantage. Il serait bon que quelqu'un examinât avec exactitude si la blancheur apparente des dents des charbonniers est due au seul contraste ou à l'action du charbon. Les personnes dont les gencives sont relâchées, blanches, tuméfiées, se trouvent souvent fort bien de l'usage du quinquina en poudre, des teintures spiritueuses de myrrhe, de cochléaria, ou de celle de gaïac, de la can-nelle, et quelquefois des huiles essentielles, qui échauffent, et qui calment les douleurs en les émoussant. Ces remèdes sont à employer avec ménagement pendant l'enfance.

Il est des gencives qui saignent si souvent,

qu'on est obligé de recourir à l'alun et à d'autres astringens de cette nature. Les différens états habituels ou accidentels des dents et des gencives, ceux des glandes salivaires, et la nature des vapeurs qui s'élèvent de la poitrine et de l'estomac, les divers états de l'air qui disposent à des maladies catarrhales, aux inflammations et aux sécrétions altérées, de la membrane muqueuse qui tapisse l'intérieur de la bouche, la différence seule des alimens, comme l'usage des viandes salées pour les marins qui sont privés d'une nourriture végétale fraîche ; l'abus des boissons chaudes, comme du thé, et plusieurs autres considérations, rendent impossible d'assigner un moyen universel et identique de nettoyer les dents. Sur ce point comme en toute autre chose, après de longs détours on revient à l'expédient le plus simple, celui de se rincer la bouche avec de l'eau plus ou moins froide suivant la saison et la susceptibilité des parties de la bouche, en se frottant avec les doigts les gencives et les dents, et les essuyant avec un linge un peu fin. Je crois en avoir assez dit pour diriger les essais dans les cas particuliers.

Telles sont les considérations que me paraissent offrir la dentition et les soins qu'exigent les dents surtout après sept ans, et après l'âge de l'adolescence. J'ai déjà dit qu'on établit ordinairement la seconde dentition comme *une nouvelle époque* dans l'histoire de l'enfance. Elle offre en elle-même peu d'inconvéniens ; elle est cependant remarquable, parce qu'elle est le temps de l'apparition de la seconde dent, qui doit durer pendant tout le reste de la vie, parce qu'elle indique en quelque sorte le moment où tout ce qui sert à la conservation individuelle est à peu près accompli, et qu'il ne reste à perfectionner particulièrement que les organes qui servent aux rapports des hommes en société, jusqu'à ce que la nature pense aux organes qui servent à la propagation de l'espèce. Le rachitisme et les affections scrofuleuses, les éruptions et autres inconvéniens qui se sont manifestés à l'âge de la première dentition, disparaissent ordinairement vers l'âge de sept ans, et le plus souvent les maladies de l'enfance, comme la rougeole et autres, sont également passées à cette époque.

On croit que l'époque de la première dentition fait succomber cinquante individus sur mille, c'est-à-dire le vingtième de la population. Lorsqu'on examine les tables de *mortalité* les plus exactes, comme celles de M. Duvillard, on trouve une diminution progressive d'une année à l'autre dans le nombre des morts, et la seconde dentition ne se fait remarquer par aucun grand changement dans ces listes. Cette mortalité décroissante arrive au *minimum* vers l'âge de onze ans pour les filles, un peu plus tard pour les garçons, et de quatorze à seize ans dans les climats les plus septentrionaux. Depuis ce temps, et à l'âge de la puberté, la mortalité augmente de nouveau et arrive momentanément à un *maximum* vers la vingt-unième et vingt-deuxième année, où les passions les plus vives donnent lieu à plus d'accidens. Mais sans poursuivre ces recherches, j'ai cru trouver dans cette diminution de mortalité progressive entre deux et quatorze ans, un motif pour traiter tout à la fois sans interruption et par gradation tous les objets qui entrent en considération dès la fin de la première dentition jusqu'à la puberté, et même jusqu'à l'âge où le jeune homme échappe à la surveillance. J'ai cru éviter par-là les divisions multipliées qui interrompaient l'ensemble et qui amènent les répétitions.

Le *développement partiel* dont nous venons de donner ici l'exemple n'est pas rare pendant tout le reste de la vie, et surtout pendant l'enfance et la jeunesse. L'on observe souvent une croissance précipitée d'une partie du corps, qui n'est nullement en proportion avec la croissance des autres : si la croissance va également bien dans toutes les directions , elle constitue les exemples des individus si beaux, qui dans toutes les époques de la vie offrent le caractère de leur âge dans toute son harmonie, et qui peuvent servir de modèle au sculpteur comme au médecin. Mais le plus souvent on observe quelque chose de disproportionné au moment où l'individu grandit davantage. Je n'ose pas fixer scrupuleusement les années où cela arrive le plus ; mais ces cas s'observent assez souvent bientôt après la seconde dentition, de huit à onze ans, et surtout au moment de la puberté , de quatorze à dix-huit ans dans les garçons , et un peu plus tôt dans les filles. On remarque alors aussi les fièvres lentes qu'on appelle *fièvres de croissance*, des lassitudes , des faiblesses, tantôt une faim dévorante, tantôt un manque d'appétit, des envies de dormir, mais surtout une paresse qui porte l'enfant ou le jeune homme à éviter le jeu trop vif, et à se coucher souvent horizontalement sur le lit , ou sur les chaises longues. Le repos dans une position horizontale plusieurs fois dans la journée est alors un véritable remède , car il naît surtout à ces époques des difformités qui ne tiennent pas à d'autres maladies qu'au développement partiel , et l'on se trompe quelquefois en cherchant d'autres causes. Une bonne nourriture et beaucoup de ménagement, sont alors particulièrement nécessaires, ainsi que les exercices généraux appropriés aux circonstances, et l'éloignement de tout ce qui peut porter quelque gêne au corps. Les changemens de formes continuent au reste avec plus ou moins de force pendant tout le reste de la vie ; on n'a qu'à comparer les portraits des personnes qui se sont fait peindre à diverses époques de leur vie, pour se convaincre combien ces changemens sont prompts et extraordinaires ; mais toutes les parties du corps ne changent pas également, en cela elles dépendent du genre de vie et des affections de l'âme auxquelles on a été exposé. Ceci montre en même temps l'influence que peut avoir l'éducation, lorsqu'elle a en son pouvoir de régler les circonstances dans lesquelles se trouve placé l'individu. On prétend que c'est à quatorze ans que l'adolescent ressemble le plus à ses parens, probablement parce que c'est l'âge où il commence à ressembler plus à l'adulte.

Nous avons fait ressortir dans le dernier Chapitre la grande influence de l'habitude, qui agrandit les forces d'organes dirigées vers un point, et qui y attire pour ainsi dire régulièrement le suc nourricier et les forces vitales. Nous avons dû faire observer dans celui-ci et

à l'occasion de la première dentition, les inconvéniens qui résultent d'un développement
naturel mais partiel, où la nature même fait
sortir un instrument nouveau, quelquefois
aux dépens du reste du corps; le suc nourricier et les forces vitales sont alors trop dirigés
vers un point et dérivés des autres. Ces deux
mobiles, *l'art d'habituer* et *l'art de dériver*,
sont cependant les principaux moyens dont
se sert l'éducation physique, comme l'éducation morale, pour faire prospérer un organe en
particulier, et pour rétablir l'équilibre lorsqu'un besoin de la société ou une disposition
innée tend à troubler l'harmonie. Comment
l'éducation qui doit s'occuper du développement et du perfectionnement de tant d'organes
plus ou moins nécessaires, pourra-t-elle atteindre son but sans interrompre l'ensemble
des fonctions de l'économie animale? C'est encore là un grand problème qu'elle a à resoudre.
Pour avancer d'un pas sûr, il faut avoir pour
principe de procéder avec une juste mesure; et
comme on ne perfectionne, qu'on ne nourrit
jamais une partie à un haut degré sans ôter
quelque chose aux autres, on devra parfois
arrêter de beaux développemens même naturels, ou l'exercice d'un organe particulier, pour
ne pas mettre des entraves à l'équilibre de ré-

partition ; ou si l'éducation les favorise pour mettre l'homme en état de mieux servir la société , ce sera aux dépens d'une plus longue ou plus sûre carrière, que pourrait parcourir l'individu livré à lui-même et moins soumis à ces sortes d'exercices.

CHAPITRE V.

Du Sevrage; des différens Alimens et de leur Influence relative sur les diverses Dispositions , et sur le Développement des Enfans.

LE travail de la dentition est si important , il arrive , en quelque sorte , si subitement, que nous sommes en droit de le regarder comme le commencement d'une époque nouvelle , comme un point de repos d'où l'on peut porter ses regards en arrière , pour comparer le passé avec le présent, et voir tout ce qui reste encore à faire. Ces êtres, qui jusque-là suçaient un liquide tout préparé , sont devenus capables de mâcher une nourriture un peu plus substantielle. Ils peuvent quitter le sein de leur mère, et apprendre, peu à peu, à tirer des objets qui les environnent, d'autres matières propres à soutenir et à perfectionner leur corps.

Ici commence une *lutte inévitable.* La nature donne et ôte tour à tour. Tantôt des substances nuisibles se mêlent aux alimens , tantôt les organes de l'individu sont trop faibles pour les digérer. Quelquefois la place qu'il occupe dans la société, le contraint à user de telle ou telle nourriture, plus ou moins convenable. Si l'enfant destiné à labourer la terre ne peut digérer de bonne heure le pain grossier qu'on lui donne, il doit nécessairement succomber. C'est à ce défaut d'harmonie, à ce conflit existant entre les substances alimentaires mêmes, l'organisation particulière des individus, et leur situation dans le monde, qu'il est question de remédier. La Providence semble avoir pris soin elle-même de lever les plus grands obstacles en donnant aux jeunes êtres la faculté de s'exercer, de contracter des habitudes d'après lesquelles ils se forment, et en favorisant leur développement par la variété, par le nombre des moyens de subsistance et de conservation qu'elle a créés pour toutes les circonstances et pour tous les climats.

La digestion, comme toute autre fonction, a, en quelque sorte, besoin d'exercice ; elle est donc un des objets d'étude de l'éducation physique. Un instinct inné peut bien apprendre à sucer, mais mâcher avant d'avaler, distinguer et choisir ce qui est convenable ; c'est là le fruit de l'expérience et de la pratique.

Si la dureté des corps suffit pour provoquer la mastication, il n'y a que l'examen des différentes nourritures dont vit l'homme, qui fasse bien juger de ce qui peut et doit convenir à l'enfant, jusqu'à l'époque de la seconde dentition, c'est-à-dire jusqu'à l'âge de sept ans ; époque où l'on commencera à s'occuper plus spécialement de la culture des sens et de ses facultés intellectuelles.

L'embryon caché dans le sein de la mère, doit probablement son accroissement au sang qui lui est communiqué par l'ombilic. Ce fluide contient presque toutes les substances qui concourent à notre organisation. Lorsqu'il n'est pas agité et tenu en circulation, il s'en sépare un fluide blanchâtre séreux, qui a les propriétés du blanc d'œuf ; on y trouve une partie fibreuse, qui entre dans la composition des muscles ou de la chair, et qui est rougie, selon toute apparence, par un phosphate de fer ; enfin, des terres et des sels, qui forment la base des os, etc. Tous les élémens primitifs sont mêlés dans ce suc nourricier, où chaque partie du corps doit puiser sa substance. Lorsqu'on vient à examiner les corps qui nous environnent, on y découvre plus ou moins d'élémens semblables à ceux qui se trouvent en nous ; et quelque variés que soient ces corps, qu'on les choisisse parmi les végétaux ou les animaux , il entre toujours dans leur composition de quoi réparer les pertes que nous faisons continuellement dans l'atmosphère , au sein de·laquelle nous vivons.

D'après cet exposé, trop simple sans doute, on pourrait s'imaginer qu'il n'y a qu'à se nourrir de sang , ou à avaler les substances que la chimie nous fait découvrir dans notre corps , pour suppléer à ce qui peut lui manquer dans son ensemble ou dans ses parties ; mais la nature veut de la variété dans la nourriture , elle exige qu'on mette du sien dans ce qu'on doit s'approprier , qu'on *élabore* et qu'on transforme , pour ainsi dire , en sa propre substance , celle d'un corps étranger; elle a pourvu chaque individu d'organes semblables et propres à ce travail. D'un autre côté, elle les a tellement modifiés dans chacun de nous , que ce qui convient à l'un nuit à l'autre , et que ce qui est bon à une certaine époque , devient préjudiciable dans la suivante.

L'enfant *sorti du sein de sa mère* trouve dans ses mamelles une nourriture toute préparée ; il arrive sur une terre hospitalière ; où la tendresse a pourvu à tout. Les premières gouttes de *lait*, appelées *Colostrum*, sont propres à nettoyer les intestins ; elles opèrent comme une petite médecine, et j'ai déjà parlé de la consistance que prend peu à peu le lait, à mesure que le nourrisson a besoin d'un aliment moins léger. De ce lait, quand il reste tranquille hors du corps, se sépare, ainsi que du sang, une partie séreuse, espèce de sucre de lait. Tout le monde sait qu'il s'en sépare aussi une crème contenant le beurre, qui est une substance huileuse, et qu'on y trouve enfin une partie caseuse, ou du fromage, qui est la plus nourrissante, parce que c'est la plus semblable aux corps animalisés, tandis que les matières précédentes participent des propriétés de la nature végétale. Le lait de la mère contient beaucoup, et plus que tout autre lait, de la partie sucrée, ou petit-lait ; il s'y trouve peu de crème et très-peu de matière caseuse. La nature a voulu nous indiquer ainsi quelles sont les substances les plus convenables à l'enfant qui vient de naître. Ce lait ne tourne presque jamais au point de devenir acide, et la matière que vomissent quelquefois les enfans n'est souvent qu'une substance butireuse. Comme on découvre en outre dans ce lait, du fer, des acides, et des terres, qui entrent dans la composition de notre corps, il remplace très-bien pour l'enfant la nourriture qu'il avait dans le sein de la mère ; seulement, il a besoin de plus de travail, de plus d'activité dans les organes, pour changer ce nouvel aliment en sa propre substance.

Jusqu'ici tout paraît d'une simplicité qui ne se rencontre qu'en théorie, tandis que, dans le fait, l'enfant est exercé, dès le premier pas, à des changemens continuels. Ce *lait* de *la mère* subit des *altérations* provenant de sa constitution particulière, de l'éloignement de l'époque de ses couches, ou de l'influence tant de la nourriture qu'elle prend, que de l'atmosphère qui l'environne. Nous avons déjà observé qu'elle peut délayer son lait par des boissons aqueuses, ou l'échauffer par les spiritueux et par une nourriture animale trop substantielle. Elle peut lui donner de l'odeur par l'usage des aromates, et le rendre amer par celui de l'absinthe. Son genre de vie influe ainsi immédiatement sur la digestion et la nutrition du nourrisson. Personne n'ignore qu'on administre quelquefois à l'enfant, par l'entremise de la mère, des médicamens utiles. L'exposé que nous allons faire des principes, son expérience, et un peu d'attention sur ce qui l'a agitée, ou sur ce qu'elle a pris lorsque l'enfant se porte moins bien, la guideront dans le choix des alimens. Selon Cullen, les nourrices qui vivent entièrement de végétaux, donnent plus de lait et de meilleure qualité.

La chimie, comme nous l'avons déjà dit, n'est pas encore assez perfectionnée, elle n'est pas encore entrée assez avant dans les détails pratiques de la vie commune, pour qu'on puisse dire avec assurance laquelle des substances qui entrent dans la composition du lait de la mère, est plus abondante dans un cas que dans l'autre, afin de modifier d'après cela la nourriture dont elle se sert : aussi je ne parle de cette circonstance que pour indiquer la route qui peut conduire à des raisonnemens certains, à établir un jour les préceptes de l'éducation physique sur des bases plus solides (1).

----

(1) Les chimistes et les médecins se sont occupés de ces recherches. On connaît les beaux travaux de MM. Parmentier, Deyeux et Vauquelin. La pesanteur spécifique des différens laits, est, selon M. Fourcroy, dans les proportions suivantes :

Pesanteur spécifique du lait de femme.... 203.

de celui de la vache.. 324.

de la chèvre. 341.

de la jument. 346.

de l'ânesse... 355.

de la brebis.. 405.

Les proportions de la crème, du beurre, fromage et

En général, il est bon que la nourrice change peu son genre de vie ordinaire, pour ne pas troubler ses fonctions. On peut dire cependant qu'une *nourriture* trop *végétale* dispose à l'acidité, et que les matières animales pourraient augmenter la partie caseuse du lait, inclinant, comme toutes les substances animales, à l'alcalicité et à la putréfaction.

Avant tout il faut chercher la cause du dérangement survenu dans la santé de l'enfant, et s'il tient véritablement à sa nourriture. La connaissance des causes fera alors choisir des alimens appropriés à son état. La constipation,

---

sucre de lait, selon la thèse de Abr. Van Stipriann Luiscio et de Brondi, qui ont obtenu la médaille d'or de la Société royale de médecine en 1790, sont indiquées de la manière suivante :

100 liv. de lait donnent de crème	beurre	fromage	sucre de lait
Vache... $4\frac{1}{16}$.	$2\frac{11}{16}$.	$8\frac{15}{18}$.	$5\frac{5}{16}$.
Femme.. $8\frac{11}{16}$.	5.	$2\frac{11}{16}$.	$7\frac{3}{16}$.
Chèvre.. $7\frac{15}{16}$.	$4\frac{9}{14}$.	$9\frac{5}{8}$.	$4\frac{3}{5}$.
Anesse .. $2\frac{15}{16}$.		$3\frac{15}{16}$.	$4\frac{2}{10}$.
Brebis... $11\frac{9}{16}$.	$5\frac{13}{16}$.	$15\frac{3}{8}$.	$4\frac{3}{16}$.
Jument.. $\frac{13}{16}$.		$1\frac{3}{8}$.	$9\frac{1}{16}$.

Mais l'on conçoit que le lait des animaux diffère beaucoup, dans différens cas, selon la bonté de leur nourriture.

par exemple, peut disparaître par l'usage des compotes ; le dévoiement, par celui des mucilagineux opiatés. Les amers aromatisés et le quinquina que prendra la nourrice, fortifieront l'estomac de l'enfant ; les infusions de fleurs de camomille peuvent diminuer les spasmes. La nourriture influe sur le lait d'une nourrice, comme sur celui des animaux. Le lait de vaches qui paissent sur les montagnes est plus épais que celui des vaches des plaines humides, qui est séreux ; celles qu'on nourrit avec du froment, donnent un lait plus doux, etc.

On voit facilement ce qu'il faut penser du préjugé général qui tend à charger la nourrice d'un *excès* de *nourriture*, ou à favoriser les caprices de son goût. Qu'elle suive plutôt une méthode négative, le régime ; qu'elle apprenne à s'abstenir, lorsqu'il le faut, son nourrisson s'en trouvera bien (1).

---

(1) Les nourrices sédentaires ont, à l'hospice de la Maternité, à déjeuner, une soupe aux légumes ; à dîner, une soupe grasse, huit onces de viande (vingt-quatre décagrammes), dont deux tiers de bouilli, un tiers de ragoût ou rôti, un demi-litron (un décalitre) de légumes secs, un demi-setier de vin, ou double quantité de bière ; à goûter, deux onces de raisiné, ou de pruneaux, ou des fruits en proportion semblable ; à

S'il est difficile d'apporter au lait de la mère les modifications qu'exigerait le bien-être de l'enfant, il l'est encore plus d'y substituer une autre nourriture au moment du *sevrage*. On le fixe ordinairement à l'époque où l'enfant se trouve avoir dix à douze dents ; la plus grande variation s'étend de sept à huit mois jusqu'à quinze(excepté dans les pays très-méridionaux). On prétend que dans le Canada et en Norwège on allaite les enfans jusqu'à trois ou quatre ans, et que cela les rend stupides. Il est possible que l'on prolonge outre mesure l'enfance. Certains médecins attribuent aussi la gourme

---

souper, demi-soupe grasse (douze décagrammes), ou quatre onces de viande, moitié bouilli, moitié vinaigrette ou ragoût, un demi-setier de vin.

Le poids total de la nourriture destinée pour la nourrice d'un seul enfant, d'après le mémoire historique publié en 1808, consiste en

    96 décagrammes de pain ;

    75 — de viande ;

    1 décalitre de légumes secs ;

    1 soupe maigre ;

    $\frac{1}{4}$ de litre de vin.

Lorsqu'elle nourrit deux enfans, on y ajoute :

    $\frac{1}{4}$ de litre de vin ;

    9 décagrammes de fromage ou de pruneaux, ou 8 décagrammes de raisiné.

à un allaitement de trop longue durée et surtout trop abondant. Il est sûr, et les essais d'allaitement artificiels auxquels on est quelquefois obligé de recourir le prouvent assez, qu'il n'y a que des cas extraordinaires où le sevrage soit impraticable aux époques indiquées. On assure même que les Moscovites ne donnent jamais de lait de femme; et comme il n'est rien dans ce monde qu'on n'ait cru pouvoir dire, Arnold de Villeneuve prétendait que c'était un moyen d'éviter les passions humaines.

Il y avait autrefois en France des sevreuses qui s'occupaient des soins du *sevrage* pour éloigner l'enfant du sein de la nourrice ; cet usage, source de beaucoup d'abus, a cessé. On a alors essayé de donner d'abord à l'enfant le lait d'ânesse, mais il est quelquefois purgatif. Le lait de chèvre contient déjà plus de beurre et surtout de fromage, il est plus excitant ; le bon lait de vache est celui qui en fournit le plus (1) : il est par conséquent plus lourd à digérer. Nouvellement trait, il a un parfum particulier : le meilleur est celui de la vache

---

(1) On compte ordinairement une chèvre pour deux enfans, une vache pour quatre enfans, une pinte de lait pour un enfant de quatre mois.

en herbage, trois mois après le vêlement. Dans les étables, le fourrage lui donne trop de solidité. On remarque aussi une différence entre le premier et le dernier trait ; l'un contient plus de crème, et l'autre plus de fromage. Il vaut mieux ne pas le faire bouillir, et le chauffer légèrement au Bain-Marie. Lorsque le lait est trop lourd, on peut le couper avec du petit-lait, avec moitié d'eau pure, d'eau d'orge ou de riz, en diminuant peu à peu la quantité de ce mélange. On en donnera d'abord quelquefois par semaine, ensuite une fois par jour, et, après quelques jours d'intervalle, plusieurs fois dans la journée, jusqu'à ce qu'on croie pouvoir entièrement renoncer au lait de la mère. On saura graduer de même le mélange des farines avec le lait. Celle d'orge est très-légère, peu nourrissante. La renommée de l'eau d'orge date du temps d'Hippocrate. Après l'orge vient l'avoine; le froment est bien plus nourrissant. On a blâmé depuis les temps les plus reculés ces sortes de bouillies que font les nourrices avec de la farine de froment cuite dans du lait, jusqu'à ce que ce mélange vienne à s'épaissir. Cependant, l'inconvénient qu'on attribue à cette nourriture, tient souvent à la manière de la préparer et à la faiblesse particulière de l'estomac de l'enfant. On aura soin de faire sécher et roussir au four la farine de froment qu'on voudra employer.

J'ai déjà dit que la difficulté de nourrir les enfans-trouvés, a fait faire en ce genre, depuis près de deux cents ans, des essais multipliés(1). La faculté de médecine conseilla une *crème de pain* séché au four et bouilli avec du sucre. La mie du pain rassis, qui s'émiette mieux que le pain frais, écrasée dans un linge blanc, dissoute ensuite dans de l'eau chaude, et puis délayée avec le lait, pour qu'il ne reste aucun grumeau, forme une nourriture légère et convenable, en attendant qu'on puisse en donner une plus substantielle. On la fait chauffer un peu au moment de s'en servir. On emploie aussi une *panade ordinaire* bien cuite, où entrent du pain, de l'eau, un peu de beurre et de sucre ; et plus tard un œuf frais, qu'on ajoute pour six cuillerées à bouche. A une époque plus avancée, on use de crème de riz, de semoule. On fait en Valachie des bouillies avec des carottes. Du temps de Van Helmont

----

(1) On peut voir les détails des expériences sur l'allaitement, dans l'excellent article qu'a fait à ce sujet feu M. Thouret, dans l'*Encyclopédie méthodique*. M. Jeanroy, M. Auvity et autres praticiens de Paris, s'en sont beaucoup occupés.

on recommandait la bouillie avec la bière, etc. La fécule de pomme de terre a l'avantage de contenir peu de matière glutineuse ; on l'a employée avec succès. Elle n'offre pas le phosphate de chaux qu'on trouve dans les farines.

Toute *farine* contient beaucoup de fécule ou amidon, de mucilage, de gluten, sans compter l'eau, l'albumine, la matière sucrée, les matières volatiles, les terres, les autres corps oxigénés, etc. ; l'amidon paraît prédominer dans les substances farineuses : le mucilage et la gomme soutiennent au moins pour quelque temps les forces physiques au point qu'une assez petite quantité suffit pour alimenter les caravanes de l'Arabie, lorsqu'elles manquent d'autres provisions. Le gluten se trouve en abondance dans le froment, surtout dans celui des pays chauds ; c'est ce qui le rend si propre aux vermicelles qu'on fabrique en ce pays ; mais c'est principalement par la confection du *pain* que ces substances deviennent importantes. Elles ont alors passé par la fermentation, le gaz acide carbonique a pénétré, à l'aide du levain, la masse des autres substances ; le gluten, se développant sous la forme d'une membrane mince, a facilité l'introduction du principe de fermentation entre les particules de l'amidon ; c'est ce qui donne au pain blanc surtout cette apparence d'un réseau. Il est plus facile à digérer, en raison de ce qu'il est bien levé ; encore faut-il toujours, pour digérer, un certain degré d'exercice de la force digestive, qui gagne parfois aux petites difficultés qu'on lui donne à vaincre. Le pain de seigle est lourd ; il attire l'humidité et devient bientôt moisi ; l'acide qu'il conserve fait coaguler le lait, et cependant dans le nord, les enfans des paysans le mangent et supportent encore d'autres alimens qui ne conviennent pas dans d'autres climats, ni aux enfans de toutes les classes.

Excepté le peu de fromage qui entre dans la composition du lait, nous n'avons guère parlé jusqu'ici que de la nourriture provenant du règne végétal. Nous sommes portés à croire que c'est celle qui convient le mieux à l'enfant au commencement de cette seconde époque de la vie, parce qu'elle est en général moins excitante. Les peuples du nord, chez qui la nature est moins vive, ont cependant introduit l'habitude de faire usage de bonne heure, soit du *bouillon*, soit de la *viande* même, et leur expérience nous a montré que, du moins dans beaucoup d'occasions, le préjugé qu'on avait contre la nourriture animale pour les enfans, était mal fondé ; mais on a peut-être trop préconisé de nos jours cette manière de nourrir.

Une grande partie des enfans sont pauvres et languissans : la nourriture animale est celle qui nourrit le plus promptement , et elle est excitante. Conviendrait - elle également à un enfant en qui , proportion gardée quant à la force physique , la mobilité vitale surpasse la grosseur du volume de sa substance , et à une époque où cette mobilité est déjà excessive, et la consommation quelquefois trop prompte? (1)

---

(1) Les hôpitaux, qui exigent une économie extrême, ne peuvent pas servir d'exemple à la vie privée ; et ce qui est inévitable dans un champ , n'est pas applicable à un jardin ou à la plante qu'on peut arroser et soigner continuellement. Voici cependant le régime suivi ordinairement dans l'hospice de la Maternité de Paris :

Pour chaque enfant à la crèche au - dessous de six mois ,

Une panade de cinq décagrammes de pain ;
Cinq décagrammes de vermicelle ;
Un demi-litre de lait ;
Quatre décagrammes de sucre.

Un enfant au-dessus de six mois reçoit par jour,
Deux panades de dix décagrammes de pain ;
Cinq décagrammes de vermicelle ;
Un demi-litre de lait ;
Quatre décagrammes de sucre.

Les enfans sevrés ,
Vingt-huit décagrammes de viande :

On peut cependant faire entrer après et pendant le sevrage, du *bouillon coupé* dans la nourriture de l'enfant. Un bouillon fait avec de la bonne viande sur laquelle on a versé de l'eau froide, et qu'on a laissée bouillir peu à peu, contient une solution d'albumine ou blanc d'œuf, mêlée à cet extrait de viande qui donne à la croûte brune du rôti cette odeur et cette saveur si agréables (l'osmazome de M. Thenard); de la gélatine, qui entre pour beaucoup dans les substances blanches de la chair, comme le tissu cellulaire et les tendons; de la graisse, et d'autres substances auxquelles il importe peu de donner maintenant notre attention. En chauffant l'eau peu à peu, les substances s'y séparent, d'après la température nécessaire

---

Un demi-litre de lait.

Un enfant en santé, au-dessus de six ans,

Une soupe grasse de neuf décagrammes de viande cuite et désossée, de douze centilitres et demi de légumes, secs ou frais.

Les enfans au-dessous de six ans n'ont qu'un demi-décilitre de légumes.

Le régime maigre est composé,

D'une soupe aux légumes;

D'un décilitre de légumes secs ou frais;

De neuf décagrammes de fromage;

D'un demi-litre de riz cuit et assaisonné.

pour leur dissolution , au lieu qu'en jetant la viande dans une eau bouillante , le sang se fige et l'on a une viande pleine de sucs et un bouillon moins nourrissant. Au reste , le plus léger convient d'abord mieux à l'enfant.

Les trois substances azotées que nous venons de distinguer particulièrement , sont nourrissantes. La graisse, utile pourtant à faire glisser les substances, est ce qu'il y a de plus indigeste ; elle donne à beaucoup de personnes le sentiment d'un fer chaud dans l'estomac. Quant à la partie de la *viande* qui reste après qu'on en a extrait le bon bouillon, elle consiste en fibres séparées et tendres, moins nutritives et plus difficiles à digérer pour l'estomac de l'enfant. Il n'est bon de l'y habituer qu'après qu'il a ses dents.

Prenons à présent les *végétaux* tels qu'ils se présentent dans la cuisine, sans suivre une méthode absolument scientifique. Examinons les effets des *légumes* qui entrent *dans le pot au feu.* Il y en a qui stimulent les voies urinaires, et qui portent un peu à la transpiration ; tels sont le céleri, le cerfeuil, le poireau, les ognons ; d'autres, composés d'un mucilage sucré, sont légers, tels que les carottes; d'autres, comme les navets, les choux, dégagent des gaz dans les intestins; ils sont venteux. L'oseille contient un acide rafraîchissant ; le gruau d'avoine, l'orge, la semoule, le vermicelle, le sagou, le maïs, sont adoucissans et très-nourrissans. Comme ils ne produisent aucune irritation particulière dans les intestins, et qu'ils sont presque entièrement reçus dans la masse du sang, de manière à ne faire rendre que peu d'excrémens, on leur attribue de favoriser le resserrement. Ce reproche est surtout fait au riz, et plusieurs personnes s'en trouvent mieux en le mêlant dans leur soupe avec l'oseille. Les pommes de terre sont une bonne nourriture pour ceux qui se livrent à beaucoup d'exercice (1). Les ouvriers des pays pauvres qui ne vivent que de cette plante, ont cependant besoin quelquefois dans la semaine, d'autres farineux, un peu plus animalisés, comme les

____

(1) M. Lentin, professeur d'Egersdorf, a comparé, en 1805, les tables de mortalité de sa paroisse depuis l'introduction de la pomme de terre, avec celles d'avant cette époque. Ces registres parlent entièrement en faveur de cet aliment. Il paraît que les reproches qu'on a faits aux pommes de terre trop nouvelles ne sont pas bien fondés. L'analyse chimique qu'a faite de cette plante M. Pfaff, à diverses époques de leur maturité, n'a pas montré une grande différence dans ses élémens.

haricots, les fèves, les pois, et surtout les lentilles. Ils entrent dans les soupes économiques; mais ils sont venteux et peu convenables aux enfans qui inclinent au gros ventre, ou auxquels on ne peut pas donner assez d'exercice. Ils offrent cependant moins de difficultés à la digestion lorsqu'ils sont préparés en purée, leur enveloppe est peu digeste.

Qu'on nous permette de renverser un peu l'ordre du dîner pour l'enfant, et de continuer à parler des légumes. Le printemps et la saison de l'été nous offrent les plus mucilagineux et les plus sucrés, qui conviennent très-bien à la première enfance. Les premières feuilles des épinards, de la chicorée, les salsifis, les cardons d'Espagne, le réceptacle des artichauts et les concombres sont des nourritures très-appropriées à cet âge; les scorsonères, les betteraves, le sont aussi; c'est la partie sucrée et l'arome qui font mieux digérer le melon; les jeunes pousses des asperges, les raiforts, etc. sont déjà très-excitans, et agissent fort sur les urines. L'ail est trop irritant pour l'enfance; il contient du soufre, et ses vapeurs noircissent les oxides blancs du plomb. Les champignons sont plus animalisés et plus indigestes. C'est un assaisonnement qui ne convient nullement au jeune âge, qui d'ailleurs ne sent pas plus le prix des assaisonnemens qu'il n'en a besoin.

Si l'on examine les *parties constituantes* des légumes, on découvre que la partie sucrée les rend déjà excitans; les extractifs amers, comme il s'en trouve dans le cresson, mais surtout les aromes, le sont encore plus. Les huiles aromatiques, comme on en trouve dans les épiceries, doivent être réservées pour les âges plus avancés. La nourriture la plus simple est toujours la meilleure à la première époque de l'enfance.

Lorsqu'on pense, après la dentition, à mêler avec la nourriture végétale plus de nourriture *animale*, et que nous suivons dans cette vue l'échelle des êtres vivans, nous ne la chercherons certainement pas parmi les *insectes*, les *mollusques*, les *crustacées*. Les huîtres, les moules, les homards, les écrevisses ont une chair particulière et échauffante, qui ne convient à aucune époque du jeune âge. Il y en a même entre eux de venimeux, qui produisent surtout plusieurs éruptions à la peau. Parmi les *poissons* d'eau douce et les saxatiles, il y en a qui se digèrent facilement, les perches, les carpes, les merlans, les soles sont de ce nombre; il y en a aussi parmi les poissons de mer, lorsqu'ils sont frais, comme le maquereau, la morue, etc. Mais outre qu'on les sert toujours avec toutes sortes de sauces, ils ont aussi l'inconvénient des arètes, qui ne les rendent guère convenables à l'enfance. Les anguilles, les aloses, ne sont pas d'une facile digestion pour beaucoup de personnes; d'autres, comme le saumon, sont lourds et imprégnés d'huile et de graisse; d'autres, comme la raie, l'esturgeon, ont même souvent besoin d'être mortifiés pour servir de nourriture. Au reste, la salubrité de beaucoup de poissons et oiseaux aquatiques, qui ne sont pas nourris exprès, dépend aussi des localités, des saisons dans lesquelles ils prennent leur nourriture, et d'autres causes inconnues.

Parmi les *volailles* qui ont la chair blanche, le poulet est peut-être ce qui convient le mieux à la première enfance; la poularde et le chapon sont déjà trop pénétrés de graisse. Le poulet d'Inde, l'oie, le canard, ont la fibre plus dure. Ces derniers, dans le pays où l'on en mange le plus, ne passent pas pour être bien sains.

Tout *gibier* paraît en général plus échauffant. Les petits oiseaux, qui ont d'ailleurs les os trop petits, comme les mauviettes, les cailles, etc. etc. font craindre les accidens lorsqu'on en offre aux enfans trop jeunes et trop imprudens ; d'autres ont besoin d'être mortifiés et ne conviennent pas à l'âge de l'enfance. Il n'est guère question de faire entrer comme nourriture principale les oiseaux plus gras et à chair noire, parfumée, et il n'est pas besoin de nous y arrêter.

Les *quadrupèdes* qui offrent la nourriture la plus commune, sont le veau, le bœuf, le mouton, le cochon, etc. Le veau trop jeune, d'une chair trop blanche, a un suc trop glaireux, imparfait et visqueux ; il est un peu purgatif, mais cela se perd avec l'âge ; le veau donne comme le poulet beaucoup de gélatine. Lorsque la gélatine, la fibre et la graisse se trouvent dans cette viande, comme dans les autres, en une juste proportion, elle est très-convenable surtout pour le jeune âge. La viande succulente du bœuf est plus nourrissante ; sa fibre, ainsi que celle du mouton, est plus imbibée de l'extrait de viande, découvert par Thouvenel ; le gros gibier est encore plus échauffant : la chair de cochon est trop pénétrée de graisse.

L'animal *élevé* en *domesticité* a cela de commun avec l'homme, que la chair devient plus molle. Le repos les engraisse, l'exercice rend leur fibre plus forte et les pénètre plus de sang et de l'extrait de viande dont nous venons de parler.

La *race*, le *sexe*, l'*âge*, etc. changent beaucoup la qualité de l'animal de la même espèce, ainsi que ses effets alimentaires. Il n'est pas non plus indifférent de quelle partie de l'animal on parle, lorsqu'il est question de sa digestibilité et de ses effets. Il y en a toujours des parties plus ou moins blanches et mucilagineuses, plus ou moins pénétrées d'extrait et de graisse, ou ayant la fibre plus ou moins dure. Certains viscères, comme le foie, sont presque toujours plus lourds pour l'estomac; d'autres, comme la cervelle, trop animalisés; d'autres trop visqueux, et même glaireux. Les parties gélatineuses des os et des cartilages sont ordinairement très-nourrissantes et d'une digestion facile : la nourriture animale augmente la circulation, dispose en général à la pléthore; son usage seul dispose dans d'autres cas au scorbut. La viande fraîche et provenant des animaux élevés en domesticité paraît avoir moins de cet effet, étant mangée avec des végétaux.

Que devons-nous dire, au reste, des altérations naturelles et souvent imperceptibles des substances que nous introduisons dans notre corps? Le lait, si convenable, peut tourner au moment où nous l'avalons : les végétaux peu-

vent, par leur mélange, entrer en fermentation, se gonfler ou dégager des gaz ; l'œuf frais
et cru est avalé avec plaisir par beaucoup de
personnes et devient très-nourrissant ; l'œuf
à la coque est également extrêmement nourrissant et digeste, mais le moindre degré de
calorique de plus le fait coaguler, le rend dur
et pesant ; la moindre faiblesse d'estomac, si
l'œuf n'est pas très-frais, occasione des rapports hépatiques, c'est-à-dire, de gaz hydrogène
sulfuré.

Tout ceci montre combien il est difficile de
bien déterminer ce qu'on peut recommander
à coup sûr, ce qui est sujet aux exceptions,
et les précautions qu'il y a à prendre.

Nous avons encore à parler du *dessert*, de
la préparation des mets et des boissons, avant
que de chercher à fixer quelques principes
qui doivent nous guider pour la nourriture
des enfans en particulier.

Il existe des *fruits acides*, comme les groseilles, les pêches, les oranges ; il en est d'*huileux*, comme les olives, les amandes, les noi-
settes et les noix ; de *mucilagineux* et sucrés,
comme les raisins, les figues, les poires, ou
remplis de beaucoup de *fécule*, comme les
châtaignes.

Les premiers fruits, les groseilles, les frai-

ses, les mûres, contiennent souvent une acidité qui les rend trop crus, ils rafraîchissent;
tout le monde aime à les mêler avec du sucre
et du vin pour les rendre plus agréables et
moins froids. Il y a une grande différence entre les espèces de cerises, d'abricots, de poires
et de pommes, tant pour l'acidité et la douceur, que pour la solidité de leur chair et
leur arome particulier. Il y en a qui entrent
en fermentation et qui gonflent l'estomac (1).
Les pêches, les raisins arrivent dans une saison où les journées sont quelquefois chaudes
et les soirées fraîches, où les eaux sont assez
souvent stagnantes et pénétrées de substances
corrompues, enfin, dans une saison qui dispose aux coliques et aux dyssenteries, qui
sont favorisées par l'usage immodéré des
fruits.

Les *saisons*, comme les climats, entrent
donc en considération pour l'effet des alimens (2). Malgré tout ce que nous venons de

---

(1) Observons aussi que les enfans avalent les noyaux
ou cherchent à les casser. Il est à remarquer combien
ces noyaux peuvent rester long-temps dans les intestins
et y devenir des causes de désordre difficiles à découvrir.
Nous avons déjà parlé de l'inconvénient qui en résulte
pour les dents lorsqu'on veut les casser.

(2) A cette dernière campagne de 1814, on a été dans

dire, les fruits sont un aliment très-salutaire pour des êtres aussi vifs que les enfans, qui ont besoin de rafraîchissemens.

Les fruits secs offrent des ressources pendant l'hiver. Les châtaignes sont très-nourrissantes, elles servent presque seules de nourriture aux habitans qui ont l'avantage de vivre auprès des bois composés de châtaigniers, ces arbres précieux.

Les amandes, les avelines et beaucoup de fruits à noyaux, ainsi que les olives, contiennent beaucoup d'huile, qui devient rance. Les amandes amères contiennent même du venin, qui est l'acide prussique. Les amandes douces prises en quantité sont assez indigestes et donnent facilement des rapports ardens. Elles ne sont pas plus salutaires que les gâteaux qu'on en fait, ou les *sausses* composées d'huile et de graisse.

Le sucre avec lequel on les assaisonne ne les fait désirer que plus ardemment par les enfans, et leur fait encore oublier davantage la mesure de ce qui suffit pour se nourrir, et

---

la nécessité de changer presque entièrement le régime en faveur des Russes malades dans les hôpitaux militaires. Ils avaient besoin de plus de nourriture et d'une nourriture plus substantielle.

cette modération qui ne s'acquiert qu'avec l'expérience. Leur odorat et les organes du goût n'étant pas assez formés et exercés, il vaut mieux les nourrir de choses plus insipides, pour qu'ils ne soient appelés à manger que par l'appétit, qui ne leur manque guère lorsqu'ils sont en bonne santé.

On peut distinguer dans les *boissons*, par rapport à l'excitation et aux qualités relâchantes, des modifications semblables : il en est de nourrissantes, comme les infusions de mucilagineux, l'eau de gruau et de riz, l'orgeat, etc. de mucilagineuses et toniques fermentées, comme la bière. La bière d'avoine est la plus faible ; d'autres sont plus sucrées ou plus amères et plus stomachiques; il en est qui deviennent venteuses, et quelquefois lourdes et enivrantes. L'abus de la bière m'a paru spécialement produire l'effet de rendre lourd à un âge où l'on trouve encore beaucoup de vivacité dans les pays de vignobles. Le cidre est souvent venteux ou acide, et occasione des coliques violentes. Il serait difficile de classer tous les vins, leur effet dépend de l'esprit-de-vin qu'ils contiennent et de la manière dont il est lié à des principes sucrés et muqueux, qui l'enveloppent et qui le rendent plus doux, à un extractif qui le rend quelquefois astringent, et à l'acide de tartre qu'il contient, surtout quand il est jeune. En général ceux qui sont moins spiritueux et moins sucrés sont aussi les moins nuisibles. Si on se demande quelle est la meilleure boisson pour les enfans n'importe de quel âge et à quelle époque, c'est sans contredit l'eau pure et froide (1), le lait pour déjeuner et souper; le thé n'est pas assez nourrissant, s'il n'est pas mêlé avec beaucoup de lait. Les boissons chaudes ne conviennent pas en général. En Angleterre, où l'on boit beaucoup de thé, on regarde le thé vert comme sédatif, le thé noir comme astringent et moins nuisible. Là, ainsi qu'en Hollande, on le regarde comme une boisson qui convient dans une atmosphère chargée de vapeurs et de brouillards. Mais les constitutions sèches s'en trouvent quelquefois assez bien. Le café, le chocolat et toutes les autres boissons échauffantes ne sont à recommander pour les enfans que d'après des considérations particulières, dont nous aurons à par-

---

(1) On améliore l'eau dite *séléniteuse*, en y ajoutant un peu de carbonate de potasse, et en séparant ensuite, par un filtre, le carbonate de chaux précipité. On la dépouille par un peu de charbon et de sable, etc. etc. des parties animales et autres substances qu'elle tient suspendues.

ler, et qui décident aussi de la quantité nécessaire des boissons.

Outre la qualité primitive des alimens, il faut encore avoir égard à la *manière de les préparer*. Les faire bouillir, c'est-à-dire, les mêler avec de l'eau, et les exposer au feu pour les rendre plus solubles, est la préparation la plus convenable; elle épargne à l'estomac une partie des efforts qu'il aurait à faire pour les dissoudre. Ce qui est dissous par ses propres liquides dans des vases fermés, est déjà plus pénétré de graisse et de parties indigestes; mais les vapeurs chaudes servent en même temps comme dissolvans. Faire *griller*, c'est exposer les substances à un feu vif qui sèche en partie la croûte : le calorique pénètre, et les sucs qui ne peuvent s'évaporer, ramollissent les parties intérieures. La viande alors n'a rien perdu de ses sucs nutritifs; aussi peut-elle en contenir trop pour l'enfant de bas âge. Faire *frire*, enfin, c'est faire rôtir dans de l'huile, de la graisse ou du beurre; c'est ce qu'il y a de plus indigeste pour les enfans et pour les adultes, ainsi que toute espèce de grillade dans la graisse ou dans l'huile.

Les substances animales séchées et fumées sont assez dures, quoiqu'elles n'aient ordinairement perdu que peu de parties nutritives. Elles sont cependant plutôt une espèce d'assaisonnement pour les plats de légumes. Leur usage exclusif paraît contribuer au scorbut des gens de mer. On ne peut guère les admettre comme une nourriture convenable aux enfans.

En résumant les substances que nous venons de passer en revue, nous en avons trouvé qui renferment des élémens dans des proportions très-différentes, non-seulement dans leur principe, mais aussi d'après le terrain dont on les a tirées. Outre les *changemens* qu'elles subissent selon leur degré de croissance (1), la cul-

---

(1) Par les belles découvertes de M. Kirchhof, les changemens qui se passent pendant la germination et la croissance des plantes, commencent à s'éclaircir. M. Davy observe que la gomme et le sucre contiennent, d'après nos connaissances actuelles, à peu près les mêmes élémens. L'amidon contient un peu plus de carbone. Lorsque les graines commencent à mûrir, la matière sucrée des vaisseaux qui montent dans la graine, est coagulée et forme l'amidon. Un changement contraire arrive dans l'opération pour faire la drèche. L'amidon est converti en sucre, probablement parce qu'il perd le carbone, qui se combine avec l'oxigène pour former l'acide carbonique. D'après M. de Saussure, cette transmutation de l'amidon en sucre tient uniquement à la fixation d'une plus grande quantité d'eau, solidifiée dans la matière sucrée.

ture qu'elles ont reçue, elles passent encore après leur mort par des révolutions continuelles. *Pendant la vie* du végétal le sucre se convertit en fécule; pendant la vie de l'animal, le mucilage se change en gélatine, en muscle, etc. *Après la mort*, les végétaux passent par la fermentation panaire, acéteuse, vineuse; les animaux par l'alcalescence et la putréfaction. Le feu de la cuisine produit dans les alimens d'autres mélanges et changemens. Nous y ajoutons des sels qui provoquent la soif, des acides qui rafraîchissent plus ou moins, des huiles aromatiques, douces ou amères, qui excitent. Nous y ajoutons tantôt des substances indigènes, telles que le miel et le vin, ou le thym et la sauge, la sarriette et la menthe, l'ail et l'ognon; tantôt des substances exotiques, telles que le sucre, la muscade, les clous de girofle, le poivre, la cannelle, la vanille, etc. C'est ainsi que l'assaisonnement doit augmenter le nombre et la nomenclature des mets, et nous aider, sous différentes formes, à les convertir en notre propre substance.

Mais avant qu'ils en fassent partie, nous y mêlons la *salive*, qui contient déjà de l'albumine, des sels terreux, etc. le suc gastrique et le pancréatique, qui paraissent semblables; *la bile*, qui fournit une matière huileuse, douceâtre et amère. Cette bouillie ainsi mélangée, contient les élémens du chyle qui, d'après les dernières analyses, est la substance la plus semblable au sang. La *matière superflue* doit être chassée du corps par les divers émonctoires, par les selles, les urines, les sueurs, la salive, les sécrétions muqueuses. Il faut donc que tous nos organes qui concourent à ces opérations, se trouvent en état de les exécuter.

Nous avons parlé de la qualité des alimens et de celle des voies digestives, mais il y a aussi des bornes à la *quantité* des matières nutritives que l'homme peut absorber. Le plus fort glouton ne digère pas en raison de ce qu'il mange (1), et il doit exister une certaine pro-

______

(1) On peut vivre avec un peu de gomme, avec sept onces de maïs par jour, ou avec six onces de riz, ou avec treize onces de pomme de terre : vingt et une onces suffisent avec un travail très-fort. Un demi-kilogramme d'orge mondé est plus que suffisant pour nourrir un adulte. M. le sénateur Moscati m'a dit un jour qu'ayant invité du monde à dîner, et ayant pesé les convives avant et après dîner, il trouva qu'un fort mangeur avait pris cent dix onces, et qu'un mangeur ordinaire consumait soixante à quatre-vingts onces. Ces expériences ont été faites à Milan, probablement avec peu d'exactitude. Je ne puis les citer que comme objet de curiosité.

Voici encore quelques notes tirées des ouvrages de

portion entre les substances et les forces digestives de l'individu : sans cela il en est fatigué.

M. Thær, de M. Einhof, de M. Davy et autres, qui
donnent lieu à des rapprochemens qu'on aimera peut-
être à retrouver ici. L'épuisement du sol qui nourrit les
plantes, est à peu près en proportion de la matière nutritive qu'elles fournissent. D'après les expériences des
agriculteurs, il paraît que le gluten est la substance la
plus nutritive ; mais elle ne peut pas être prise seule
pendant long-temps ; les animaux dans les manufactures
d'amidon, en deviennent facilement malades. La fécule
est la nourriture la plus durable, d'une dissolution facile, et très-propre à être assimilée. La substance mucilagineuse et la sucrée qui subissent des changemens par
la germination, passent facilement à la fermentation.
Les enveloppes des pois, etc., et surtout la paille, sont
ce qu'il y a de moins nourrissant. Quatre parties soixante-
un centièmes de froment égalent, en substance nutritive, six parties de seigle, huit parties cinquante-
huit centièmes d'orge, et douze d'avoine. Il faut, pour
la nourriture des animaux, vingt-quatre livres pesant
de pommes de terre pour en remplacer soixante-dix de
seigle. Deux cents livres de pommes de terre égalent,
en substances nutritives pour les animaux, quatre cent
soixante livres de betteraves avec leur herbe, deux cent
soixante de carottes, six cents de choux blancs. Les parties nutritives paraissent, en général, être plus en proportion avec la pesanteur qu'avec le volume. M. Davy a donné, dans son *Agriculture chimique*, une table compara-
tive infiniment intéressante, de la quantité de matière
nutritive soluble livrée par les différentes substances

Cette proportion ne saurait être déterminée. Il semble que nous ayons, à un certain point, besoin de superflu ; on remplit même le corps avec des substances inutiles, hétérogènes, qui forment une espèce de lest servant à peser sur l'estomac plus que la boisson. La raison pour laquelle le sang ne convient pas pour nourriture ordinaire, provient probablement de ce qu'il est assimilé trop promptement, ou peut-être parce que le sang est déjà trop animalisé pour subir une assimilation, et être, pour ainsi dire, métamorphosé en notre chair ; peut-être aussi parce qu'il passe trop vite à l'état de décomposition (1). Les solides con-

---

végétales qui servent aux animaux. Il a examiné les excrémens des animaux qui avaient mangé de ces substances analysées. La matière albumineuse, sucrée, et mucilagineuse, était retenue ; l'extractif a été, au contraire, rendu. L'extrait amer avait l'avantage d'empêcher la fermentation. Le froment de l'Italie lui a fourni plus de gluten que les autres fromens, ce qui explique pourquoi il est le plus propre à faire du macaroni. On voit comment l'agriculture, et la chimie appliquée à cet art, comparées aux expériences de médecine, servent à éclaircir peu à peu les phénomènes qui doivent servir de principes d'hygiène.

(1) C'est ainsi qu'on a observé de l'acide prussique dans les andouilles.

tribuent aussi à retenir dans le corps les fluides, qui sans cela passeraient trop vite dans le chyle, ou s'échapperaient par les excrétions. Les enfans consomment beaucoup d'alimens à raison de leur croissance; et c'est à cette nourriture si diverse, si diversement préparée, qu'il faut les habituer peu à peu, après le sevrage; ce sont toutes ces opérations que leurs organes digestifs doivent apprendre à exécuter.

Comment choisir parmi tant de substances différentes? comment les faire concourir au perfectionnement du corps entier et de ses organes particuliers? comment leur faire subir les modifications nécessaires? Pour jeter quelque clarté sur cet amas de considérations et de faits, suivrons-nous la division de l'histoire naturelle en trois règnes? Mais les trois règnes entrent presque toujours dans la composition de chaque substance, et proportion gardée, le moindre élément est quelquefois du plus grand effet. Chercherons – nous à séparer par des moyens chimiques les élémens nutritifs, pour connaître à fond l'influence de chaque molécule sur notre corps? mais la nature paraît vouloir du mélange et même du superflu dans nos alimens, et nous mélangeons encore plus dans nos cuisines. Ferons-nous des expériences sur les matières primitives pour en déterminer exactement les effets ? Les individus et les circonstances diffèrent au point qu'il est difficile de faire ces expériences assez en grand et en assez grand nombre pour obtenir des résultats certains. Dans ce labyrinthe de considérations, posons au moins quelques principes généraux tirés de l'expérience, et suivons cette expérience elle-même dans ses détails.

L'homme est certainement fait pour user d'une nourriture végétale et animale en même temps; lorsqu'on y regarde cependant de plus près, on trouve qu'il peut mieux s'accommoder d'une nourriture végétale seule, que de la viande seule. Lorsqu'on examine ensuite la nourriture qui est naturelle à l'enfant qui vient de naître, on la trouve plus approchante du règne végétal : en suivant l'adulte, on trouve que le besoin d'une nourriture animalisée n'augmente qu'avec les années. Telle est la marche de la nature. Si l'on me demande alors quel est le principe qu'on doit suivre avec les enfans, je dirai qu'il ne faut les laisser arriver que peu à peu et progressivement à l'usage des viandes, et qu'ils ne devraient commencer à en faire un usage plus grand qu'à sept ans, c'est-à-dire à l'époque de la deuxième dentition. Les enfans les plus robustes, qui ne devancent pas la force de leur âge, m'ont toujours paru aimer de préférence le pain, les pommes de terre et la purée, les adoucissans, et les rafraîchissans. Leurs forces digestives gagnent par les alimens qui ne sont pas encore tout-à-fait animalisés. Je dirai cependant qu'il est probable que la vie dans l'intérieur des villes et des maisons relâche la fibre, dispose aux engorgemens des glandes et au développement de la lymphe, à moins d'activité dans la circulation, et à une sanguification plus lente. Les enfans y naissent même avec des voies digestives plus faibles. La viande peut alors accélérer la nutrition pendant la croissance, fortifier la fibre et rétablir la vivacité que produit l'exercice en plein air parmi les enfans de la campagne, qui ne sont pas resserrés dans l'étroit espace d'une chambre. L'usage de la viande pour les enfans convient, au reste, aux pays septentrionaux, où les constitutions sont plus froides et plus lymphatiques. Mais il ne détruit pas la maxime qu'il faut une progression successive de la nourriture végétale à l'animale, et dans ces nourritures, des alimens adoucissans aux excitans, du mucilage à la gélatine, à la viande blanche, à la viande noire; et parmi les boissons, de l'eau simple à l'eau légèrement mêlée de bière, etc.

Consultons enfin simplement l'expérience la plus générale, dùt-elle être moins précise, afin d'avoir un guide plus applicable à la pratique. L'enfant que nous supposons entre sa deuxième et sa troisième année, digère facilement, pour son déjeuner, du laitage, une soupe plus ou moins maigre avec de la semoule, un peu de biscuit, du pain avec du miel; à midi, qu'on lui donne un bouillon avec de l'orge perlée, du riz, des légumes, comme de la carotte, etc., et du pain avec des compotes de fruits; à mesure qu'il avance en âge, surtout vers la cinquième, la sixième année, un peu de poulet tendre, de veau maigre, du bœuf, et en général une nourriture plus animale. Après midi, un peu de fruits, de biscuit, etc. comme au déjeuner. Le soir, une soupe maigre, une tranche de pain avec du beurre, et autres choses semblables. Que la boisson ordinaire ne soit que de l'eau, à moins que des circonstances particulières engagent à donner de la bière ou un mélange d'eau et de vin. Il est bon en général d'accoutumer l'enfant à une boisson froide. Enfin, on fera en sorte qu'à sept ans il soit en état de faire usage de tout ce qui s'offre dans un ménage ordinaire, à l'école, en pension, à la ville, au village, dans la condition et les pays où il doit vivre avec ses semblables, et avec les modifications possibles d'après les circonstances dans lesquelles on se trouve.

Si nous songeons à présent aux *circonstances particulières* qui peuvent rendre tel ou tel régime nécessaire, en nous rappelant les substances nutritives que nous avons passées en revue, nous trouverons dans les unes ou dans les autres les sels qui rafraîchissent et favorisent les excrétions alvines; le mucilage, l'albumine, alimens légers, adoucissans, et plus nourrissans; la fécule, le gluten végétal, la gélatine, la fibre musculaire, plus nourrissans encore, mais graduellement plus difficiles à digérer et plus excitans. Les premières de ces substances favorisent un peu le resserrement. Les huiles éthérées, volatiles, odorantes, excitent et favorisent la transpiration et l'écoulement des urines, soit par des infusions comme le thé, soit par des assaisonnemens, comme le persil, le céleri, les ognons. Les acides végétaux rafraîchissent naturellement, quoique, à la longue, ils affaiblissent l'estomac, et ne conviennent point aux constitutions lymphatiques. Le sucre, le miel, les compotes de fruits sont nourrissans, d'une digestion facile, et aident à faire passer les autres substances. Les amers arrêtent la fermentation;

les aromes, comme le poivre, stomachiques sans doute pour les adultes, sont trop échauffans pour l'enfant dont les forces digestives ne doivent être ni usées d'avance, ni émoussées. Le vin et tous les spiritueux produisent le même effet. Qu'on se rappelle qu'on arrête l'accroissement de certains animaux en leur donnant de l'eau-de-vie. Quelques substances fermentent trop aisément, et gonflent l'estomac ; tels sont les fruits crus et les alimens venteux. D'autres, comme le melon, sont trop froides et trop lourdes pour un estomac faible ; d'autres trop visqueuses ou trop épicées, etc.

Après avoir ainsi étudié la nature et les propriétés des différens alimens, que l'on se rappelle les *différences individuelles* dont j'ai parlé dans un des chapitres précédens : l'on aura d'abord égard à la constitution générale, qui peut être vive, susceptible, et avoir besoin de mucilagineux, de calmans, comme la laitue ; ou être froide et avoir besoin d'excitans ; c'est ce qu'indiqueront l'abondance des fluides blancs, la bouffissure, trop de dispositions à la graisse, etc. Un indice de pléthore et d'un excès de fluides rouges invitera au contraire à un régime doux, et parfois à un peu d'abstinence. *Les dispositions morbifiques* donnent lieu à . d'autres considérations fort importantes, mais difficiles à expliquer ici : par exemple, la disposition à l'engorgement des glandes, aux scrofules, au ramollissement des os, ou rachitisme, à la dureté de la peau, comme dans le carreau, demande un régime excitant et animal, tandis que la disposition aux inflammations, à certaines éruptions et congestions, etc., peut engager à choisir le régime végétal et opposé.

Si l'on descend ensuite aux détails, et que l'on considère la grosseur trop marquée du *bas-ventre*, on aura lieu de donner à l'enfant moins de farineux et de pommes de terre, plus de bouillons et de légers excitans, même une goutte de vin sucré, qui est plus nourrissant ; moins de venteux, comme les choux, les fruits crus, et plus d'amers, comme l'infusion de houblon. Les glaires, la disposition aux vers, exigeront la même marche. Les fréquentes constipations disparaîtront par l'usage des compotes de pruneaux ; les diarrhées et les coliques nécessiteront quelquefois des mucilagineux, et même des visqueux et des corps plus durs.

Les enfans ont souvent les urines colorées et troubles ; mais si l'on s'aperçoit d'une véritable disposition à la gravelle, on augmentera les boissons; dans un âge un peu plus avancé, on donnera de l'eau de chaux, du thé ; dans d'autres cas , des boissons acidulées : on mêlera dans la soupe des diurétiques , tels que le persil, l'ail et les ognons, qui servent aussi contre les vers. Les constitutions sèches ont besoin de plus de boisson.

Les enfans qui ont la peau *dure* se trouvent bien de légers excitans de ce genre ; les bilieux ont plutôt besoin de petit-lait, d'acides végétaux assez légers , d'extraits de plantes savonneuses , de boissons délayantes. Les travaux *sédentaires* ne permettent pas une nourriture trop lourde et trop substantielle. Il faut du reste essayer des alimens de diverses espèces , au lieu de s'en tenir absolument à un régime, pour que l'habitude n'en détruise pas l'effet , à moins qu'on ne soit sûr que s'il n'est pas très-avantageux, il n'en résulte du moins aucun inconvénient.

La *poitrine* serrée, la circulation et la respiration accélérées invitent à l'usage du laitage et des mucilagineux , aux légères émulsions. Il faut en général éviter les choses échauffantes, dans un âge où un surcroît de vivacité peut faire consumer en pure perte une partie des forces nécessaires à la croissance.

La *tête* trop grosse , des congestions vers

cette partie, la trop grande vivacité ou l'assou-
pissement, exigent également qu'on s'abstienne
de toute boisson spiritueuse. La stupeur peut
aussi être occasionée par le laitage, et par une
nourriture visqueuse et trop lourde; il sera
quelquefois difficile de trouver une nourriture
en même temps assez facile à digérer pour ne
pas incommoder, et assez forte pour soutenir.
Le nombre des repas peut aussi varier selon
le but qu'on se propose. Les exercices de la
tête nécessitent au reste une nourriture légère.
Newton, en composant son ouvrage sur l'optique, qu'on regarde comme son chef-d'œuvre,
vivoit de végétaux, et observait un régime
très-sévère.

Les *forces musculaires* et les organes du
mouvement gagnent souvent à une nourriture
plus dure et plus substantielle, lorsqu'on est
déjà assez exercé pour la supporter. Les exercices musculaires favorisent la digestion et la
nutrition; il faut d'ailleurs que les jeunes
estomacs apprennent à vaincre quelques difficultés. Cependant il est aisé de sentir que dans
le travail général de la nutrition il entre trop
d'instrumens et d'agens divers, pour qu'aux
premières époques on doive songer à favoriser une fonction ou une partie déterminée
du corps avant que l'harmonie générale soit

bien établie. Dans cette complication, il faut laisser agir la nature et craindre d'en troubler la marche sans nécessité.

S'il n'est pas donné à l'homme de connaître tous les mystères, tous les mobiles de la nature, elle a dû au moins inspirer le désir et donner le pouvoir *d'essayer sa propre force*, de s'examiner et d'agir en conséquence. Les expériences des autres sont perdues en partie pour chacun de nous; il faut que nous nous exercions nous-mêmes : nous introduisons des alimens étrangers dans notre estomac, et nous nous y habituons, comme nous nous accoutumons aux divers climats. Un coup d'œil jeté sur l'histoire nous fera bientôt voir comment a pu s'introduire cette infinie variété de dispositions qui entraîne des besoins si différens. — Dans l'état de nature, la mère allaite long-temps son enfant; elle le nourrit ensuite avec les racines, les fruits, le poisson ou le gibier grillé et séché, que l'homme prépare pour son usage. Peu recherché dans ses goûts, il digère tout, parce qu'il s'exerce beaucoup; ou il périt soit d'indigestion, soit de faim.

La prévoyance fait naître l'agriculture. Le paysan s'accoutume à une occupation, à une nourriture uniforme; il n'a besoin, pour prospérer, que d'exercer la force de ses muscles, et de juger des choses très-simples. Mais la famille s'accroît, le village se change en bourg et bientôt en ville; la terre ne suffit plus à ses habitans; on s'éloigne, on revient, rapportant le goût de nouveaux alimens, de nouvelles habitudes qu'on acclimate, qu'on échange; le commerce fait naître des manufactures, et avec elles naissent encore d'autres habitudes; les professions et les états se forment, se séparent; les hommes ont des occupations différentes, et ne sauraient vivre de la même nourriture : ce n'est plus seulement d'une grande force musculaire qu'ils ont besoin; tantôt il faut exercer la tête et inventer, tantôt il faut exécuter des instrumens, des machines, et nourrir spécialement certaines parties du corps; ici, ce sont les voies digestives; là, c'est la poitrine ou la tête ou les extrémités qui se trouvent fatiguées, ou qui ont besoin d'un grand développement. L'enfant est né dans un de ces états; et s'il a le bonheur de ne pas tenir de ses parens quelque disposition malheureuse, il se trouve du moins entouré d'agens semblables, il est forcé de s'habituer à la même nourriture.

A cette marche naturelle du genre humain, source d'une multitude de variétés et de divergences parmi les individus qui le compo-

sent, sont venues se joindre d'autres divergences et d'autres variétés produites par une
infinité de substances nouvelles dont les arts
et les découvertes ont amené l'usage. La Grèce
et l'Italie apportent à l'Europe les fruits de la
Perse; Alexandrie reçoit de son fondateur les
parfums de l'Orient; les Romains plantent des
vignes dans la Gaule, et le Nord voit des religieux entourer leurs monastères des légumes
de l'Italie. Les croisades amènent de nouvelles
substances. Les Médicis enrichissent de petites républiques ; ils viennent régner sur la
France et y apportent des habitudes méridionales. L'Espagne, la Hollande et l'Angleterre
mêlent les productions des tropiques avec les
poissons de la mer du Nord; et Paris règle les
cuisines comme les modes et le ton du con-
tinent. Tous ces alimens, diversement amal-
gamés, et versés dans la masse du sang de
l'homme de la zone tempérée, n'auraient-ils
exercé que des influences nuisibles? N'auraient-ils contribué en rien à cette activité
européenne? Ces assaisonnemens si variés et
si nouveaux n'ont-ils pas souvent empêché de
mauvaises digestions? Cette eau-de-vie, due
probablement aux Arabes, n'a-t-elle dans aucune circonstance excité le courage militaire?
Le thé et le café n'auraient-ils jamais réveillé,

exalté l'esprit d'hommes médiocres? C'est des seules forces naturelles sans doute que naquit, et que naît toujours le génie ; mais on n'a peut-être pas assez calculé l'influence indirecte et l'utilité des agens physiques pour exciter et pour répandre une civilisation plus générale. Espérons que la police plus rigoureuse de nos marchés, les recherches et les expériences que l'on tente à présent sur les substances alimentaires étendront nos connaissances sur leur nature, pour écarter tout ce qu'elles contiennent de nuisible. Autant il est difficile de croire qu'on puisse entièrement changer par la nourriture la race et les dispositions, autant il est probable que la multiplicité des moyens a amené un plus grand développement, en facilitant la digestïon, et en excitant les organes des individus voués à une vie sédentaire pour pouvoir s'assimiler les alimens nouveaux, et qu'on peut en profiter dans l'éducation physique.

A côté de ces avantages marchent, il est vrai, de graves inconvéniens : ces combinaisons si variées d'alimens, de boissons, ce régime excitant qui a pu donner aux facultés plus d'activité et d'énergie, n'amènent souvent dans nos villes qu'une précocité effrayante, des enfans consumés à force d'être stimulés, et des fruits gâtés avant d'être mûrs : aussi doit-on craindre de l'employer dans la première enfance : c'est au genre de vie de l'agriculteur qu'il faut toujours revenir pour trouver les meilleurs modèles des habitudes à suivre à cet âge : on en adoptera l'uniformité, qui donne des forces solides, favorables au développement proportionné de l'homme tout entier. On trouvera dans une nourriture simple, et dans cette vie calme qui la rend profitable, des principes d'énergie et de longévité.

C'est vers la fin de la seconde dentition, ou de sept ans à treize, lorsque l'enfant doit apprendre peu à peu à vivre avec et comme ses semblables, qu'il devient plus difficile d'allier les préceptes de l'uniformité et du calme avec l'exercice auquel sont appelées de bonne heure les facultés, et la variété de circonstances qui résultent de l'état et de l'ordre social. Jusqu'à quel point et comment peut-on établir un équilibre si indispensable? Jusqu'à quel point est-il possible d'administrer au corps de nouvelles substances et de les faire servir au développement particulier d'un organe sans l'émousser ou l'user trop tôt, sans troubler l'harmonie nécessaire tantôt à la conservation de l'individu, tantôt à celle de la civilisation ? Ce sont la des problèmes d'éducation physique, pour la solution générale desquels on n'a pas encore les données nécessaires; mais ils peuvent être résolus en grande partie pour chaque cas particulier, si l'on trouve des parens assez raisonnables pour vaincre une aveugle affection pour leurs enfans, et se soumettre à ceux dont le jugement est naturellement plus impartial.

J'ai tâché de passer en revue dans ce chapitre la série des alimens de l'homme, depuis qu'il quitte le sein de la mère, jusqu'à ce qu'il use de tout ce qu'a amené la civilisation. J'ai fait apercevoir les altérations, soit naturelles, soit artificielles, qu'éprouvent les alimens, leur influence sur le corps de l'homme, la nécessité de faire passer insensiblement de la nourriture végétale à la nourriture animale, et de modifier l'une et l'autre d'après la disposition, la constitution de l'individu, et sa situation dans la société. Enfin, j'ai cherché à indiquer comment la nourriture peut influer sur l'exercice de telle ou telle fonction, de tel ou tel organe, et combien il est important de ne pas trop abuser des toniques avec les enfans pour ne pas les émousser pour toujours. Les recherches chimiques et physiologiques ont un peu éclairci la matière depuis le siècle dernier. Si la multiplicité des considérations m'a entraîné dans des longueurs, c'est l'importance du sujet qui doit me servir d'excuse.

CHAPITRE VI.

Influence du Climat, du Sol, des Saisons, des Localités, sur la Constitution de l'Enfant; et Moyens de se garantir de leurs mauvais effets par les habitations, la propreté, les vêtemens, et autres mesures de précaution.

J'AI parlé dans le dernier Chapitre de l'influence des divers alimens sur l'enfant et sur son développement physique; je dois exposer maintenant celle de l'atmosphère et des autres corps qui nous entourent. Nous cherchons à remédier à ce qu'ils peuvent avoir de nuisible par la situation même de nos demeures, par les moyens propres à garantir la surface de notre corps du contact de l'air, tels que nos chambres, nos vêtemens, par l'isolement, par les moyens enfin qui nous préservent des contagions.

La première question à faire est celle-ci : *Sous quelle zone l'enfant est-il né?* Est-ce dans une région *polaire*, où règnent ces longues nuits auxquelles succèdent de si longs jours ; sous un ciel qui répand tant de lumière et si peu de chaleur ; où les êtres animés s'engourdissent, vivent de leur propre substance pendant un hiver entier, et conservent une vie tenace sous des glaces éternelles? ou bien a-t-il vu le jour sous cette zone *torride*, où l'homme soupire après l'ombre de la nuit, se consume par une vie trop active, et cherche la mollesse sans jamais trouver le repos ? Dans le premier cas, qu'on éveille l'enfant pour ne pas le laisser végéter dans la langueur ; dans le second, que l'on s'applique à le calmer, à arrêter un développement trop prompt pour être durable, trop animé pour être toujours solide. Les soins les plus assidus ne l'empêcheront pas, il est vrai, de se ressentir toujours un peu du caractère que lui imprima le ciel dès le berceau, mais ils en modifieront l'influence.

Pourquoi la bienfaisante nature n'a-t-elle pas placé, dans les deux extrêmes de la constitution atmosphérique, des modéles que nous puissions citer comme exemples du régime à suivre et des moyens à employer pour favoriser le développement physique de l'homme, dans deux situations si opposées ? Nous admirons, il est vrai, les restes de la peuplade des

Péruviens; mais ils ne nous offrent guère que les débris d'une colonie qui a succombé, faute d'être alimentée par une mère-patrie placée sous un ciel tempéré. On ne saurait prévoir sans doute ce que deviendraient les contrées équatoriales, si l'Europe continuait à les repeupler jusqu'à ce qu'une race plus forte et plus active s'y fût acclimatée, et que la civilisation y eût poussé de profondes racines. Les créoles du Mexique nous font voir déjà ce que peuvent devenir de bons germes échauffés par un beau ciel. D'autre part, les bords de la Neva nous offrent la civilisation s'établissant avec succès dans une région boréale, à laquelle s'accoutument des rejetons étrangers; mais ces exemples ne sont pas de ceux qui peuvent devenir la base de principes certains applicables à nos pays. Bornons-nous donc à une hypothèse plus favorable : supposons que la Providence ait placé l'enfant, au sein des zones tempérées, dans l'une de ces îles heureuses dont les mers environnantes adoucissent le climat, ou vers ces bords de la Méditerranée, où les dispositions primitives de notre espèce se développent avec tant de variété, et où l'homme a travaillé avec tant de succès à l'œuvre de la civilisation. Quel régime faudra-t-il recommander? quels préceptes faudra-t-il lui prescrire? Ici se présentent encore à nos yeux une foule de modifications qui naissent non-seulement des dispositions individuelles ou nationales, et des circonstances particulières, mais aussi de la succession des quatre saisons que présentent nos climats, et des irrégularités apparentes de notre atmosphère.

J'ai déjà indiqué, dans l'un des Chapitres précédens, ces influences extérieures; mais là, nous considérions à peu près l'enfant comme une plante placée sous la tutelle d'un jardinier qui l'enferme dans une serre, sans examiner s'il ne serait pas nécessaire de l'en retirer. Plus on le voit avancer en âge, plus il importe de l'accoutumer aux diverses températures. Il faut qu'il apprenne à respirer l'air *frais* et *humide* de nos printemps, la *chaleur sèche* de nos étés, la *chaude humidité* de nos automnes, et le *froid sec* de nos hivers; il faut enfin qu'il sache supporter jusqu'aux variations mêmes subites, et de nos saisons et de nos journées. Nous avons donc à examiner d'abord l'influence générale des saisons sur la peau et sur les voies de la respiration, organes plus immédiatement en contact avec l'atmosphère.

La *fraîcheur humide*, qui caractérise ordinairement notre printemps, relâche la fibre, tendue par le froid sec de l'hiver, et tient nos poumons humectés ; mais les premiers rayons de chaleur sont un stimulant qui ne devient utile qu'autant qu'il agit peu à peu. Les poumons sont frappés tout à coup par les vapeurs qui se dégagent dans l'air, il naît une irritation locale, des catarrhes, que l'énergie de la circulation ne surmonte quelquefois que par une fièvre ; et la nature finit, lorsqu'elle se termine heureusement, par expulser, au moyen des membranes muqueuses, une matière épaisse et d'une apparence purulente, qui débarrasse de nouveau les voies respiratoires. L'humidité froide, qui, par les facultés conductrices du calorique, ôte la chaleur à la peau plus promptement encore que le froid sec lui-même, arrête aussi davantage la transpiration. Cet air du printemps a d'ailleurs quelque chose de vivifiant pour la nature animale, aussi bien que pour les végétaux ; il nous rend plus susceptibles, et exalte les voies de la circulation, ainsi que la tête et le système nerveux. L'expérience prouve que tout changement subit de température survenu alors favorise les indispositions. Un enfant, dans le premier mois de sa naissance, se trouve comme une plante délicate qu'il faut garantir des fraîcheurs du printemps, pour la faire fleurir ensuite. Le jeu du calorique et de l'humidité, que des agens cachés absorbent ou dégagent subitement dans l'atmosphère, exige des précautions dont nous parlerons plus bas.

La *chaleur sèche*, caractère de l'été, est d'un effet agréable, lorsqu'elle n'est pas trop prolongée, car alors elle nous rend plus irritables. En dilatant la fibre, en favorisant une prompte évaporation, elle laisse trop de tension et de sécheresse, et le suc nourricier se trouve trop tôt consumé. Ce n'est pas dans un âge où la circulation est déjà si rapide, où la perte excessive des substances nutritives est à craindre, qu'il convient de permettre pendant les chaleurs des exercices extraordinaires. La chaleur prolongée paraît surtout attaquer les voies digestives : l'appétit se perd en été, les inflammations du foie et les coliques sont les maladies des climats chauds. Le corps a plutôt besoin alors de repos, et l'activité du jeune enfant ne doit, en général, être exercée qu'au moment de la fraîcheur.

La *chaleur humide*, propre à nos automnes, est tout-à-fait relâchante. La nature, comme épuisée après tant de développemens, présente souvent des décompositions. L'influence nuisible de l'automne se fait cependant plus sentir à un âge plus avancé; et ce qu'il y a de plus à craindre pour l'enfant, c'est plutôt l'abondance des fruits après que la chaleur a disposé les entrailles aux coliques, surtout dès que les nuits deviennent fraîches et humides.

Le *froid sec*, qui règne dans l'hiver, contracte les petits vaisseaux capillaires qui s'ouvrent à la surface de la peau. La mucosité qui forme l'épiderme se durcit en écailles plus épaisses, empêche l'évaporation des sueurs, et fait perdre cette souplesse de la peau, si nécessaire surtout aux femmes. Quant aux poumons, ils se trouvent irrités par cette température : la respiration s'accélère, ils s'enflamment, en exhalant ces vapeurs qui se condensent en forme de nuage autour de la bouche ; mais cette vitesse de respiration augmente la circulation et excite des forces considérables. Dans un âge trop tendre, les petits vaisseaux capillaires de la surface du corps n'ont pas encore beaucoup d'énergie, et la circulation générale est plus rapide que forte ; ces considérations doivent nous servir de règle à l'égard des enfans, qui supportent très-bien le froid lorsqu'on ne les y expose pas jusqu'à les fatiguer. C'est à ce froid, il est vrai, qu'il faut les habituer pour les rendre forts ; mais il vaut mieux attendre que les forces digestives et musculaires se soient fortifiées à la suite du sevrage. Le froid est, au reste, un stimulant fort utile pour notre organisation, en ce qu'il nous fait perdre peu de substance, tandis qu'il nous en fait recevoir davantage par l'appétit qu'il donne ; de plus, en arrêtant une trop grande expansion vitale, il donne plus de solidité à la matière.

. Je n'ai présenté ici que la marche régulière des saisons dans un climat tempéré. Qui oserait passer en revue les innombrables modifications qu'apporte chaque mois, chaque jour, et que la météorologie n'a pu soumettre encore à aucune loi fixe ? La complexion individuelle de chaque enfant complique encore plus les problèmes. Tout ce qu'on peut dire de plus général, c'est qu'une constitution atmosphérique quelconque, la plus favorable même, si elle est trop *prolongée*, et tout changement trop *subit*, affectent désagréablement l'espèce humaine : et cependant la *variation* est une nécessité à laquelle elle est soumise aussi bien qu'à l'empire de l'*habitude :* ce sont les écueils entre lesquels nous flottons dans la vie.

On peut distinguer ensuite l'effet général des zones et des saisons, de leurs effets particuliers. Dans les *climats froids*, les fluides blancs et muqueux et la graisse paraissent augmenter à la longue ; le sang devient plus épais, et plus disposé à se coaguler ; la matière musculaire ou osseuse acquiert plus de solidité. Dans un *climat très-chaud*, il se forme avec le temps un surcroît de bile, le sang devient plus abondant et plus fluide, la fibre plus sèche et plus tendue. La première constitution donne moins de mobilité et de sensibilité, mais des impressions durables, une action forte, lente et solide ; elle dispose au flegme et à la ténacité : l'autre donne plus de vivacité et d'énergie, avec moins de tenue. C'est entre ces deux extrêmes que se trouve la race des zones tempérées, inconstante comme les saisons, et susceptible d'impressions plus variées.

Né avec des dispositions particulières, l'enfant se modifie par une nourriture différente comme par l'influence du climat et des saisons; il est en outre exposé aux *accidens*. Un froid humide frappe les poumons d'un enfant dont les voies respiratoires sont faibles, et la poitrine serrée; une toux convulsive peut l'affecter et suffoquer la victime. Un coup de soleil vient-il à tomber sur une tête déjà trop faible, la chaleur à irriter les entrailles ? l'individu meurt d'apoplexie, ou les *coliques* l'épuiseront. Près des lieux où des corps en putréfaction exhalent des parties animales qu'a soulevées une chaleur humide, la lymphe s'altère et les forces actives fatiguées se détruisent. Voilà les dangers des saisons ; mais d'un autre côté, ce même froid fortifie les muscles et les voies digestives. Le printemps donne aux organes un développement extraordinaire, et sa fraîcheur tempérée favorise le passage à la chaleur de l'été, qui ouvre les pores contractés. L'automne enfin continue à entretenir cette influence, relâche la fibre, et finit par frayer le chemin à l'impression du froid, qui doit rendre une nouvelle énergie. Voilà l'avantage de ces mêmes saisons ; c'est par ces variétés que l'homme apprendra à supporter un jour tous les climats. Quelle existence préparerait à son fils une mère qui ne songerait qu'à éviter les moindres inconvéniens ! Je lui citerai, avec Rousseau, l'allégorie si belle et si claire de Thétis plongeant Achille dans les eaux du Styx, pour le rendre invulnérable.

Si nous venons à passer de l'influence directe des zones et des saisons à celle des substances particulières de l'atmosphère, nous voyons que la physique nous a fait reconnaître *l'électricité* de l'air, et que la chimie nous a appris à le décomposer, au point d'en mesurer les parties constituantes. Nous cherchons à démêler les *vapeurs* que tient suspendues cette atmosphère, et la quantité de *lumière* qui s'y répand et qui est souvent si utile aux enfans; nous calculons l'*élasticité* de cette masse, et nous examinons l'action des *vents* et des autres météores sur les localités. L'éducation physique, prise dans le sens le plus étendu, profite de toutes ces considérations particulières. Des gaz artificiellement préparés peuvent rétablir ou détruire à volonté des parties constituantes de l'air, selon que nous les jugeons utiles ou nuisibles. Sans ces moyens artificiels même, nous pouvons à volonté placer l'enfant dans une atmosphère plus ou moins élastique, sur la hauteur, ou dans une plaine à l'abri des vents; à mesure que l'homme apprend à connaître et à distinguer les inconvéniens et les avantages de chaque séjour, il s'arrange, pour ainsi dire, un monde à sa fantaisie dans le lieu où la population prospère le plus, et où elle est capable d'acquérir le plus grand développement et la plus grande aisance.

En vain des hommes d'un grand talent et d'une imagination brillante nous ont présenté l'état actuel du monde comme un état contre nature, et ont voulu resserrer l'éducation physique dans les limites d'un ancien état de notre espèce, qu'ils ont appelé l'état naturel : en vain ces mêmes hommes se moquent encore aujourd'hui des petites découvertes, sans s'apercevoir qu'elles sont une suite nécessaire du changement de position où se trouve le genre humain à mesure qu'il se multiplie. Les révolutions terrestres que nous présente la géologie, les fables qui nous offrent les premiers rêves ou les premières pensées des hommes, l'histoire enfin, sont les seuls guides capables de nous éclairer sur les différentes situations dans lesquelles l'homme a été successivement placé, et qui lui ont appris peu à peu à se garantir de l'influence de l'atmosphère, par la découverte des moyens qui composent aujourd'hui notre code d'éducation physique.

Presque toutes les traditions placent les premiers hommes sur des hauteurs. Un couple heureux échappé au déluge se trouve sur un de ces pics où les rayons du soleil, arrivés plus tôt et retirés plus tard, dissolvent les vapeurs et les gros nuages. Là, respirant un air vif et frais, la poitrine s'élargit, les forces physiques se développent librement, la vue s'étend sur un vaste horizon ; de là naissent un sentiment de force, de courage, et cet amour de l'indépendance qu'on observe encore aujourd'hui chez les montagnards de presque tous les pays. Dans l'origine, on s'y couvrait de la peau de l'animal qu'on avait

tué à la chasse, et qui avait servi de nourriture; on se cachait dans les cavernes pour se
garantir de la rigueur du climat. Si tel est l'état
de nature le plus désirable, vous n'avez qu'à
porter l'enfant sur l'une de ces pointes élevées
qui couvrent l'Europe; la force physique y
gagnera, mais une infinité de développemens,
qui exigent une vie sédentaire et d'autres
exercices, seront perdus pour l'humanité.

Supposons que, les eaux s'étant retirées, la
plaine se soit couverte de verdure, et les co-
teaux de vignobles, un des enfans du couple
qui habitait la montagne descend dans la plaine.
La chaleur lui fait rechercher l'ombre des
forêts, il veut se garantir des pluies, et con-
struit une *cabane*. Bientôt l'humidité et l'hiver
l'engagent à s'y chauffer; et comme alors il
ne supporte plus aussi bien le froid, et que
les animaux sauvages qu'il a détruits ne fournissent plus assez de vêtemens pour ses enfans, il pense à l'économie rurale, et il élève
des brebis. C'est encore là un état bien naturel
assurément; mais la première indépendance
y a perdu; sans s'en apercevoir, l'homme est
devenu esclave de plusieurs besoins, de plusieurs goûts; en revanche il sait y pourvoir
par la culture. A mesure que sa famille s'accroît à son tour, et que la jalousie s'éveille

même entre frères, il faut songer aux moyens de défense et d'agrandissement. Que l'un des descendans de cette famille se retire dans une de ces gorges où l'ennemi ne pénètre guère, qu'en résultera-t-il? Les eaux qui découlent des montagnes voisines y deviennent stagnantes, les rayons du soleil s'y montrent rarement, ou ne font que mettre en fermentation les débris des végétaux et les cadavres des animaux, qui chargent l'air d'exhalaisons infectes. L'homme végète au milieu de ces décombres, et devient crétin et hébété. C'est un état naturel encore; mais celui qui a le triste bonheur de s'acclimater ainsi, pourra-t-il jamais offrir, dans cette solitude, ce modèle d'une organisation parfaite et bien développée, que nous cherchons? C'est donc, en dernier résultat, dans les hautes plaines, d'une température moyenne, où prospère l'agriculture, que le genre humain, pris en masse, prospère aussi le mieux. Ce sont là les pépinières qui maintiennent, dans toute leur pureté, les principales dispositions naturelles, les forces musculaires, comme les fonctions de conservation et de propagation de l'espèce: c'est donc là qu'il convient le mieux de placer l'enfant; mais avant de l'y envoyer, assurez-vous s'il est assez bien conformé pour supporter les négligences des nourrices de la campagne ; car une grande partie des enfans qu'on fait sortir de la ville succombent au village, et ces négligences en sont la principale cause.

Un instinct naturel nous attache au sol qui nous a vus naître, et nous cherchons à nous y perpétuer. Il faut une grande nécessité, beaucoup de courage, ou un haut degré de rapprochement entre les peuples, pour que l'émigration devienne volontaire et facile. On cherche plutôt à remédier aux inconvéniens du lieu natal ; peu à peu le village se forme, pour se changer insensiblement en ville. Aucune intention ne dirige les premiers pas ; chacun bâtit sa cabane, sans ordre et sans mesure. C'est ainsi que ces plaines fertiles et jadis salutaires, où serpentent de si belles rivières, premiers moyens de communication entre les hommes, sont devenues des villes, *des gorges artificielles*, toujours plus insalubres en raison de ce qu'elles sont plus peuplées, et où l'enfance a de la peine à prospérer. Des rues étroites empêchent les rayons du soleil d'y pénétrer ; par leur direction tortueuse, elles arrêtent le vent qui devrait en renouveler l'air. D'autres rues, manquant d'une pente nécessaire, retiennent les ruisseaux qui allaient y aboutir, et en rendent les eaux stagnantes. Plein d'un égoïsme rétréci, l'homme ne songe d'abord qu'à la conservation momentanée de sa petite existence, jusqu'à ce que sa propre misère et les exemples que lui offre ailleurs la société, l'éclairent sur ses intérêts, et rendent plus étendues et plus libérales ses vues sur l'avenir et la postérité. Le hasard le seconde quelquefois. L'incendie de 1688 a rendu Londres plus salubre; Paris profite de l'expérience des siècles, et augmente journellement la salubrité de son enceinte. Rien de plus instructif que l'histoire de la police de cette capitale, autrefois si souvent exposée à toutes sortes d'épidémies, suite de la malpropreté. La peste de Marseille, au commencement du siècle dernier, a appelé l'attention sur la police médicale, étroitement liée aux progrès de l'éducation physique particulière. L'Amérique profite encore plus des expériences de l'Europe, et bâtit ses villes sur un plan mieux raisonné; aussi leur mortalité est-elle proportionnellement inférieure à celle des nôtres, et peut-être pourrons-nous profiter un jour des lumières de ces élèves d'outre-mer, que nous avons formés (1).

____

(1) Les anciens, selon Vitruve, mettaient beaucoup d'importance à l'examen du sol où ils voulaient bâtir

Tout en reconnaissant qu'une campagne bien située offre les chances les plus favorables pour le développement physique de la première enfance, nous devons donc avouer que nos *villes* gagnent en salubrité, et qu'il est des développemens, des dispositions, des facultés, qui ne peuvent fructifier qu'au sein d'une société nombreuse. Dès que l'enfant commencera à parler, on tiendra peut-être à le placer où l'on prononce le mieux. Est-il question de lui faire exercer un art quelconque? vous serez contraint de sacrifier, pour son éducation morale, d'autres avantages quelquefois très-réels. Et si le sort l'a fait naître dans une grande ville, si sa destinée le porte à l'un de ces emplois qui demandent une grande réunion d'hommes, vous aurez besoin de connaître et de juger les moyens que vous offre la civilisation pour diminuer les inconvéniens qu'elle entraine. Un penchant naturel nous oblige à nous réunir : c'est donc à tort qu'on voudrait nous faire regarder comme un état contre nature

---

leurs maisons. Ils avaient l'habitude de faire tuer plusieurs animaux nés dans cet endroit, et lorsque les entrailles ou les viscères se trouvaient affectés, ils renonçaient à s'y établir.

celui de ces millions d'hommes qui ont dû et qui ont su aussi trouver les moyens de se former en société, comme nous le voyons aujourd'hui.

Notre climat et nos mœurs ne permettent plus que nos enfans s'élèvent sur la paille dans la crèche ; un berceau plus commode porte ce gage précieux. Les huttes et les cabanes se sont transformées pour nous en maisons et en hôtels assez distans les uns des autres et assez bien construits pour nous garantir des impressions désavantageuses des saisons, ou des autres agens qui nous entourent. Nos salles et nos dortoirs, situés de manière à recevoir à volonté les rayons du soleil, les vents les plus favorables, sont élevés sur des caves voûtées, pour que l'humidité du sol ne puisse nous atteindre ; et dans nos chambres, bien fermées, nous pouvons nous procurer tous les degrés de température et de sécheresse qui nous conviennent le mieux. On emploie le bois sec, le charbon, etc. ; et l'on a trouvé des mastics qui garantissent les murs de l'humidité ; nous pourrions aussi employer d'autres substances pour l'absorber promptement. L'air est-il chaud et sec à l'excès, ou trop électrisé, comme dans un temps d'orage ? nous n'avons qu'à arroser nos planchers, ou à placer dans

quelque coin des vases à grande surface remplis d'eau, pour la faire évaporer (1). Si nous
souffrons d'un air chaud et humide, nous
connaissons le ventilateur; et nos architectes
auront peut-être un jour plus d'égard dans la
distribution des pièces, aux moyens d'établir
des courans d'air convenables. Dans le froid,
nous avons les cheminées qui servent en
même temps de ventilateurs, et les poêles,
qui distribuent une chaleur plus égale et plus
constante : quatorze degrés du thermomètre
de Réaumur sont à peu près, pour notre climat, le point de chaleur où l'on se porte bien.
L'usage des poêles est peut-être moins utile
en France, surtout dans les maisons modernes, aux entresols, et avec cet entourage
d'une draperie étouffante, qui ôte tout air et
toute lumière. L'usage des cheminées paraît
rendre moins frileux; les peuples du midi
supportent mieux les alternatives des saisons.
Les acides très-volatils, tels que le vinaigre
chauffé, les vapeurs de l'acide nitrique, et le
gaz de l'acide muriatique oxigéné, nous servent

---

(1) On se rappelle la belle application qu'a faite, il
y a quelques années, M. Leslie, du froid que produit
l'évaporation dans le vide pour produire de la glace.
Cette ingénieuse idée attend encore d'autres résultats.

à détruire les substances nuisibles qui peuvent s'être dégagées dans notre atmosphère (1). Cependant tous ces moyens, devenus précieux sans doute dans l'état de société où nous nous trouvons, voudriez-vous les employer continuellement et sans mesure? vous n'éleveriez votre enfant que pour la chambre, et vous auriez perdu de vue le véritable but de toute éducation physique, celui de l'acclimater et de le fortifier pour lui faire supporter les diverses impressions de l'atmosphère.

Vivant en grandes familles, et enfermés dans nos maisons, *la propreté devient pour nous un moyen de conservation* plus nécessaire encore dans les villes que dans les villages, où se trouve, en général, moins de monde rassemblé sur un plus grand espace. Les exhalaisons animales sont les miasmes les plus funestes à la société. Dans les pays les plus productifs et les plus chauds de l'Orient, les premiers législateurs sentirent la nécessité d'établir à cet égard des lois civiles et religieuses, dès qu'ils réunirent des peuples et voulurent former des états.

---

(1) Tout le monde connaît les flacons désinfectans de M. Guyton de Morveau en France, et de **M.** Carmichel Smith en Angleterre.

J'ai déjà parlé des soins de la peau à la première époque de la vie. Plusieurs précautions étaient nécessaires alors, parce que l'enfant ne savait pas exprimer ses besoins. A mesure que l'enfant grandit, on lui donne des habitudes qui rendent inutiles les remèdes contre les écorchures causées par la malpropreté. Il sera toujours bon de laver l'enfant très-vite, surtout en hiver, et de le sécher vite aussi, pour le tenir en mouvement ; c'est ce qui empêche le mieux le refroidissement. Dès qu'il se fortifie, et qu'il arrive à l'âge de pouvoir se laver lui-même, il ne doit plus avoir d'autre habitude que celle de se laver dans l'eau froide tous les jours de la tête jusqu'aux pieds. L'on sait qu'il est facile d'y engager les enfans, leur chaleur naturelle les y porte déjà par instinct ; ils aiment à jouer dans l'eau, à se rouler dans les neiges, à en faire des boules, et à marcher dans les ruisseaux. Il ne peut pas être question de les favoriser en ce qui est malpropre ; mais il n'est peut-être pas inutile de les favoriser un peu dans ce désir de se mouiller. Cette habitude est surtout avantageuse pour les parties qui restent exposées à l'air, telles que le visage et la main. Elle est aussi utile pour tout le reste du corps. On pourra commencer à donner cette habitude pendant les chaleurs de l'été, et la continuer ainsi sans interruption, à moins que des circonstances particulières, dont nous parlerons encore, y mettent obstacle. M. Currie, célèbre médecin d'Angleterre qui a introduit les affusions froides dans les maladies, nous a aussi déterminé avec plus de précision les précautions qu'exigent les *bains froids*. Il fixe le froid convenable pour les affusions à peu près à 20 ou 24 degrés de Réaumur. Il observe que le corps est en général plus susceptible pendant un temps humide, et qu'il ne faut pas alors prendre des bains froids lorsqu'on éprouve une certaine répugnance pour l'eau, des horripilations, ou de la faiblesse. Tout le monde sait qu'il ne faut pas les prendre lorsqu'on est en sueur ; mais il est également imprudent de les prendre lorsqu'on s'est laissé trop refroidir après les sueurs, et au moment où l'on se sent toujours une espèce de lassitude. On ne doit certainement pas se baigner dans l'eau froide, l'estomac trop plein, mais non plus l'estomac vide. Le matin avant le déjeuner, le soir après le souper, est donc un temps également peu convenable pour les enfans ; il vaudrait mieux les faire baigner au milieu de la journée, et quelques heures après le déjeuner. On commence à se laver la tête,

la poitrine, l'estomac. Mais l'immersion subite, la tête en avant, est ce qu'il y a de
mieux, pour que toutes les parties du corps
soient humectées presque à la fois. L'immersion ne doit cependant pas être tout-à-fait inat-
tendue, mais en quelque sorte volontaire.
Il faut ne pas rester long-temps dans le bain
froid, et en sortir dès qu'on en a envie; il faut
s'y remuer beaucoup, en sortir bien vite, et
se sécher vite aussi, en frottant le corps. Il
faut manger, et se donner de l'exercice immédiatement après. Tout le monde sent facilement la valeur de ces préceptes; l'eau froide,
qui fait refouler le sang de la peau vers le
cœur, y produit une réaction nécessaire, salutaire en même temps lorsque le sang a besoin d'être porté avec force vers la surface.
Elle favorise la croissance chez les enfans qui
ne sont pas trop susceptibles au moment où
elle est très-accélérée; mais elle est nuisible
dans tous les momens où l'on ne peut pas
supposer assez de force au cœur pour réagir.
Le moment de la dentition, lorsqu'elle est accompagnée de quelque inconvénient, les éruptions qui naissent de l'excrétion d'une matière
morbifique à la peau, les coliques et autres maladies s'opposent à l'usage des bains froids. Il
sera toujours nécessaire de ne laisser prendre

des bains froids aux enfans, même à l'âge de la puberté, qu'en présence de personnes judicieuses qui sachent en calculer les inconvéniens (1).

Chacun est né avec une *peau* qui lui est particulière, aussi bien qu'avec d'autres dispositions plus ou moins heureuses. On n'a qu'à voir les personnes qui se baignent : quelle différence de couleur et de fermeté leur peau n'offre-t-elle pas ? Il est difficile d'en décrire les nuances. Ce n'est pas une partie assez isolée du reste du corps pour que, les dispositions originaires mises à part, elle ne dépende pas directement aussi des autres fonctions, et qu'on puisse indiquer des moyens particuliers pour la soigner. Les femmes qui, pour la ménager, s'enferment et renoncent au soleil, comme à tout ce qui leur semble nuisible, peuvent sans doute la rendre, pour quelque temps, plus douce et plus blanche; mais la moindre sécrétion plus abondante de bile, la moindre impression un peu vive de l'air, la

----

(1) Les bains, autrefois plus répandus, furent négligés plus tard ; et ce n'est qu'en 1761 que M. Poitevin obtint la permission d'établir les premiers bains publics à Paris. Il n'y en a pas eu à Vienne avant ceux de P. J. Ferro, en 1781.

moindre indigestion ou la moindre affection de l'âme, un rayon du soleil enfin portera atteinte aux beaux jours, ou plutôt aux beaux momens de celle qui ne songe pas à autre chose. Il nous importe donc de rendre moins susceptible cette surface qui doit nécessairement être exposée, et c'est dans l'enfance que nous pouvons le mieux y réussir. Les vaisseaux capillaires qui y aboutissent, déposent un enduit muqueux et huileux qui se durcit, et présente au microscope des écailles plus ou moins grandes, qui restent tendres lorsque la peau est couverte de cet enduit; l'épiderme se durcit à l'air, se dessèche au feu, et peut devenir corné par une pression prolongée, lorsque les vaisseaux qui y sécrètent le fluide ne sont pas assez forts, assez actifs pour détacher cette enveloppe qui doit se renouveler continuellement(1).

Ce n'est donc pas de la seule application des corps extérieurs, mais c'est aussi du *mouvement interne* que dépendent la beauté de la peau et sa

---

(1) Les cors aux pieds et l'intérieur des mains des personnes qui manient les choses dures, en sont un exemple. Certaines personnes y sont particulièrement exposées; les onguens préparés avec l'huile de térébenthine, avec du camphre et autres substances semblables, servent ordinairement à les ramollir.

conservation ; et c'est justement cette action intérieure qui donne tant de fraîcheur aux enfans de la campagne, quoique moins soignés, et un teint blafard aux enfans trop gâtés des villes. A part les soins qu'exige la propreté, il est bon, en général, de ne pas s'occuper du teint. Des dispositions individuelles ou des vices particuliers peuvent cependant exiger une attention plus grande, afin d'éviter l'influence nuisible des corps environnans. On peut distinguer la peau dure ou molle, *la peau rouge et trop sensible*, la peau blafarde, la peau très-blanche et trop fine, la peau très-jaune et foncée : chacune de ces espèces de peau est souvent en rapport direct avec le reste du corps. Voici quelques observations que j'ajouterai à celles que j'ai données déjà pour servir de guide sur ce point. Le *froid* durcit la peau des lèvres, et y produit des gerçures, comme nous le voyons l'hiver. Un peu de mucilage, de pommade, d'huile, de la moelle de bœuf, du saindoux, y remédie aisément, si cela ne vient pas d'autres causes. L'humidité froide, trop prolongée, n'est pas saine. Les personnes qui habitent près des eaux, sont sujettes aux maladies de la peau, comme à toutes celles qui tiennent au système de la transpiration. La *chaleur* sèche, au contraire, lorsque l'air n'est

pas trop chargé d'électricité, ouvre les pores ,
et la peau de l'homme qui se ménage le moins
devient douce et blanche pendant l'été. Une humidité douce et de peu de durée ne nuit point
à la peau, lorsque l'évaporation qui vient à la
suite ne produit pas trop de fraîcheur. Les
blanchisseuses qui ont toujours les mains dans
de l'eau ou chaude ou savonneuse et caustique,
n'ont pas ordinairement la peau belle; mais
lorsqu'elle est relâchée, et que la transpiration
devient habituelle, on doit la fortifier, et l'on
peut se servir, avec précaution, d'un peu d'eau-
de-vie ou d'eau de Cologne dans de l'eau. La
peau trop rouge se trouve souvent mieux de
l'eau froide sans trop de frictions; et celle qui est
jaune et foncée, d'une eau tiède avec des frictions
sèches. La première doit rester exposée à l'air;
l'autre a plutôt besoin d'être couverte. Il est des
peaux très-fines et très-blanches, qui n'exigent
d'autre soin que la propreté, ou tout au plus
quelques mucilagineux ou huileux, comme
les pâtes d'amandes ; c'est assez le cas des enfans très-blonds. Ils sont sujets , en revanche,
à être hâlés par le soleil ; inconvénient contre
lequel on emploie du blanc d'œuf, de l'huile
d'amandes douces , du beurre de cacao , et du
blanc de baleine. D'autres fois les mucilages
et les huiles sont trop relâchans. Quand on

pense aux substances qui gâtent la peau, il faut dire que les huiles et les graisses en bouchent les pores, les alcalins la corrodent, l'acide muriatique la détruit même lorsqu'il est très-délayé ; l'acide muriatique et sulfurique très-délayé ne convient pas mieux, quoiqu'on s'en soit servi dans quelques maladies de la peau ; le vinaigre est astringent ; tout le monde sait quand il faut se servir de savon. Les callosités se ramollissent par l'eau chaude. On emploie avec succès dans les maladies de la peau, les eaux hépatiques, comme l'eau de Barrège ou véritable ou artificielle, et autres compositions sulfuriques. Le lait virginal est une solution de benjoin dans l'esprit-de-vin ; il appartient aux corps qui donnent un léger enduit à la peau et qui la fortifient un peu lorsqu'elle est relâchée. Mais quoique j'aie parlé de ces cosmétiques pour montrer qu'aucune prévention ne m'a empêché d'en étudier la nature, je dois cependant à la vérité de dire, que toutes les ressources de l'art ne sont que de faibles moyens lorsqu'il n'est pas question des maladies ; et rien ne remplace le développement naturel de la peau, qui naît des soins qu'on prend de fortifier la constitution en général. Cette foule de cosmétiques étalés dans les boutiques contiennent un mélange de mucilages, d'huiles, de spiritueux avec des acides, des résines, des huiles aromatiques, et en général une mixtion des choses les plus opposées, et les plus suspectes. C'est une espèce de loterie où les femmes veulent gagner des agrémens, et où elles perdent bien davantage. L'eau fraîche de la fontaine est le seul ingrédient qui puisse préparer aux filles comme aux garçons une jeunesse durable, parce qu'elle les rend capables de résister à toutes les saisons. Toutes les eaux de mille-fleurs ne font que rendre les nerfs plus susceptibles, et gâter le teint pour toujours.

Cependant la société, à mesure qu'elle s'agrandit, doit naturellement chercher à perfectionner les moyens de propreté. C'est l'aisance qu'elle procure qui nous engage, plus encore que la nécessité, à raffiner en fait de toilette, afin de compenser par-là les avantages de cet air de la campagne si pur et sans cesse renouvelé. C'est un instinct qui résulte de la civilisation, état non moins naturel pour l'homme que celui qu'on appelle exclusivement de ce nom.

En fouillant dans les antiquités de la Grèce, en examinant la manière de vivre des Romains, on s'aperçoit qu'ici, comme ailleurs, le genre humain suit presque toujours les mêmes routes; et nous serons moins étonnés de nous y retrouver, si nous songeons que ce sont les mêmes causes qui amènent les mêmes résultats : on ne peut donc rien dire de bien nouveau à cet égard. Il est bon de tenir toujours la *poitrine* découverte; le sein des filles, couvert par des raisons de pudeur au moment de la puberté, gagnera alors plus de blancheur. Il peut également être lavé avec l'eau froide, à moins que des catarrhes de poitrine, des rhumes ou certaines éruptions n'exigent des précautions particulières. J'ai déjà parlé des soins qu'exigent les dents ; ceux des cheveux ne sont pas moins importans dans le jeune âge. La nature paraît avoir destiné la tête à être couverte, et nous avons cru devoir recommander l'usage des petits bonnets jusqu'à ce que les cheveux aient poussé. Des exhalaisons d'une nature particulière y déposent la gourme ou croûte de lait, assez commune chez les enfans. Il ne faut guère que des frictions légères, des ablutions fréquentes avec de l'eau tiède, une température douce et des mesures de propreté, pour que cette croûte n'offre rien de dégoûtant. Il est prudent de ne rien faire pour la faire passer : elle disparaît à mesure que les cheveux viennent. Une disposition particulière à l'inflammation peut rendre utile quelquefois l'usage des feuilles de choux ou de poirée, du beurre ou de l'huile, quelquefois d'une eau sulfureuse (1). Certains enfans sont singulièrement disposés à la vermine ; la poudre de staphisaigre qu'on emploie communément, et les onguens mercuriels, exigent des précautions, et ne doivent pas être mis souvent en usage. Il n'y a qu'une propreté assidue qui puisse remédier à ce petit inconvénient, et un peu de pommade ou d'huile, fait qu'on peut peigner sans peine ; il ne faut pas se servir de peignes ayant servi à des teigneux. Les cheveux, comme les ongles, sont composés des mêmes substances que les cornes des animaux, et leur croissance a lieu à peu près de la même manière : l'eau les ramollit momentanément ; l'huile les conserve en les empêchant de se dessécher ; l'eau-de-vie ou l'esprit-de-vin en retire une huile rouge ou verdâtre, selon la couleur qu'ils ont de leur nature, et les fait blanchir.

---

(1) Je pense, avec M. Capuron, que la croûte de lait a besoin de ménagement. M. le docteur Alibert pense au fond de même, quoiqu'il soit d'avis que la croûte de lait ne peut être considérée comme une maladie qui exige l'usage des médicamens. M. le docteur Marc a publié dans un des articles du *Dictionnaire de Médecine*, les ordonnances de police provoquées par l'emploi de l'eau froide dans les baptêmes.

Les substances alcalines, telles qu'en renferme le savon, les divisent. Ils contiennent aussi du soufre qui paraît se combiner intimement avec le métal des peignes de plomb qu'on emploie pour les noircir : telles sont les propriétés que les chimistes y ont découvertes, et qui expliquent en partie les phénomènes que nous présente l'expérience des parfumeurs. Il n'est guère permis peut-être de révoquer en doute l'idée généralement reçue qu'ils grandissent quand on en coupe le bout, quoiqu'il soit difficile de s'expliquer cet effet d'après les simples lois de la physiologie. Ce qu'il y a de certain, c'est que ce moyen peut les faire épaissir, et qu'en les coupant souvent, ils deviennent même fourchus vers l'extrémité. On se gardera de choisir pour les couper, un moment où l'enfant se trouve incommodé : la poudre ne peut leur faire aucun mal ; l'huile et la pommade ne paraissent pas leur nuire non plus, à moins qu'elles ne soient spiritueuses, et qu'il n'y entre des odeurs fortes.

Voilà ce qui concerne les moyens de propreté, si nécessaires dans les lieux où se trouvent réunis un grand nombre d'hommes. Il nous reste à parler des vêtemens qui sont un autre moyen de se garantir des influences nuisibles de l'atmosphère.

Beaucoup d'animaux portent avec eux une coquille qui leur sert de demeure et de *vêtement*, d'autres ont reçu des fourrures; l'homme n'a que les cheveux qui couvrent sa tête. La Providence a voulu que son industrie pourvût à ses besoins : les peuples sauvages du Paraguay et de la Nouvelle - Hollande se couvrent avec de la graisse et de la terre; cette espèce de peinture doit nécessairement arrêter le passage de la chaleur et la transpiration. Les gladiateurs de l'antiquité se graissaient aussi le corps, non-seulement pour être moins faciles à saisir, mais encore pour ne pas trop s'affaiblir par les sueurs. Chez nous les gens du peuple qui travaillent en plein air, ont un épiderme plus dur qui les garantit également de l'influence des saisons et de la trop forte transpiration. C'est l'homme que tiennent enfermé ses loisirs ou son industrie particulière, qui sent surtout le besoin des vêtemens, lorsqu'il est obligé de sortir ; et combien n'a-t-il pas fallu de découvertes pour que la tannerie pût donner de la souplesse à la peau des animaux, et la garantir de l'humidité et de la pouriture! Le Nord pouvait et devait plus facilement se vêtir de laine et de substances animales; le Sud a cultivé le coton, le chanvre et le lin : la soie n'est venue qu'après ; mais aux deux extrémités de la température atmosphérique, où il n'y a proprement que deux saisons, ces substances devaient suffire. Les zones tempérées ont perfectionné l'usage de quatre de ces matières, d'après les quatre saisons. La laine peut nous servir en hiver, le coton au printemps, le lin en été, la soie en automne; et chacun de ces vêtemens a des avantages analogues au besoin qui fait préférer l'un ou l'autre.

La laine, dont les fils sont assez durs et élastiques, appliquée à la peau, y occasione un frottement, et probablement aussi un dégagement d'électricité. Ceux qui en mettent pour la première fois éprouvent une démangeaison semblable à celle que cause l'approche d'une machine électrique. Par son élasticité, qui laisse toujours de l'air entre ses fils, la laine fait plus que retenir la chaleur, elle absorbe encore l'humidité, et anime par le frottement les petits vaisseaux capillaires. D'un autre côté, en retenant les matières absorbées qui se corrompent, elle devient un foyer de contagion, et a besoin d'être lavée souvent. Au surplus, les avantages en seront rarement nécessaires pour l'enfant qui avance en âge, et qu'on ne doit ni tenir trop chaudement pour ne pas le rendre frileux, ni exciter à la transpiration.

Le coton a un fil plus fin et plus doux : sans grande préparation, il se file mieux pour les tissus très-fins, et peut alors offrir des avantages en se collant à la peau. Les perkales dont on se sert pour les chemises absorbent aussi la matière évaporée, et se blanchissent plus facilement. Le coton partage d'ailleurs le défaut de retenir les matières contagieuses ; autrefois il a souvent apporté la peste en Europe.

Le lin et le chanvre retiennent moins la chaleur : ils durent plus et supportent mieux le lavage ; mais le fil n'en est pas aussi élastique. Tout le monde connaît, au reste, les avantages de la toile dont nous faisons nos chemises (1).

La soie n'est guère applicable à la peau ; elle s'altère trop facilement par les sueurs, et participe à l'inconvénient des toiles imperméables, qui, en garantissant de l'humidité, renferment aussi les émanations du corps. On sait que d'ailleurs elle supporte peu d'être lavée. Toutes

---

(1) Ce n'est que depuis 1554, qu'à Londres on commença à fabriquer des toiles de lin en grand ; ce n'est que depuis ce temps que les chemises sont devenues plus générales : quelle époque dans l'histoire de la propreté ! ! !

ces matières présentent diverses modifications, d'après leur différence de forme et de tissu (1). Il paraît que la première forme qu'on ait su donner à la laine est le *feutrage :* les vêtemens des habitans d'Otahiti et des Cosaques sont en partie

---

(1) M. de Rumford a fait des expériences très-intéressantes pour déterminer combien il faut de temps au thermomètre pour se refroidir de 70 degrés à 10, lorsqu'on entoure la boule des différentes substances qui servent à nous vêtir. Voici les résultats : il fallut,

A l'air, 576 secondes	Sous la soie crue, 1284.	Sous la laine, 1118.	Sous le coton, 1046.	Sous la toile fine, 1032.	Fourrure de castor, 1296.	De lapin, 1315.	Sous l'édredon, 1305.

La contexture et le tissu influent beaucoup sur la faculté de conserver la chaleur, comme on peut le voir par la table suivante. Seize grains employés à former l'enveloppe de la boule du thermomètre l'ont laissé refroidir de 70 degrés jusqu'à 10 :

LA SOIE		LA LAINE		LE COTON		LE LIN	
crue, en 1214 secondes.	filée, en 904.	crue, en 1118 secondes.	filée, en 954.	cru, en 1046 secondes.	filé, en 852.	cru, en 1032 secondes.	filé, en 873.

M. Beckmann, à Gottingue, a fait des recherches semblables dans un Mémoire qui a été couronné par l'Académie. Il a surtout fait ressortir l'influence de la quantité d'air qui se trouve dans les interstices du tissu, et l'influence des couleurs dont la matière est teinte.

des feutres. Chez nous, on ne s'en sert que pour les chapeaux ; et c'est certainement une meilleure substance pour garantir la tête des accidens que les casques des soldats, qui, plus durs, en garantissant du coup, occasionent aussi plus de commotions à la tête (1). Il serait utile de ne faire porter aux enfans, dans l'été, que des chapeaux blancs ou verts, lorsqu'ils ont la tête grosse et forte.

De tous les draps, le casimir est le plus *élastique* et le plus léger; il se prête en tous sens, ce qui le rend préférable pour les enfans en hiver. C'est depuis 1527 que l'on emploie plus particulièrement le tricot, et depuis 1636 on en fait au métier (2): c'est une époque dans l'histoire des vêtemens ; car la bonneterie, bien élastique, est comme un bandage qui presse également les surfaces, et qui, en se moulant sur le corps, le soutient. L'usage peut en être utile quand une partie se trouve relâchée ; et pour les femmes, surtout mariées, les corsets de tricot sont les seuls que l'on puisse raisonnable-

---

(1) Charles VII, roi de France, avait un chapeau à son entrée dans Rouen : c'est, à ce qu'il paraît, le premier dont il soit fait mention.

(2) Cette invention paraît appartenir à Guillaume Lee, maître ès-arts à Cambridge.

ment admettre pour soutenir la taille ; mais la mode de se serrer le ventre et le sein , au moyen des baleines, commence malheureusement à reprendre.

La manière dont sont *teints* les vêtemens n'est peut-être pas tout-à-fait indifférente, et nous en ferons mention en parlant du soin des yeux ; mais ce qui est encore plus sérieux, c'est que , suivant le rapport de quelques médecins, les couleurs altérées par l'humidité et par la transpiration , paraissent avoir été nuisibles aux soldats pendant les guerres de la république; un jour, peut-être , ce sera l'objet d'un examen plus particulier. L'usage du blanc, pour les enfans, a certainement été très-utile à la propreté, pourvu qu'on n'arrête pas pour cela les exercices.

La chose la plus importante , à l'égard des enfans qui croissent toujours , c'est de leur donner des vêtemens qui ne mettent aucun obstacle à cette croissance; il faut qu'ils soient assez amples pour ne gêner aucun mouvement. La difficulté consiste alors à les attacher convenablement. Les premiers qu'on leur donne sont ordinairement une *chemisette* et une robe. Ces robes retenues au moyen d'une coulisse, au-dessous de la poitrine, n'imposent aucune gêne ; et ces *coulisses* valent bien au-

tant que les ceintures. C'est une mode utile d'attacher les bas de manière que la circulation
ne soit pas gênée dans les jambes. Les Anglais
laissent les bras des enfans nus jusqu'aux
épaules. On a adopté l'usage de laisser les en—
fans *nu-pieds,* au commencement de la seconde
époque ; et quoiqu'il soit généralement bien
vu d'habituer au froid la tête et les pieds , on a
cependant poussé la chose assez loin pour donner lieu à des engelures , qui font cruellement
souffrir. Il ne suffit pas d'introduire des usages
utiles , il faut encore voir s'ils se trouvent en
harmonie avec nos demeures , nos habitudes
et notre genre de vie. Être habillé légèrement
en plein air , n'est une bonne chose qu'autant
qu'on ne passe pas une grande partie du temps
dans des chambres chauffées outre mesure.
Vers l'époque où l'enfant apprend à marcher,
on lui donne des souliers et un pantalon ; ce
dernier s'attache ordinairement au gilet par
quelques boutons , et cela vaut mieux que de
le faire tenir par des bretelles , qui le font supporter par les épaules seules. (1). Quant aux

—————————

(1) C'est des Germains que l'on paraît avoir reçu l'u-
sage des pantalons. Lorsque les Bulgares furent con-
vertis au christianisme , en 806, le pape Nicolas Ier
leur permit de ne pas adopter l'usage des culottes ,

souliers, il est bon de les faire d'un drap élastique, afin que le petit pied, dont plusieurs parties ne sont pas entièrement ossifiées, et restent encore molles comme un cartilage, ne soit pas gêné, et puisse acquérir le développement nécessaire pour bien marcher. Il faut qu'ils soient longs, car le pied s'allonge en marchant (1). On peut accoutumer les enfans à rester sans cravate comme on a déjà voulu le faire ; alors on leur en met comme remèdes lorsqu'ils sont enrhumés ou indisposés. Il est probable que les changemens continuels des modes par rapport à l'épaisseur des cravates, ont souvent influé sur la fréquence des maux de gorge. Il est des mères qui ont la manie de se faire de leurs fils des poupées, en leur donnant le plus tôt possible des habits. L'habillement turc est, sans contredit, le moins gênant ; l'uniforme de hussard, l'habit militaire, en général, est moins recommandable (2), car ce costume serre le corps, et il faut le renouveler souvent si l'on veut qu'il ne nuise pas à la

---

que les moines voulaient absolument leur donner, comme un vêtement commandé par la religion.

(1) Le joli mémoire de M. P. Camper sur les souliers, a servi de modèle à plusieurs brochures semblables qui ont paru récemment.

(2) Je ne parlerai pas de l'abus moral de ces sortes

croissance. Depuis peu on donne aux filles des *pantalons* qui sont serrés par des coulisses au bas de la jambe ; cette mode, qui peut d'ailleurs occasioner des frottemens, fait couvrir et tenir chaudement des parties qui seront dans la suite exposées à l'air : l'usage en est blâmable sous ce rapport. L'habillement des enfans avait gagné depuis Locke et Rousseau ; il est malheureusement à craindre qu'on ne le soumette aussi à la mode. La niaiserie des oisifs ne songe qu'à se faire remarquer ; la vanité fait naître des imitateurs, et à force de vouloir se distinguer, on tombe dans les bizarreries les plus nuisibles. A un certain âge, on cherche à faire distinguer les sexes : le garçon doit porter des habits qui secondent la mobilité musculaire ; la fille, destinée à une vie plus sédentaire, doit préférer tout ce qui favorise le développement du sein et des hanches. Il y a quelque chose d'effrayant de voir s'établir de nouveau dans les boutiques de Paris des *corsets* qui ressemblent déjà un peu aux corps qu'on portait autrefois. En assujettissant à ces corsets

---

d'habillemens qui donnent à l'enfant le masque d'un état qu'il n'est pas encore capable de remplir, et qui doit l'honorer un jour. C'était une grande fête chez les Romains lorsqu'on mettait la toge après l'âge de la puberté.

les jeunes demoiselles, on gêne non-seulement le sein et les hanches, mais aussi les viscères, et l'on prépare la disposition aux affections du sein, aux maladies hystériques, qui sont déjà assez favorisées par la vie sédentaire. L'Empereur Joseph II a le premier défendu les corps dans les écoles et pensionnats ; on a renouvelé l'année passée cette ordonnance avec plus de rigueur (1). *Le lit* dans lequel on reste tran-

---

(1) Il paraît qu'on commençait déjà à beaucoup parler des habillemens des enfans et du maillot en Italie, depuis le commencement du dernier siècle. En 1742, Winslow publia dans les Mémoires de l'*Académie des Sciences* son excellente brochure sur les corsets et les cravates, et donna l'éveil à plusieurs tailleurs qui publièrent différentes améliorations dans la *Gazette salutaire*, qui précéda, ce me semble, l'intéressante *Gazette de santé*, rédigée à présent par M. de Montègre. M. Alphonse le Roy, dont l'ouvrage sur la *Médecine maternelle* est assez connu, a fait, en 1772, des recherches sur les habillemens des enfans et des femmes. M. Clayrian a traité des culottes ; M. le baron Percy a donné dernièrement plusieurs articles sur les vêtemens dans le *Dictionnaire de médecine* ; on ne peut que les lire avec grand plaisir. M. le docteur Fournier a traité dans ce même dictionnaire du corset en particulier. On possède enfin un ouvrage de M. Sœmmering, qui a fait dessiner d'après nature la taille d'une femme qui a porté des corps toute sa vie, avec celle de la statue de la Vénus

quille et où l'on dort, doit naturellement être
plus chaud que le vêtement dans lequel on agit
et fait de l'exercice. Les peuples du Nord se
servent de lits de plume ; et à mesure qu'on
approche de la France, on trouve l'usage des
matelas de laine et de crin. En cela, comme
en toute autre chose, on reconnaît clairement
l'influence du climat. Mais, abstraction faite
des circonstances particulières, il faut toujours
avoir devant les yeux le principe que, dans
nos pays, il vaut mieux habituer les enfans
au froid.

Lorsqu'on songe à l'influence des vêtemens
sur les diverses cavités qui contiennent les
principaux viscères, on s'aperçoit que le *cerveau* est le mieux garanti par la boîte osseuse
bombée du crâne qui l'entoure ; la forte pression de la tête influe cependant, quoique en
partie indirectement, même sur le cerveau et
sur le mal de tête de l'adulte. Le bourrelet
qu'on donne aux enfans n'est au reste pas moins
utile que le chapeau de feutre dont nous nous
couvrons la tête pour nous garantir des injures

---

de Médicis ; et rien ne montre mieux que ce tableau,
les funestes effets de cet absurde vêtement. Il fallut cependant près d'un siècle pour faire passer la mode des
corps.

de l'air. La pression de la charpente osseuse qui entoure *la poitrine* empêche l'élargissement des poumons et du cœur; rien de plus salutaire cependant que le développement libre des poumons, qui paraissent avoir des forces en proportion du volume. Exposés continuellement aux vicissitudes inévitables de l'atmosphère, ils éprouvent les accidens les plus difficiles à maîtriser, puisque le quart, à ce que j'ai dit, de ceux qui meurent de maladie dans la plus grande partie de l'Europe, succombe à celles des voies de la respiration. Le cœur a également besoin de s'élargir librement; gêné par des ceintures, oppressé par des chagrins, son exercice est interrompu, et il s'ensuit des maladies organiques de ce viscère (1). *L'estomac* n'a pas moins souffert des affections squirrheuses, suite des malheurs publics qui doivent finir actuellement; et l'on sait com-

---

(1) M. le docteur Bayle, qui a fait neuf cents ouvertures de cadavres de poitrinaires, m'a dit également qu'il suppose la mortalité de cette maladie à peu près dans la même proportion que dans le reste de l'Europe. Quant aux maladies du cœur, et à l'influence des malheurs de la révolution sur ces affections, on n'a qu'à consulter l'ouvrage classique de M. le baron de Corvisart, et les beaux travaux modernes sur les maladies squirrheuses et cancéreuses.

bien les femmes, surtout de la haute classe, s'évanouissent souvent par suite des pressions qu'elles exercent avec les vêtemens sur cette cavité, qui doit changer de volume par la nourriture. Je serais tenté de croire que les engorgemens du foie et de la rate avaient diminué depuis qu'on avait abandonné les corps ; mais les ouvertures de cadavres se faisaient autrefois trop rarement pour qu'on puisse soutenir cette assertion, et l'affermir par des preuves directes. Quoi qu'il en soit, pourrait-on jamais nier la grande importance des vêtemens pour la santé publique ? Et les gouvernemens éclairés, qui font surveiller la nourriture aux marchés, devraient-ils toujours faire dépendre la forme des vêtemens, des vieilles bizarreries de l'usage, de la cupidité des tailleurs à la mode, ou des caprices d'une jolie femme ?

Outre l'influence constante et inévitable du climat, des saisons, ainsi que des habitations et des vêtemens, il y a encore à considérer celle des *contagions particulières* qui nous atteignent par la respiration ou par l'absorption cutanée; elles nous viennent quelquefois de loin, amenées par les vents, apportées par les corps qui en ont été pénétrés par le contact, ou elles nous sont communiquées par les personnes qui nous entourent, et qui ont été frappées de quelque épidémie. Ces contagions rendent souvent nécessaire un isolement plus complet. Venise, lorsqu'elle était presque seule en possession du commerce du Levant, dut songer dès-lors à établir la quarantaine, pour que le coton qu'elle recevait ne lui transmît pas la peste. Dans le dix-septième siècle, Paris éprouva ce fléau, et l'on isolait également les malades dans des maisons éloignées de la ville. Lorsque l'Europe, il y a quelques années, fut menacée de la fièvre jaune, on sut en empêcher la propagation par des cordons de troupes. On a toujours été plus indulgent pour la *petite-vérole*, qui cependant faisait périr autrefois à Londres un individu sur sept; plus tard, un sur dix ou sur treize; et tout le monde devait l'avoir. Au commencement du siècle dernier, quand on apprit des Turcs à inoculer les enfans, et qu'on vit que l'on pouvait choisir pour cette opération le moment le plus favorable, il ne mourait des inoculés qu'un sur quatre ou cinq cents, suivant les circonstances, un sur quatre cents, par exemple, dans les hôpitaux. Mais la mortalité générale ne diminuait pas; comme on négligeait d'isoler les enfans inoculés, le venin se répandait constamment et ravageait sans interruption. L'Angleterre perdait au moins 21,000 individus par an, sur une population d'un peu plus de 9,000,000 ; et l'on supposait, d'après un calcul un peu vague, que l'Europe en perdait 400,000 chaque année. Après l'introduction de la *vaccine*, la police de Copenhague obligea les habitans d'y recourir, et d'isoler les enfans qui, par hasard, avaient pris la petite-vérole ; il n'en mourut plus un seul pendant une année entière. Cette mesure a été adoptée depuis dans plusieurs États de l'Allemagne, entre autres, en Prusse, où la police médicale trouve toujours des encouragemens ; mais les malheurs de la guerre ont souvent interrompu des mesures si salutaires à la population.

Quoique la vaccine ait été découverte en Angleterre, on n'a commencé à vacciner plus généralement à Londres qu'en 1803. On a fait le relevé des individus morts de la petite-vérole, de 1788 à 1797 inclusivement ; le nombre est de 18,558. Depuis 1803 jusqu'à la fin de 1812, il n'est mort de la petite-vérole que 11,552 individus, c'est-à-dire 7006 de moins. En 1813, il n'est mort de cette maladie que 898 individus, c'est-à-dire, un quart de moins que l'année précédente. Il existe un comité qui se charge surtout de distribuer des flacons de virus – vaccin, et le nombre des flacons distribués se montait l'année dernière à 25,394.

Dans le dernier rapport du comité central de vaccine de Paris, on a communiqué le tableau comparatif de la mortalité de la petite-vérole dans divers départemens où la vaccine a été le plus favorisée (1). A Strasbourg, par exemple, il mourut en 1803, 518 individus de la petite vérole; en 1812, un seul. Dans quarante-trois communes du département de l'Oise, il est mort dans les dix années qui ont précédé l'introduction de la vaccine en France, 13,770 individus; dans les dix années qui se sont écoulées depuis l'introduction de la vaccine, il n'est mort que 10,510, c'est-à-dire, 3260 de moins. Ce dernier résultat heureux est dû à la noble et active sollicitude de M. le duc de la Rochefoucauld. — Les trois quarts des nouveau-nés, c'est-à-dire, 754,270 sur 1,056,871 ont été vaccinés en 1813. On a connaissance de plus de 3 millions 65,000 individus qui ont été vaccinés depuis 1804.

Il est assez singulier que l'Asie et les peuplades demi-civilisées des frontières de l'Afri-

____

(1) *Voyez* le rapport de M. Husson dans la dernière séance publique présidée par M. le docteur Jadelot.

que et de l'Amérique aient été plus empres-
sées, ou tout au moins plus dociles à adopter
la vaccine. Le gouvernement du cap de Bonne-
Espérance et celui de Ceylan sont parvenus
à éteindre totalement chez eux la petite-ve-
role (1).

Les tables de mortalité de Besançon, composées par M. Duvillard, démontrent, suivant
son calcul, que sur 495 enfans qui mouraient
autrefois d'un an à huit, il n'en meurt plus
à présent que 374, quoique la vaccination ne
soit pas générale, et que l'isolement n'ait point
lieu. D'après tout ce que je viens de dire, il
faut encore admettre comme principe d'éducation physique, le soin d'éloigner les enfans
des maisons où règnent quelques maladies ré-
putées contagieuses, et de ne pas négliger la
vaccine, dont l'expérience confirme de jour
en jour les heureux résultats.

Entouré de tant d'agens divers, et toujours
avide de vaincre les obstacles qui s'opposaient
à la population, l'homme d'autrefois, surpris
par le malheur ou la maladie, jeta souvent
les yeux sur les astres, et demanda sous quelle
constellation il était né. Cette prétention de
découvrir si haut les causes du mal, n'a ja-

____

(1) *Voyez* la *Bibliothèque Britannique* de 1814.

mais produit que des rêves et des chimères.
Les livres de l'histoire à la main, et en prenant l'expérience pour guide, nous venons de
parcourir le monde pour comparer les zones,
les saisons, les montagnes, les plaines, les
gorges, les villes, et pour examiner les moyens
de nous garantir de leurs inconvéniens ; mais
où sont les tables statistiques des siècles faites
sur le même plan, pour nous servir de base?
Et qu'est-ce que l'expérience de quelques individus, fussent-ils même le plus avantageu-
sement placés ! Lorsque l'on consulte les écrits
des philosophes, on trouve les idées d'une
république créée dans le cabinet, comme celle
de Platon, ou calquée sur le modèle de la
Grèce et de Rome ; et ailleurs, l'idéal rétréci
d'un état de nature qui n'offre qu'un développement partiel. En fouillant dans les ouvrages
des médecins, on s'aperçoit qu'ils nous parlent plus des maladies et des remèdes, que des
moyens de nous en préserver. Les mesures de
précaution touchent cependant d'aussi près
à la médecine, que les dispositions morbifiques aux maladies. Mais ces dispositions tiennent au moins aussi souvent aux institutions
sociales ; et l'examen des usages et de la police
d'un pays conduit souvent à découvrir les
causes des maux et les principes du traite-

ment. C'est dans la comparaison de l'état demi-sauvage avec celui des divers degrés de civilisation, que nous devons puiser des leçons ; c'est dans l'histoire des émigrations et du commerce, de l'architecture et des modes, autant que dans la médecine, que nous trouverons les bases qui doivent servir à remplir les titres du code de l'éducation physique.

D'après cette foule de circonstances que nous avons dû passer en revue, chaque enfant s'est trouvé avoir besoin, pour ainsi dire, d'une hygiène à lui. Chaque localité apporte ses impressions ; chaque profession exige ses habitudes. La société, en cherchant des remèdes dans les demeures, la propreté, le vêtement et l'isolement, rencontre parfois d'autres inconvéniens dans ces remèdes mêmes. L'éducation physique de l'homme n'est pas, comme celle des animaux, bornée au seul développement de la force ou de l'agilité musculaire, et c'est là ce qui complique le problème.

S'il était possible à des parens de régler en tout le sort de l'être qui leur est si cher, il serait à désirer que, né d'une bonne souche, il eût respiré l'air sur l'une des hautes plaines les plus favorisées de la nature, et qu'il eût fortifié son corps dans une famille vivant avec frugalité des fruits de son travail, et donnant à sa faiblesse de tendres soins sans mignardise. Si la destinée l'appelle alors dans la grande ville, il y trouvera beaucoup de choses préparées pour sa conservation; et les forces, les sentimens qu'il y apportera le garantiront d'une corruption funeste; mais dans une forêt touffue, il est des arbres qui restent petits et faibles : dans l'Olympe, ingénieux emblème des facultés de l'homme, tout le monde ne sait pas soulever la massue comme Hercule, et manier l'arc avec la grâce d'Apollon. Si le choix des forces, comme celui du rang et de l'état que doit prendre l'enfant, n'est pas absolument libre, l'humanité n'a-t-elle pas déjà trouvé des moyens pour adoucir le sort de l'aveugle, du sourd-muet, de l'estropié même ? C'est au bon esprit des parens à tirer parti avec habileté des ressources les plus convenables ; et la société en agrandissant sa sphère, a pu créer ainsi mille talens nouveaux, et diviser les travaux en les dirigeant vers un but commun. Au reste, le plus bel apanage de l'homme est de pouvoir à volonté changer de place; en construisant des routes, en apprivoisant les animaux, les moyens de communication lui sont devenus plus faciles : des villes les plus populeuses, des maisons les plus superbes, il peut se transporter aux champs ; et cette seule variété de rapports volontaires amène nécessairement un système d'équilibre et de compensation au milieu d'une population qui s'augmente et se perfectionne sans cesse. C'est précisément de cette faculté naturelle à l'homme de pouvoir changer de place pour changer d'état ; c'est de l'art de marcher, en un mot, du développement des forces musculaires, et de l'influence salutaire de leur exercice sur l'économie animale, que nous devons nous occuper dans le Chapitre suivant.

CHAPITRE VII.

Sur le Maintien, sur l'Exercice du corps en général, et celui des membres en particulier.

Nous avons déjà commencé à envisager l'enfant comme un être qui ne doit pas toujours rester en place, et la comparaison que nous en avons faite à diverses reprises avec une plante qui veut être acclimatée, ne trouve plus son application. Appelé à d'autres destinées, l'homme a besoin de chercher loin de lui sa nourriture ; il doit apprendre à marcher. Une grande variété de dispositions a fait naître dans la société une grande variété de talens : il faut qu'il en cultive quelques-uns, qu'il apprenne à exercer ses membres. Pour s'attacher ensuite une compagne, et en général, pour plaire, ce qui n'est pas sans importance, il lui convient d'acquérir de la grâce, S'il est heureusement organisé, si l'éducation l'a bien formé, si les circonstances le favorisent, le globe entier lui est ouvert : il peut devenir utile à lui-même, à ses contemporains, à la postérité. C'est dans le développement des exercices qui peuvent lui aider à atteindre ces divers buts, que nous allons le suivre à présent.

Mous et flexibles dans les premiers jours, les *cartilages* de l'enfant se pénètrent peu à peu d'une matière solide et se changent en *os*; les charnières qui forment les jointures se modifient d'après le mouvement imprimé par les muscles ou la chair. Si une puissance suprême moule dans des formes déterminées les espèces qu'elle a créées, elle laisse néanmoins, pendant un certain temps, la liberté de modifier un peu ces formes suivant le but qu'on se propose. Les enfans des faiseurs de tours et des escamoteurs nous offrent un exemple frappant des changemens que l'on peut apporter à la marche ordinaire de la nature; ils nous montrent les excès de l'exercice, et les bornes où il faut l'arrêter.

La *charpente osseuse* a quelquefois trop de dureté, plus souvent trop de mollesse; les os longs peuvent se courber dans l'enfance par le seul poids du corps, et donner lieu à des difformités. Les *muscles*, ces fibres rouges enveloppées de tissus cellulaires, nourries et humectées par la graisse et d'autres fluides, sont destinés à mettre en mouvement les os. Chaque fibre se contracte à la moindre irritation, et s'allonge de nouveau : il est probable que, séparées ou réunies, ces fibres se trouvent dans une vibration continuelle et imperceptible ; que chaque faisceau de celles qui composent les muscles ou la chair reçoit à la fois, par les nerfs qui le pénètrent, les impressions de la volonté. Si les os n'ont pas une dureté proportionnée à la force des muscles, ceux-ci les font plier ; mais les différens faisceaux de muscles, séparés entre eux et destinés à faire mouvoir les os en sens opposés, offrent une espèce de contre-poids, et rétablissent un équilibre qui maintient, à certains égards, la forme primitive : ils cèdent l'un à l'autre dans des mouvemens différens, jusqu'à ce que la volonté les fixe sur un point quelconque. C'est ainsi que naît et que s'arrête le mouvement volontaire : toutes les forces actives et passives doivent se tenir dans cet équilibre qui caractérise l'état de santé.

Le *fœtus*, dans le sein de la mère, se trouve comme accroupi ; tous les muscles qui servent à cette position sont raccourcis. Dès qu'il vient au monde, et qu'il reçoit, avec la liberté, les premiers rayons de la lumière, il s'épanouit comme un bourgeon ; les muscles extenseurs commencent à s'exercer ; la tête se lève, les jambes et les bras s'ouvrent, et la pose dans le berceau favorise le redressement de l'épine du dos. En faisant souvent changer l'enfant de position, vous exercez tour à tour tous ses muscles, et il apprend ainsi à s'en servir par lui-même.

On conçoit aisément par-là pourquoi l'enfant livré à lui-même ira d'abord *à quatre pates,* et comment il a pu entrer dans la tête de quelques gens d'esprit que les hommes étaient destinés à marcher comme les animaux. On a cherché, dans le nourrisson, le modèle de l'adulte; on a pensé encore ici que l'état naturel était de rester dans l'enfance. Ces futiles discussions ont amené d'utiles recherches comparatives sur la structure des animaux, et donné une grande impulsion à la science qui s'occupe de leur anatomie. C'est souvent par l'erreur que nous sommes conduits à des vérités; et nos premiers écarts s'ensevelissent dans l'oubli. Personne ne peut douter des grands avantages résultant de la stature droite qui nous permet le libre usage de nos mains.

J'ai dit que c'est de l'exercice simultanée des muscles que naît un certain *équilibre;* le tiraillement qu'on observe parfois dans les enfans qui dorment, peut tenir à ce qu'une partie de leur corps se trouve gênée. On risque aussi de faire courber les os en pesant sur une partie de ce corps, et les nourrices qui mettent les enfans dans leur lit, non-seulement les environnent de leurs exhalaisons, mais les exposent, pendant le sommeil, à des pressions dangereuses.

Les dispositions et les différences individuelles qui naissent quelquefois de la pose dans le sein de la mère, peuvent donner lieu à des *difformités* particulières, un os trop mou, un muscle trop fort ou trop court, une répartition inégale de forces quelconques, changent la symétrie nécessaire : la manière de porter l'enfant, ou son habillement, peut aggraver ces défauts ; la nature n'en offre que rarement de très-marquans. Il serait d'ailleurs ridicule de se trop effrayer d'une petite inégalité ; la croissance suffit pour y remédier, fût-elle même assez prononcée. Si j'ai bien fait concevoir l'action réciproque des muscles, et si l'on songe comment se fait la nutrition, on concevra que la chose doit être ainsi. Une bonne mère, avec un peu d'habileté et de constance, parera à ces petits inconvéniens, par la pose, par l'habillement, par l'extension donnée à une partie et la résistance opposée à l'autre ; enfin, par l'exercice volontaire et par l'habitude. Les détails suivans pourront servir à guider son jugement.

Pour maintenir l'équilibre dans la station droite, il est bon que *la tête se tienne droite* sur le cou ; elle tournera plus aisément dans toutes les directions. Quelques enfans ont le malheur de naître avec un torticolis, avec un muscle trop court ou mal placé (le *sterno-mastoïdien*), et qui fait pencher la tête d'un côté. Il est ordinairement assez difficile de remédier au premier de ces accidens ; pour le dernier, on emploie quelquefois avec succès un bandage approprié qui s'oppose au tiraillement du muscle trop court, en appliquant de ce côté des huileux et d'autres émolliens, tandis qu'on fait des frictions spiritueuses ammoniacales irritantes, du côté où le muscle est trop long. On a même tenté, dans ces cas-là, diverses operations. Le torticolis lui-même ne provient parfois que de la force d'un des muscles, et alors on peut attendre de bons effets des frictions, du bandage, et d'un soin assidu : la simple attention à écarter tout ce qui favoriserait cette pose, suffit, dans le premier âge, pour rétablir de légères inégalités ; mais si on les néglige, l'un des muscles se paralyse en quelque sorte, les os changent peu à peu de forme, et les articulations se collent ensemble (ankiloses). Les muscles du cou sont, d'ailleurs, en rapport avec la figure, qui participe à la fin à toutes ces irrégularités, nées d'une faible cause, et surtout d'une coupable négligence. On reconnaît quelquefois des difformités qui naissent de la manière dont on se tient, ou du métier que l'on a exercé, même à un âge où la nature est moins flexible.

Toute la charpente du corps est soutenue par la colonne *vertébrale*, composée d'anneaux tournant et se fléchissant l'un sur l'autre en divers sens par un appareil de muscles semblables des deux côtés, et qui donnent encore, à l'aide des ligamens, une très-grande solidité à la colonne, au moyen de leur opposition : cette colonne est supportée par le bassin qui sert de base aux viscères ; il n'y a que la poitrine qui soit entourée d'une cuirasse mobile, formée par les côtes et couverte sur le derrière par les omoplates. La Providence nous a, en quelque sorte, montré par-là l'importance qu'elle met à la poitrine. Le ventre, fort gros en proportion dans les enfans, n'a pas, jusqu'ici, et fort heureusement, été comprimé par des modes ridicules qui pourraient gêner le développement des viscères ; et il faut espérer qu'aucun caprice n'en fera naître comme pour les adultes. La colonne vertébrale peut *se courber* de côté, en dedans, ou en dehors, ainsi que dans plusieurs autres sens ; le premier cas a lieu quelquefois dans les enfans rachitiques, d'un an à trois, et en déplaçant les côtes il gêne la poitrine : le second, plus gênant encore, est heureusement très-rare ; mais la gibbosité proprement dite est plus commune. Toutes ces difformités tiennent à un ramollissement des os, amené par une cause morbifique souvent héréditaire, ou à un relâchement dans les parties qui unissent les os dans leurs articulations, ou à une faiblesse, une irrégularité des muscles : les remèdes varient suivant les causes ; les accidens ainsi que les mauvaises habitudes peuvent favoriser les difformités ; sous ce point de vue, ils sont du ressort de l'éducation physique.

On cherche à alléger autant qu'il est possible, le poids du corps et de la tête, qui porte sur la colonne vertébrale, en les soutenant par le moyen des *corsets*. Il n'y a guère pour cela que deux ou trois points d'appui : l'occiput, le bassin et le dessous des aisselles. Les deux premiers ont encore de la mollesse dans l'enfance, et l'autre livre le passage aux vaisseaux qui nourrissent les bras, et aux nerfs qui leur donnent la sensibilité ; on s'expose à les engourdir ; les épaules, d'ailleurs, s'élèveront naturellement. Une pression plus générale autour des hanches empêche le developpement ultérieur, et gêne la circulation, si nécessaire à un enfant malade.

Malgré ces difficultés, d'habiles bandagistes sont parvenus à soutenir cette colonne par des ressorts élastiques, des crics et des spirales qui produisent une pression successive et variée. Mais il n'est pas ici question d'en parler comme de remèdes pour de véritables maladies ; je n'ai voulu qu'indiquer combien il est difficile de trouver des points d'appui qui ne soient pas eux-mêmes dans le cas de céder et de se déplacer. Au reste, lorsque l'on soutient trop, les ligamens et les muscles ne se fortifient jamais, car les forces musculaires ont cela de commun avec l'aimant, qu'elles augmentent considérablement d'énergie lorsqu'elles sont toujours et progressivement chargées de nouveaux fardeaux. Voilà les inconvéniens de tous les corsets qu'on peut inventer, et qui contiennent des corps durs.

En Angleterre, on faisait porter aux jeunes filles, dans les pensions, des *plaques* presque carrées, appliquées au dos et suspendues à des épaulettes, qui font baisser les épaules en arrière pour élargir la poitrine. La grande quantité de poitrinaires que ce pays voit succomber à peu près dans la même proportion depuis qu'on y tient des tables de mortalité, ne permet pas de croire que cet usage en ait diminué le nombre ; il est probable, au contraire, que c'est de là que provient cette espèce de roideur des Anglaises, d'ailleurs si bien faites. Beaucoup de personnes se ressouviendront encore des *croix de Heister :* il me semble qu'on se servirait avec moins de désavantage, pour les enfans qui avancent en âge, de ces espèces d'épaulettes simples, plus propres à leur rappeler ce qu'ils doivent observer qu'à produire une grande pression. Il est même bon, afin de laisser un peu de liberté aux muscles, de ne pas user constamment de machines : toutes celles qui peuvent gêner les enfans ou resserrer la place des viscères, paraissent avoir tant d'inconvéniens, opposer tant d'obstacles à la croissance, qu'il vaut mieux n'employer que des moyens négatifs, c'est-à-dire, éviter avec le plus grand soin tout ce qui pourrait augmenter un mal naissant, ou une fâcheuse disposition naturelle (1).

Disons pourtant qu'un léger resserrement

---

(1) Guillaume Hay, membre du parlement d'Angleterre, bossu lui-même, a composé un Traité assez curieux sur la longévité des personnes difformes. Le duc de Luxembourg mourut à soixante-deux ans, Pope à soiante-quinze, etc.

également répandu sur la surface, soutient et quelquefois fortifie ; et qu'il est des élastiques, ainsi que des bandages d'infirmes (*fascia pro infirmitate*) dont on ne peut nier les heureux effets, surtout lorsque les parties molles du corps sont disposées à du relâchement. C'est au médecin de juger quand ces bandages sont applicables.

Les bras, les mains, surtout les jambes et les pieds font naître d'autres considérations : il importe de faire attention aux *pieds retirés*, aux *mollets déplacés*, aux *genoux pliés* en dedans ou en dehors ; les os longs courbés en divers sens ont fait imaginer divers moyens pour empêcher que le corps ne pèse trop sur des parties faibles ou ramollies, et des machines pour les redresser et les étendre, afin de leur faire prendre une forme régulière en même temps que l'on s'occupe à détruire les causes internes qui les ont déformées, et à favoriser leur nutrition particulière. L'art a fait des progrès dans le traitement des pieds-bots ; l'anatomie, les lumières répandues sur les fonctions des muscles et des ligamens, ont fait trouver des ressources ingénieuses qui peuvent servir à rectifier la forme dans beaucoup de cas particuliers.

Mais ce qu'il faut dire, surtout, c'est que

dès que l'esprit de l'enfant se développe, on doit se hâter d'en profiter : les moyens mécaniques s'usent; le *ressort moral* acquiert des forces à mesure qu'on l'emploie. Une attention soutenue à prévenir de mauvaises habitudes, une volonté ferme de les vaincre, sont au-dessus de tout mécanisme. Nous aurons occasion de faire ressortir cette force, en parlant de l'influence de l'âme sur le corps.

Il est toujours bon de ne rien entreprendre que par nécessité, et de chercher plutôt à éviter ce qui donnerait lieu à de petites irrégularités, comme la pratique assidue d'un art ou métier qui favorise, qui commande même quelquefois une pose gênée, oblique, et en général une attitude particulière. On tâchera de connaître dès l'enfance les parties du corps qui sont particulièrement faibles, pour éviter de les fatiguer davantage.

L'enfant est tenu *couché* les premiers jours : il est bientôt porté sur les bras, et la tête se lève. A trois mois il se tient ordinairement sur son séant. Les Indiens apprennent aux leurs à se tenir debout dans un trou garni de linge. Se tenir *debout* suppose qu'on a trouvé le centre de gravité, et qu'on peut assez régler la force musculaire pour s'y maintenir. Dans chaque individu le centre de gravité est diffèrent de ce qu'il est dans d'autres ; cela a lieu surtout pour les enfans : nous ne pouvons le leur indiquer, il faut qu'ils le trouvent eux-mêmes, et qu'ils sachent se *balancer*. Pour qu'un adulte se tienne bien, il doit avoir la tête droite, les épaules en arrière, afin de faire ressortir la poitrine ; le ventre peu avancé, les genoux bien tendus, les talons rapprochés, la pointe des pieds en dehors, les bras naturellement pendans ; mais toutes ces règles conviendraient mal aux enfans. On commence à les soulever en les prenant sous les aisselles, ou en les asseyant sur la main pour les faire sauter ou danser ; les objets passent alors rapidement devant eux et leur ôtent le vertige ; cependant trop d'exercice en ce genre tient aussi les enfans inquiets, et les empêche de fixer les objets qu'ils doivent apprendre à connaître. Le jugement guide nos opérations, et l'enfant sourit à nos efforts. Qui oserait prétendre à enseigner tous les moyens ingénieux que la tendresse fait trouver aux mères ? c'est à nous à chercher, dans leur conduite, les lois de l'art qu'elles exercent avec une sorte d'inspiration.

Se tenir *debout* pendant quelque temps sur la même place, est ce qu'il y a de plus difficile ; car les fibres musculaires sont dans une vibration continuelle, comme on le voit par le tremblement de l'enfance et de la vieillesse ; aussi l'enfant apprend-il plutôt à marcher en avant qu'à se fixer. Dès qu'une mère s'aperçoit qu'il y a un peu de force dans les jambes de son enfant, elle essaie de le laisser un moment seul et debout pour qu'il vienne, ou plutôt, qu'il se jette dans ses bras ; en voulant lui montrer sa dépendance, afin de se faire payer de son attachement, elle apprend au contraire à l'inconstant à lui échapper en marchant seul.

D'après ce que j'ai dit, au reste, du balancement dans l'acte de la station, on concevra bien aisément pourquoi l'usage des lisières et des paniers se trouve nuisible. La courroie qui retient l'enfant, et que l'on tient élevée par derrière, le fait tomber en avant et lui serre la poitrine ; les épaules se lèvent et la tête s'enfonce. En ceci comme en beaucoup d'autres choses, il devra oublier plus tard ce qu'on lui a enseigné d'abord ; il faudra apprendre ensuite à faire agir les muscles extenseurs du dos. Laissez plutôt ramper l'enfant sur un tapis, jusqu'à ce qu'il se sente la force de se lever et d'imiter les adultes. On voit sur des bas-reliefs des faunes faire balancer le jeune Bacchus sur ses pieds en le tenant

par la main : c'étaient probablement les exercices de l'antiquité, et je ne sais de quelle
époque datent les lisières. Ce qui rend particulièrement recommandables les balance-
mens, c'est que tous les muscles doivent être
prêts à agir, ou plutôt, que tous agissent
successivement par le changement de direction. Ils doivent surtout acquérir la facilité
d'agir promptement au moindre changement
de situation inattendu, et au moindre danger.

Avant d'aller plus loin, il sera bon de dire
quelques mots du but de l'exercice, et de son
influence sur la santé. Le *but de l'exercice* est
non-seulement d'augmenter l'agilité et la force
musculaire, mais encore de rendre cette force
durable, de la diriger avec précision et à volonté vers un point donné, et d'apprendre
à changer à volonté cette direction, aussi vite
qu'il est possible. Tel exercice donne de la solidité, tel autre de l'adresse; on peut même dire
que les divers genres d'exercice sont quelquefois opposés l'un à l'autre. Le paysan le plus
fort sera difficilement le meilleur coureur, et
le danseur le plus leste aura peut-être moins
de fermeté. Il y a cependant une espèce de
milieu à trouver dans les dispositions de chaque individu, pour conserver tout à la fois la

force et l'adresse ; et c'est ce milieu qu'on doit chercher.

Quant à *l'utilité* de l'exercice sur la vie en général, il n'y a probablement que Cardan qui pût en douter ; il prétendait que les arbres vivent plus long-temps, parce qu'ils restent toujours à leur place ; il ne distinguait pas le caractère du végétal d'avec celui de l'homme ; il serait superflu de s'arrêter long-temps à une telle assertion : vivre, c'est bien être ému et s'émouvoir ; être actif pendant le court espace de temps qui nous est accordé ici bas, c'est multiplier son existence. Les enfans, d'ailleurs, supportent beaucoup d'échauffement sans que cela leur fasse aucun mal ; il paraît même accélérer leur développement : la vie sédentaire ne fait que le diminuer. En examinant cependant les avantages et les désavantages de l'exercice sur chaque fonction, il faut considérer qu'il est dans l'intérieur de notre corps des viscères qui, pendant l'exercice des muscles, se trouvait à un certain point dans un état passif, comme les viscères qui n'ont pas de mouvement volontaire ; et en second lieu qu'il y a des individus qui se distinguent, dès leur enfance, par une mobilité extraordinaire qui les consume, comme il en est d'autres qui se font remarquer par leur paresse. Ces différences originaires exigent des mesures différentes. Entrons dans quelques détails à ce sujet.

Les fonctions qui s'exécutent par les viscères gagnent certainement des forces par l'exercice; les muscles du bas-ventre et du diaphragme aident le mouvement des *intestins*. Tout le monde sait que l'exercice ne fait pas seulement mieux digérer, mais qu'il donne aussi plus d'appétit; ce qui est nécessaire aux enfans afin qu'ils prennent assez de nourriture pour leur accroissement. Cependant on observe quelquefois chez eux des hernies, qui, sans empêcher totalement l'exercice, exigent qu'il soit modéré. Un extrême échauffement des urines ou des dispositions au calcul, peuvent demander plus de boisson et moins d'activité. Quoique les enfans se trouvent habituellement bien d'agir après le repas, qui doit être frugal, il convient de les retenir un peu dans un temps de diarrhée ou de disposition aux vomisse-mens et autres maladies.

Les poumons et *le cœur* sont continuellement agités par la respiration. Le cœur est lui-même le muscle le plus fort et le plus constamment actif, ce qui doit être, puisqu'il est destiné à pousser le sang jusqu'aux extrémités; l'exercice, lorsqu'il n'est pas excessif, en accé-

lère et en fortifie l'action. Il empêche la stagna-
tion des humeurs dans les veines, et favorise
l'excrétion des agens nuisibles ; il donne des
couleurs fraîches aux personnes qui ont de
la pâleur par une vie sédentaire, qui ne fait
qu'augmenter la pléthore des viscères. Les
enfans qui ont la respiration courte, la fortifient également par les courses, et, comme nous
le dirons en traitant de la parole, par la déclamation. L'art du plongeur et celui du coureur
nous montrent qu'on peut exercer la respiration à s'accélérer et à se ralentir ; mais au moment d'une fièvre quelconque, d'un pouls et
d'une respiration accélérés, le ménagement
devient nécessaire.

Enfin la *tête*, lorsqu'elle est trop lourde,
peut contenir un cerveau qui supporte peu les
commotions ; les autres viscères sont quelquefois dans le même cas. Les *extrémités* mêmes,
qui sont nécessairement très-employées, veulent beaucoup de repos dans les luxations, les
varices, les fractures, ou des plaies un peu
considérables. La faiblesse ou le relâchement
des ligamens mérite aussi une grande attention ;
il faut observer les effets de l'exercice, pour
en mesurer l'utilité. Du reste, ces exceptions
tiennent déjà aux maladies dont nous n'avons
pas à parler ici.

La tendance à une extrême *maigreur* peut exiger un peu plus de repos, comme l'obésité plus d'action. La faiblesse des muscles n'est pas une raison pour arrêter l'exercice, qui aide à la nutrition de chaque partie ; c'en est une au contraire pour le faire augmenter, mais progressivement (1).

Ici se présente la seconde série de considérations qui peuvent faire arrêter ou favoriser toutes sortes d'exercices. C'est cette espèce de *force expansive*, si je puis m'exprimer ainsi, qui pousse l'enfant comme l'adulte hors de soi-même ; cette expansion qui porte la vie de l'intérieur à la surface, et y produit une évaporation continuelle. Cette vivacité d'un mouvement sans but, sans causes et sans impressions analogues, ôte parfois à la substance de la solidité. D'un autre côté, il existe dans certains individus un extrême penchant à la *paresse*, force également difficile à vaincre, qui, sans exclure toujours les impressions vives, n'excite les muscles à aucun mouvement proportionnel. Elle donne à la machine

----

(1) Milon, dit l'histoire, porta d'abord sur ses épaules un veau qui venait de naître, et continua de le faire tous les jours jusqu'à ce qu'il eût fini sa croissance. C'est ainsi qu'il apprit à porter un bœuf même.

de la lourdeur, ou au moins cette gaucherie qu'on observe souvent dans les personnes d'ailleurs très-sensibles. Là, se découvre déjà le rapport intime des facultés de l'âme avec celles du corps; et s'il est difficile de croire, s'il est ridicule de vouloir que l'éducation puisse effacer le type originaire, elle peut au moins le modifier, et corriger le tempérament. Dans les rangs militaires, tout obéit à la discipline, qui dirige tout vers un but commun. L'éducation physique et morale fournit également à l'âme des mobiles capables de mettre de l'harmonie entre les actions volontaires et les dispositions innées, en tant qu'elles mènent à la conservation, à la propagation des êtres, et, ce qui est nécessairement lié à l'idée d'une grande population, à la civilisation. Un enfant né avec un grand fonds de sensibilité ne sera que languissant et musard, s'il ne s'est habitué, de bonne heure à se mettre en mouvement. Avec un grand fonds d'activité, on ne sera que léger et étourdi, si l'on n'apprend point à mesurer ses pas, à se tenir tranquille à volonté, et à diriger les forces vers un noble but. Le plus beau résultat de l'éducation et le plus grand avantage du caractère, c'est cet équilibre qu'on apprend à établir entre les forces respectives.

D'autres considérations naissent naturellement du temps et du lieu de l'exercice; l'activité est nécessaire dans l'enfance au moment
où se développent les forces musculaires. Les
temps les plus chauds et les plus froids ne sont
pas les plus désirables. L'exercice du matin est
plus favorable que celui de l'après-midi, quoique l'enfant doive être habitué à tout. Du reste,
l'instituteur doit tenir lieu de jugement à l'enfant. D'abord simple observateur, il laisse tout
faire à la nature, il arrête parfois trop de mouvement, il excite moins : les dispositions ne
sont pas encore assez clairement prononcées.
A mesure que l'enfant avance en âge, et qu'il
y a lieu de mettre un certain ensemble dans
les facultés qui concourent à son développement, la tâche devient plus difficile. Tous les
viscères et tous les membres doivent être exercés à la fois, quoiqu'ils n'offrent pas la même
force de disposition, et alors commencent des
habitudes d'un exercice partiel, souvent aux
dépens d'une partie forte. Un estomac très-
fort, par exemple, avec des intestins trop faibles, sera privé d'une portion de nourriture
qui lui serait d'ailleurs utile; l'un des pieds
peut être forcé au repos par la fatigue de
l'autre. A mesure que vous voudrez former
l'enfant pour la société, vous aurez à donner

à une partie un degré de perfection qui nuira à l'ensemble. Ce sont là les difficultés que doit vaincre l'éducation physique.

Ces observations trouvent leur application dans les premiers pas de l'enfance, dans les jeux de l'adolescence, et dans les exercices plus directement nécessaires à la société, que nous allons passer en revue.

Marcher, c'est faire un mouvement progressif : le corps reste un moment en station sur un pied, pendant que l'autre se porte en avant ; on fait alors tomber le centre de gravité du corps, de l'un des pieds sur l'autre. On a assez bien comparé les pieds aux rayons d'une roue ; c'est sur eux que tombe alternativement l'axe du corps ; c'est à l'anatomie et à la physiologie d'en expliquer le mécanisme.

Lorsque l'enfant commence à marcher, les efforts des muscles fléchisseurs le font plutôt tomber en avant, et sans grand danger, les mains et le ventre pouvant le soutenir ; les extenseurs du dos ayant peu de force, il tombe moins en arrière. Les bourrelets peuvent être utiles à un enfant vif et sans prévoyance. Il cherche à étendre la base des deux côtés, en écartant les jambes ; c'est le pas du marin sur un vaisseau, sur un appui qui chancelle toujours ; cette position ne favorise pas la marche en avant. En rapprochant les jambes, la pointe du pied tournée en dedans, comme elle l'était dans le sein de la mère, la base devient bien plus grande que la largeur du pied, et fait allonger le pas; mais c'est la marche du paysan qui en marchant se heurte avec la pointe du pied. Cette direction de la pointe du pied vers l'intérieur peut tout au plus être utile pour servir d'appui lorsqu'on travaille avec la bèche. L'art nous a appris à porter en avant toute la plante du pied, la pointe un peu en dehors, en tenant le genou tendu, comme font les soldats : c'est sans contredit la marche la moins traînante, la plus commode, la plus solide, et celle que l'on supporte le plus long-temps. Se lancer sur la pointe du pied, en se servant des mollets comme d'une espèce de ressort pour s'élever au-dessus du sol et allonger les jambes, est ce mouvement rapide du sauteur, qui donne cette vivacité, cette grâce, cette marche dansante qui caractérise surtout les Françaises. Le saut combiné avec la marche constitue la course, et c'est la manière d'avancer la plus difficile à soutenir.

Les bras et les mains ont aussi leur exercice particulier. Le premier talent de l'enfance est de tenir et de porter à la bouche. Vous apprenez à l'enfant à embrasser; il apprend de lui-

même à repousser, à déchirer, à jeter, à battre
et à saisir. On cherche ordinairement à exercer
de préférence la main du côté droit. Il est probable que dans l'état de nature même une main
et un pied l'emportent toujours sur l'autre; et
la raison pour laquelle on ne marche jamais
tout droit, tient en partie à cette prédominance
de force d'un pied (1). Les autres mouvemens
du corps s'exercent également. Vous surprenez
l'enfant, vous jouez avec lui, et vous lui apprenez à tourner la tête. Ses efforts en ram-
pant, en se levant, l'accoutument à roidir et
à diriger dans tous les sens le corps et la colonne vertébrale. La première année de la vie
n'est pas la moins instructive, la moins fertile
en progrès et en connaissances.

Jouer, c'est faire quelque chose dans le seul
but de s'amuser. On peut cependant inventer
des jeux instructifs, et feindre un monde réel
pour exercer les enfans à s'y conduire; ces jeux
de l'enfance deviennent bientôt pour elle l'école
d'une vie plus sérieuse. L'enfant joue dans
l'eau, chasse son chien, arrange ses petites bre-

____

(1) Je ne veux nullement contredire par ceci les autres raisons pour lesquelles on ne marche pas droit, et
que M. Dupont de Nemours a développées dans un
Mémoire infiniment spirituel.

bis et ses soldats de plomb, va au galop sur son cheval à bascule, manie le sabre, bat la caisse, joue du violon, tandis que la petite fille arrange son ménage d'étain, habille sa poupée, et la promène en voiture. Il n'y a point de découverte, depuis la renaissance des lettres, dont Nuremberg ne fournisse aussitôt des échantillons à l'enfance. Cette espèce de gymnastique n'est pas la moins essentielle : elle tient de près à nos institutions modernes ; et plus l'enfant est naturellement porté à exercer ses forces en général, plus on doit lui en laisser la liberté.

Beaucoup d'enfans parviennent à marcher un peu avant un an ; on en a vu de quinze mois faire une demi-lieue, et d'autres de cinq ans suivre un adulte deux heures et demie. Il serait difficile de fixer où doit s'arrêter l'exercice, et je ne puis que répéter le refrain ordinaire, que c'est au seul bon sens à le dicter. Un bon piéton fait trois pas de deux pieds et demi en deux secondes. Le soldat fait soixante-quinze pas par minute, dans la marche ordinaire, et jusqu'à cent dans la marche forcée (1).

____

(1) La gymnastique de M. Gutsmuths, qui a établi une espèce d'école à Schnepfenthal ; l'exposé des exercices de M. Nachtegal, à Copenhague ; l'ouvrage de

Les hommes qui ont le pied long et plat, et le calcanéum peu proéminent, marchent mal. Dans plusieurs écoles de l'Allemagne, entre autres chez M. Gutsmuths, à Schnepfenthal, on a établi des arènes de 700 à 800 pieds de long, sur à peu près 200 de large ; il s'y trouve des balançoires, des poutres transversales, des mâts, des cordes, des fossés, des machines, pour exercer les bras, et ainsi de suite.

Après avoir exercé les enfans dans la chambre, M. Gutsmuths les fait marcher sur un sol qui offre des obstacles ; il leur fait monter et descendre l'escalier ; il les fait avancer sur le bord d'une planche peu élevée et placée sur une terre sablonneuse, de manière qu'il ne peut leur arriver aucun mal. Il faut que les pieds soient bien tournés en dehors pour marcher sur un bord aussi étroit : il leur fait juger réciproquement leur démarche ordinaire et leur maintien. Les enfans de six ans s'appliquent à une gymnastique un peu plus difficile : ils apprennent à se servir d'échasses, à

M. Vieth, les académies de jeux, publiées par Strut, en Angleterre ; la partie de l'Encyclopédie qui traite des jeux ; l'ouvrage de Mercurialis sur la gymnastique des anciens, et quelques faits recueillis par les journaux, m'ont fourni des matériaux pour cet article.

marcher sur des cordes, à s'habiller en se tenant sur un pied, à patiner, et à faire toutes sortes de tours. On a vu des enfans parcourir l'espace de huit cents pas, en sautant sur un pied : un jeune homme de cinq pieds sauter jusqu'à la hauteur de son corps. On cite en Angleterre un nommé Ireland, qui franchissait une corde tendue à quatorze pieds de haut. Un autre sautait à la hauteur de dix-sept pieds, qui était trois fois celle de son corps. Les enfans sautent aisément de la hauteur de neuf pieds, en descendant. On apprend à sauter avec ou sans essor; à tomber sur un pied ou sur les deux, enfin à multiplier les sauts l'un après l'autre. Un garçon de quatre pieds a franchi quatre-vingt-six pieds en treize sauts consécutifs (1).

Lancer un corps en sautant, comme on fait en jouant à la marelle; sauter dans la corde ou le cerceau, c'est apprendre en même temps à vaincre les difficultés qui se trouvent dans le chemin. C'était pour donner un obstacle de plus à surmonter, qu'aux jeux gymniques les

____

(1) On trouve la description du squelette d'un sauteur, faite par M. Dumas, dans le Journal général de la Société de médecine, rédigé par M. Sédillot, t. X, p. 30.

anciens chargeaient les sauteurs et les coureurs. D'ailleurs les exercices du saut préviennent aussi les engelures en hiver; ils sont également favorisés en Angleterre, dans les écoles de jeunes filles. C'est pour exécuter ces exercices avec décence, qu'on leur a donné des pantalons. Les personnes qui ont les doigts du pied longs, les mollets forts, et le talon proéminent, sont celles qui peuvent devenir les meilleurs sauteurs. C'est encore à cette particularité, bien plus qu'au contraste apparent d'une lourde figure en mouvement, que des danseuses fort grasses doivent leur air de légèreté. Il ne me paraît pas au reste qu'un petit pied soit toujours l'apanage des grands danseurs.

L'art de *courir* a ses règles, comme tout autre. On court mieux, par exemple, en jetant la poitrine en avant, et en tenant les bras aussi tranquilles que l'on peut, afin que les muscles pectoraux ne soient pas trop agités. Une respiration modérée fait supporter la course plus long-temps, si d'ailleurs on a soin de ne pas trop porter sur la pointe du pied. On doit chercher à faire courir ensemble ceux des enfans qui se trouvent de la même grandeur, et ont par conséquent les jambes également longues. Lorsqu'on est parvenu à parcourir 2500 pieds à raison de sept pieds par seconde, on apprend facilement à atteindre les 4000. Il n'est pas rare de trouver des personnes qui font deux lieues en 40 minutes ; et les grands marcheurs font 5o lieues en 24 heures. Un Anglo-Américain (Potter) a parcouru dernièrement 83oo toises en une heure cinquante minutes ; un nommé Glanville a fait 142 milles anglais, à peu près 5o lieues de France (1), en trente heures ; à Windsor, West a couru 4o milles anglais, à peu près 16 lieues et demie, en cinq heures et demie, et 100 milles en dix-huit heures. Dans l'Inde, les messagers vont de Calcutta à Bombay en 25 jours, et de Madras à Bombay en 18. Spillard a fait dans 12 ans 69,000 milles anglais, 25,000 lieues de France. Le plus habile des coureurs a parcouru 7 mètres 9 centimètres par seconde, et 2575 mètres en 3 minutes 31 secondes (2·).

______

(1) 69 $\frac{1}{2}$ milles d'Angleterre font un degré ou vingt-cinq lieues de France à peu près.

(2) Voici quelques faits qui peuvent servir de termes de comparaison :

Un cheval de course parcourt 92 pieds dans une seconde.

Un vaisseau, 19

Le vent, 180 à 450

Le son, 780

La lumière vient du soleil à nous en 8 minutes.

La course était très-estimée parmi les anciens. Platon voulait que les filles elles-mêmes apprissent à courir. Sénèque, en désapprouvant la gymnastique, était d'avis qu'on favorisât la course. Elle doit être cultivée de préférence dans les pays où l'on manque de poste et de chevaux. Elle y est véritablement nécessaire. Tout le monde au reste connaît en France le jeu de *barres*, usité dans presque tous les pays du monde. On voit en Angleterre des villages entiers s'exercer à courir après un ballon. Outre leur influence sur les fonctions et le développement du corps, ces exercices ne manquent pas de donner de l'adresse pour les différens arts.

Depuis qu'Atys introduisit les jeux en Grèce, l'exercice des bras et des mains en a plus encore, s'il est possible, multiplié le nombre, que celui des autres parties du corps. Se tenir et *marcher sur les mains, lancer, exécuter avec les doigts toutes sortes de mouvemens*, tout cela a quelque chose d'analogue aux exercices du pied. La toupie et le sabot qu'on fait tourner, le ballon qu'on jette contre un mur ou vers un autre point fixé, avec la main armée d'un gant ou d'un bâton, le volant qu'on lance avec la raquette, exercent la force comme l'agilité partielle et générale de presque tous les membres (1). Le disque des anciens, le jeu de palet, les galets, le jeu de Siam, introduit depuis Louis XIV; celui de quilles, de paume, de globules, etc. trouvent leurs analogues chez presque toutes les nations, et reparaissent sous d'autres noms. Milon de Crotone, à ce qu'on prétend, dut sa perte au défi qu'il faisait de lui arracher une pomme de la main; on peut dire que de nos jours plusieurs personnes sont devenues victimes de leurs efforts pour donner de l'agilité à leurs doigts, en les exerçant aux dépens de toute autre fonction, afin de se livrer sans relâche à la musique.

Paris a vu au théâtre de M. Olivier, le phénomène d'un homme d'une grande force musculaire et d'une grande agilité. C'est un nommé Rousselle, cultivateur des environs de Lille, qui a en petit toutes les formes de l'Hercule Farnèse. Sa taille n'est que de 4 pieds 10 pouces, mais il lève sur ses épaules un poids de 1800 liv., réparties sur une table inclinée.

---

(1) Un homme de force moyenne jettera
Du plomb du poids d'une livre à la distance de 140 pieds
    à peu près.

Du silex	$1\frac{1}{2}$	126
Du silex	$\frac{1}{4}$	145
Une brique	$\frac{1}{5}$	160

Chaque *main* armée d'un poids de 100 liv., il franchit avec peu d'élan un cercle à la hauteur de 6 pieds ; assis à terre, il se relève sans appui en portant deux hommes dans ses bras. Non moins étonnant par la force de ses *reins*, il enlève 200 liv., qu'il prend en se baissant à la renverse de dessus une chaise. En sautant et écartant les *pieds*, il jette à terre deux chapeaux tenus à six pieds d'élévation, et s'élançant contre une cloison perpendiculaire, il atteint et jette avec le pied un chapeau accroché à la hauteur de dix pieds. Il fait un *écart complet*, au point que son tronc touche la terre ; et il bondit et se relève en tenant à la main un poids de 100 liv. — J'ai vu cet homme remarquable, qui tient à une famille très-forte ; son frère et sa sœur se distinguent également sous ce rapport. On doit être frappé, en le voyant, de retrouver en lui les traits caractéristiques sous lesquels l'antiquité a présenté l'idéal de la force corporelle (1).

---

(1) Pline (VII, Ch. 20) nous a conservé des exemples de gens forts dans l'antiquité. On trouve dans l'*Encyclopédie* de M. J. G. Krümtz, vol. 72, des exemples d'hommes semblables à Rousselle, qui ont vécu au commencement du siècle passé. Un nommé Eckenberg leva un canon de 2500 livres, et deux hommes forts ne purent lui arracher un bâton qu'il tenait entre ses dents.

On exerce la *colonne vertébrale* par toutes sortes de culbutes ; ses forces augmentent surtout en portant des fardeaux ; mais ce n'est pas à la première enfance, en raison de la mollesse des os, que peut convenir cette pratique. Telle est, au surplus, la liaison des parties du corps entre elles, qu'ordinairement on les fait toutes participer aux jeux. *Grimper*, monter sur un arbre ou un mât, *sonner* les cloches, comme on faisait autrefois en Angleterre, *soulever* un fardeau, *monter*, en soutenant successivement son corps de chaque main pour faire hausser et baisser une épaule, sont des choses aussi faciles à exécuter quand on les apprend peu à peu, qu'elles sont faciles à inventer. Il serait inutile d'indiquer toutes les nuances, de dénombrer tous les petits dangers qui peuvent s'ensuivre, et auxquels l'enfance échappe sans peine et sans efforts (1).

______

(1) A l'exemple des anciens, M. Lacroix, fabricant de corsets et de bandages qui ont été décrits dans un Rapport de M. le docteur Fizeau, a établi dans sa maison une espèce de gymnastique médicinale : une échelle perpendiculaire pour monter à un mât ; des balançoires arrangées de manière à favoriser en même temps l'extension et l'élasticité des muscles du cou, des bras, des jambes et des pieds ; une corde à tirer, comme si l'on faisait sonner une cloche, une autre semblable à celle

Tous ces jeux ne sont que le prélude de ce qu'il faudra exécuter moins librement, et comme un véritable travail, qui rendra le repos nécessaire; car l'enfance n'a besoin généralement que de sommeil, de nourriture et de mouvement arbitraire. Dans le premier âge, tout, comme je l'ai dit, est pour ainsi dire livré au hasard; c'est une ébauche sur laquelle on médite, et à laquelle on ne doit même rien vouloir changer avant de savoir ce qu'on peut, ce qu'on veut en faire. La mesure naturelle des forces et des facultés de chaque âge est le point de départ pour calculer les progressions

dont on se servirait pour tirer d'un puits quelque chose de lourd, un mécanisme pour agir momentanément sur la colonne vertébrale et sur une partie convexe du corps, etc.

Il est probable qu'il agrandira un jour son local, lorsque ce genre d'exercice deviendra d'un usage plus général. Leur emploi dans les cas particuliers exige une connaissance exacte de l'individu. Il serait à souhaiter qu'ils pussent avoir lieu en plein air pendant la belle saison. Une police médicale plus étendue pourrait, dans la suite, destiner aux exercices de l'enfance une partie des places et des jardins publics. Ne s'arrête-t-on pas tout naturellement avec plaisir, en été, soit aux Tuileries, soit au Luxembourg, au Jardin des Plantes, ou aux Champs-Elysées, pour y voir jouer les enfans?

et la proportion des moyens que peut employer l'éducation sans faire violence. De quatre à sept ans, l'instituteur peut déjà entrevoir les obstacles que l'enfant sera dans le cas de rencontrer; et diriger les jeux et les exercices particuliers vers le perfectionnement et l'harmonie de l'ensemble. Depuis sept ans jusqu'après l'âge de la puberté, on réglera tout suivant le but général qu'on se propose, en attendant que le sentiment et le goût du jeune homme décident de son choix, et le portent à se consacrer à un état particulier que lui feront embrasser de préférence un instinct d'imitation, l'habitude ou une disposition spéciale bien prononcée. En général, le genre d'exercice adopté dans l'enfance réparera un jour les inconvéniens du métier. Il est facile de concevoir comment la force et l'adresse acquises deviennent utiles dans la suite de la vie; mais il ne sera peut-être pas sans intérêt d'observer de quelle manière s'opèrent les développemens utiles, d'après l'état de la civilisation et des localités.

Nous venons de citer un exemple de *force extraordinaire :* la force ne varie pas moins dans chaque enfant que dans l'adulte. Peut-être pourra-t-on un jour fixer la *force relative* de chaque âge, de chaque constitution, de chaque genre de travail, et établir ainsi sur des bases plus probables le degré d'efforts qu'on peut se permettre d'exiger. Jusqu'ici on n'a fait que peu d'expériences à ce sujet. M. Coulomb s'est occupé à déterminer combien un fardeau plus ou moins grand peut diminuer la quantité d'action qu'un homme doit fournir dans la journée. M. Péron, dans ses voyages avec le capitaine Baudin, s'est servi du dynamomètre de M. Régnier, pour comparer la force des mains et des reins des Sauvages avec celle des Français et des Anglais (1). Il serait

---

(1) Je n'entrerai dans aucun détail sur les travaux faits par Borelli, Bernouilli, Lahire, Lambert, et autres ; mais voici les résultats de M. Coulomb, qui se trouvent dans le second volume des Mémoires de l'Institut de France :

Il paraît qu'un homme d'une force moyenne, qui monte librement un escalier, sans aucune charge, peut fournir une quantité d'action presque double de celle que peut fournir le même homme chargé d'un poids de 68 kilogrammes, ce qui est à peu près la charge moyenne des hommes qui montent le bois dans les maisons pendant une journée. L'effet vraiment utile du travail, dans le cas où l'on monte un fardeau, n'est que le quart de la quantité totale d'action d'un homme qui monte naturellement un escalier ; car il n'es véritablement qu'une heure et demie de la journée sous la charge.

On monte seulement 14 mètres dans une minute, sur un escalier qui n'a que 20 à 50 mètres le hauteur. Le poids moyen de l'homme est de 70 kilogrammes ; si l'on

aussi intéressant de mesurer la force progressive des enfans qui suivent des régimes diffé-

---

multiplie 70 par 14, on a 980 kilogrammes d'action pour la hauteur d'un mètre. Si l'on monte plus haut, il faut diminuer de vitesse.

Une voie de bois pèse à peu près 734 kilogrammes; un homme fort en porte six dans la journée, à la hauteur de 12 mètres; chaque voie en 10 à 12 fois.

On peut marcher 50,000 mètres dans une journée à peu près; si l'on compte qu'un homme pèse 70, et qu'on applique la base du calcul de M. Coulomb, on trouve que le rapport d'un homme chargé est, à celui qui ne l'est pas, comme 7 à 4.

Un homme qui monte librement peut produire deux fois au moins plus de travail que dans tout autre emploi de ses forces, comme en agissant sur la sonnette ou sur la manivelle. On conçoit l'application de ces calculs. Le mouton pour enfoncer des pilotis pèse 350 à 450 kilogr. Il est levé, avec les cordes, à 20 décimètres de hauteur par minute, et l'on emploie tant de monde, que chacun n'a que 19 kilogrammes à lever. On frappe 60 à 80 coups de suite, et l'on se repose 3 ou 4 minutes. Un homme ne peut travailler que trois heures par jour, à peu près un tiers de ce qu'il fait en montant un escalier sans charge.

Deux hommes lèvent à la Monnaie un mouton qui pèse 58 kilogrammes, à la hauteur de 4 décimètres, et frappent 5200 pièces dans une journée, ce qui est à peu près un cinquième du travail pour monter un escalier. Les forces dissipées pour l'attention doivent

rens, que de prendre note de leur croissance. Ce sont des expériences qui restent à faire

---

entrer en calcul pour expliquer la diminution du travail.

On a également cherché à calculer la quantité d'action d'un homme qui transporte de la terre dans une brouette, par exemple, dans les travaux des fortifications, celle d'un homme qui travaille la terre avec la bêche, et d'un homme qui puise de l'eau. L'on conçoit que tous ces calculs ne donnent que des résultats approximatifs, quoiqu'ils aient été fondés sur une longue expérience. Le travail avec la bêche, pour remuer la terre, est à peu près égal à celui qu'il faut pour lever 100 kilogrammes à la hauteur d'un kilomètre dans la journée.

M. Coulomb observe en même temps que le travail d'un homme dans la journée, à la Martinique, n'est que la moitié de ce qu'il est en Europe.

Je viens de voir, dans le n° 446 de la *Bibliothèque Britannique*, de nouvelles expériences faites par M. Schulze, dans sa manufacture, sur la force d'hommes de différente taille. Elles montrent combien une haute stature influe sur la hauteur à laquelle un homme peut élever verticalement un poids quelconque. Un homme d'une petite stature est à son tour plus capable de déployer ses forces dans une autre direction. On conçoit l'utilité de ces essais; M. Schulz cherchait les moyens les plus économiques dans l'emploi des forces de l'homme, pour divers buts.

M. Péron, dans ses voyages avec le capitaine Baudin, s'est servi du dynamomètre de M. Régnier, pour com-

dans les écoles : elles serviront à fixer avec plus de précision la nourriture nécessaire lorsqu'on se livre à un travail déterminé, pour faire prospérer en même temps le corps ; elle montrerait peut-être aussi quels sont les alimens et les exercices qui augmentent le plus la force corporelle, générale et particulière, qu'il importe de favoriser.

Quant à l'*adresse*, on voit le peuple des Landes marcher sur des *échasses*. On prétend avoir vu, dans la Vendée, des hommes franchir, en s'élançant sur un bâton, des fossés d'environ vingt-quatre pieds. Les Norvégiens, avec de longues planches attachées sous leurs

---

parer la force des Sauvages avec celle des Français et des Anglais. Voici les résultats qu'il a obtenus :

	Force des mains.	Force des reins.
Sauvages de la terre de Diemen,	51,6 kilogram.	0,0 myriagram.
— de la Nouvelle-Hollande.	51,8	14,8
— de Timor	58,7	16,2
Français	69,2	22,1
Anglais	71,4	23,8

L'armure la plus pesante au dépôt de l'artillerie, dans l'arsenal de Paris, va jusqu'à 130 livres. On ne peut porter que peu de temps un poids de 135 kilogrammes ; on porte ordinairement 61 kilogrammes à une grande distance. Auguste II, roi de Pologne, portait un homme sur sa main.

pieds, *courent sur la neige* plus vite que les chevaux. Dans le Nord, il n'est pas rare de voyager sur les golfes et les rivières en *patinant;* et avec un bon vent, on va plus vite que les vaisseaux. C'est une espèce de vol; car on ne tient à la terre que par une ligne fort étroite. Avec une poitrine irritable, il n'est ni aussi facile, ni aussi bon de patiner contre le vent. Dans les pays où l'on fait beaucoup de ces sortes d'exercices, les inflammations de poitrine ne sont pas rares en hiver.

La *natation* n'est pas d'une moindre importance; la pesanteur spécifique du corps humain diffère beaucoup dans l'eau. L'abbé Paul Moccia, qui vivait à Naples en 1760, s'aperçut, à l'âge de cinquante ans, qu'il ne pouvait jamais se plonger entièrement dans l'eau. Il pesait trois cents livres (poids d'Italie); mais étant très-gras, il perdait dans l'eau, par son volume, trente livres au moins. J. Robertson venait de faire ses expériences sur la pesanteur spécifique de l'homme (1), et toute l'Europe s'occupait alors de l'abbé qui pouvait se promener dans l'eau ayant presque la moitié du corps en plein air.

De dix personnes, il y en a neuf au moins plus

______

(1) *Philos. Transactions* de 1757.

légères que l'eau. Tout individu surnage, et peut se tenir, se remuer et se diriger de tout côté dans ce milieu, lorsqu'il sait prendre une position qui rétablit l'équilibre du corps avec l'eau, et permet de sortir la bouche et le nez pour respirer. On sent de quel avantage il est pour la santé de pouvoir se placer volontairement dans un fluide plus pesant que l'air, et qui exerce une pression égale et plus grande sur toute la surface, en produisant par-là une réaction générale dans toutes les directions. Cet avantage devient encore plus important par l'exercice libre de tous les muscles du corps, dans l'art de la natation. Le mouvement des pieds et des mains, qui servent de rames, les efforts généraux pour se maintenir en équilibre, font qu'il ne reste presque aucun des muscles sans action, et la tête même est exposée à des douches continuelles. Peut-être la natation est-elle l'exercice le plus salutaire à la jeunesse, si l'on prend les précautions nécessaires pour empêcher les accidens. Ici, comme en prenant les bains froids, il faut commencer par rafraîchir la tête pour que la pression de l'eau n'y porte pas trop précipitamment le sang, en y augmentant la congestion. Trop de fatigue dans l'eau expose à perdre les forces et la présence d'esprit nécessaires pour

éviter les accidens; on s'affaiblit et on se re-
froidit très-facilement lorsqu'on se trouve fatigué, et qu'on y reste sans se mouvoir. Dès
qu'on éprouve ce sentiment de fatigue, il faut
sortir de l'eau, s'essuyer et s'habiller le plus
promptement possible. Il paraît qu'on craint
encore à Paris d'envoyer la jeunesse dans les
écoles de natation, moins par le danger qu'elle
court de se noyer, que par le peu de mesures
hygiéniques qui se trouvent encore prises
dans ces sortes d'institutions. L'antiquité s'entendait mieux à ces mesures, et l'hygiène,
ainsi qu'une partie de la chirurgie, a presque
pris naissance dans les écoles de gymnastique,
où l'on enseignait aussi l'art de la natation. Les
Romains disaient d'un homme sans instruction, qu'il ne savait ni lire ni nager; et Sido-
nius Apollinaris distinguait les Gaulois des
autres peuples appelés barbares, parce qu'ils
savaient nager. Cet art de nager devient presque indispensable dans les ports de mer, où
les enfans des marins s'habituent, au reste, à
l'eau comme à l'atmosphère. Ce n'est qu'à Copenhague, autant que je sache, que les mate-
lots sont exercés selon les règles de l'art, et
l'exercice paraît y être devenu plus général et
plus perfectionné. On en a vu nager jusqu'à
4000 pieds de distance tout habillés, et parcou-

rir 2200 pieds en 29 minutes ; d'autres apprennent à plonger et à tirer de l'eau des fardeaux de la pesanteur d'un homme. Ne serait-
il pas utile que les gouvernemens voulussent
favoriser autant qu'il est possible ces sortes
d'écoles, et obliger d'y avoir des inspecteurs
assez instruits pour surveiller aussi, avec une
police rigoureuse, tout ce qui influe sur la
santé des nageurs ? N'est-ce pas au reste un des
talens les plus utiles, que de savoir se garantir
du risque de se noyer ?

Ce n'était pas assez pour l'homme de s'exercer
dans l'air et dans l'eau ; ses forces et son adresse
lui ont fait apprivoiser les animaux et inventer
l'art de *monter à cheval* et *de voltiger;* sauter avec
ou sans effort, sur une main ou sur les deux,
dans toutes les directions ; faire des pommades,
des voltes, des échappés, des écarts, des re-
vers, des croisés : tous ces exercices, dans
leur perfection, ne sont guère concevables que
pour ceux qui ont visité les amphithéâtres des
Franconi et des Astley ; comme il est impossible
pour quiconque n'a pas vu les carnavals de
Venise et des autres villes d'Italie, de se faire
une idée de toutes les difficultés qu'on a su
vaincre dans l'art de l'équilibre. L'exercice du
cheval ne devrait cependant pas être permis
avant l'âge de douze ans. L'attrait qu'il offre,

le jugement, la présence d'esprit et les forces qu'il exige, les dangers auxquels il expose, en font une loi. L'art du cavalier consiste encore essentiellement à savoir se balancer sur son cheval sans gêner ses mouvemens. L'usage du cheval est souvent recommandé comme remède lorsqu'il est question de produire de petites secousses dans les viscères, de changer plus souvent d'atmosphère, et de se procurer du mouvement avec moins d'efforts musculaires.

Je ne m'étendrai pas sur la *gestation*, c'est-à-dire, sur le mouvement en voiture ou sur des vaisseaux; on change d'air, mais ce n'est qu'un demi-exercice. Je ne parlerai pas non plus de l'art de ramer, de monter sur le mât, de serrer les voiles, de virer le cabestan; tout cela exige une adresse et des précautions particulières, indiquées par la pratique. Il est du ressort de chaque maître pour les différens arts ou métiers. Passons aux *moyens de défense* que l'homme, en changeant de lieux et de rapports, a dû trouver contre les passions de ses semblables.

Ce n'est que dans un état de civilisation fort avancé qu'il a pu apprendre à se garantir de l'humiliation et des sentimens haineux, suites d'une offense impunie, par une gymnastique qui donne pour ressource et pour calmant à la faiblesse corporelle et à la vanité de chacun, une supériorité acquise par l'adresse. La lutte des hommes du peuple même est devenue insensiblement un art, et s'est rangée sous la discipline des règles. Ces règles retiennent la force corporelle supérieure sous la dépendance de la réflexion, et l'attention de l'esprit dirigée vers l'exercice de l'art est déjà par elle-même capable de dompter la véhémence de la passion. Lorsqu'on songe à se servir de ses dispositions particulières avec avantage, ou à en compenser les défauts par l'adresse, ce sont les arts de défense qui paraissent y gagner le plus. La Grèce a probablement adouci ses mœurs par l'introduction des règles dans la lutte simple, et surtout par l'exercice du disque, du javelot et de l'arc, qui met un intervalle entre les adversaires. On a vu, dans certaines provinces de l'Angleterre, l'art de boxer devenir moins meurtrier depuis qu'on y a fait aller des maîtres pour en enseigner les principes. L'homicide serait-il devenu plus fréquent depuis qu'il est dans l'éducation des Français d'apprendre à manier les armes? Les appels annoncent les bottes et apprennent les parades. Si l'on compte la population actuelle des pays et le nombre des combattans, on sera porté à croire que les guerres ont perdu de leur férocité par l'art qui affaiblit les passions, et par les connaissances qui apprennent à user de représailles de diverses manières. Les peuples civilisés ont même cru nécessaire de maintenir les luttes et l'usage des armes pour entretenir le courage individuel; et les nations ont enfin trouvé une garantie dans cette même gymnastique qui paraissait devoir les affaiblir.

Nous venons de voir que les arts mêmes de la guerre devenaient moins meurtriers lorsque, par les progrès de la civilisation, ils étaient soumis à des règles, et véritablement réduits en arts; la société, prise en masse, n'acquiert pas moins de moyens de conservation dans les *arts de la paix*; et s'ils paroissent, au premier abord, moins favorables à la constitution physique des individus que l'état sauvage, il faut dire aussi, qu'en réalité, ce dernier ne peut jamais exister avec une grande population, qui n'augmente qu'à mesure qu'on se civilise. Consultons encore une fois l'histoire, pour voir comment naissent les arts de la paix, avec leurs inconvéniens et leurs avantages; transportons-nous, en imagination, auprès de ce premier homme qui, sans être cultivé, possédait en lui-même le type de toutes les dispositions. Examinons comment l'influence du climat, de la nourriture, des besoins, et surtout des occupations diverses, a dû amener le développement de chaque disposition séparée, aux dépens des autres. Nous trouverons toujours des compensations dédommageant la société de ce que perdaient les individus.

Dans l'état sauvage, l'homme n'aime que la paresse ou un développement de grandes forces; les Barbares, dit-on, se moquaient des tribuns romains, lorsqu'ils les voyaient se promener dans leur camp; tout ce qui n'était pas fatigant leur paraissait inutile. La force gagna de la solidité en labourant la terre avec effort en plein air; à la chasse, il fallait y réunir l'adresse; mais dans les pays où les bêtes sauvages ne suffirent plus à fournir à l'homme des peaux pour le couvrir, la maison devint le berceau des métiers qui ont besoin d'être garantis de l'influence de l'atmosphère. La mode, en Chine, rapetissait les pieds de ses habitans, de manière à les empêcher de marcher, et exerçait les mains des femmes à la filature; le plateau du milieu de l'Asie suivit cet exemple; aussi est-ce de Canton et de Cachemire que nous viennent les tissus les plus fins, qui exigent le travail le plus minutieux et le plus sédentaire.

Si l'on passe de l'Inde en Egypte, les idées s'agrandissent; on s'exerce à donner de la régu-

larité à d'énormes rochers, et l'on bâtit, avec symétrie, les temples des Dieux, sur une échelle
que nous n'avons pu encore atteindre : ils
deviennent les modèles de nos maisons et de
nos hôtels. Le Levant, les côtes orientales de
la Méditerranée, donnent des signes aux pensées par l'invention de l'écriture; elle devient
le moyen de communication des peuples les
plus éloignés, les rend capables de se prêter
leurs secours et de se faire part de leurs découvertes. L'adresse enfin, se liant à l'imagination
plus réglée de la Grèce, qui étudiait les proportions de l'architecture et les lignes de la beauté,
apprend à sculpter et à conserver cet idéal
de la figure humaine dans ses diverses perfections, qui devait servir de modèle aux siècles
suivans. L'Italie, et les autres pays de l'Europe,
continuent à cultiver, dans leurs temps de prospérité, les beaux-arts dont ils ont reçu la tradition; et à mesure que l'aisance augmente en
Europe et se répand sur toute la population,
on trouve nécessaires et l'on invente des machines, des automates, pour ainsi dire, qui
filent, qui font le tricot même. On calcule les
moyens de diminuer les entraves, de se donner
plus de repos, et surtout plus de liberté dans
l'emploi du temps.

Quelle immense quantité d'exercices sont

nés de dispositions si fortes et si grossières
dans leur origine ! quelle multiplicité de castes
se sont formées, qui marient aujourd'hui les
exercices musculaires aux spéculations de la
pensée, et les rêves de l'imagination à l'adresse
corporelle ! Dans cet amalgame, nous cherchons en vain, il est vrai, les dispositions primitives dans toute leur vigueur; les uns crient
à la dégradation du genre humain, qui jadis
produisait de vrais géans, tandis que les autres
parlent d'une perfectibilité indéfinie. A travers
cette lutte des partis, l'éducation physiquecher-
che des principes qui ne soient tirés ni d'un
monde primitif ni d'un avenir caché, et elle
adapte ces principes aux circonstances dans
lesquelles nous ont mis ces diverses époques
de l'état social. Du reste, de quelque côté
qu'on envisage le sujet, on en revient toujours aux champs où s'éteignent toutes les prétentions à un développement particulier ou
exclusif : c'est là que l'on retrouve l'état de
force qui convient le mieux au corps. Dans
les villes, où l'on enferme de bonne heure les
enfans dans une chambre, et où l'on essaie de
calmer leur ennui en leur apprenant, bien
avant cinq ans, à s'occuper de jeux sédentaires, à lire et à écrire, on exerce les forces
de l'âme, on cultive une adresse partielle aux

dépens du mouvement général, l'esprit aux dépens du corps. Tout ce qu'on peut faire alors de raisonnable, c'est de retrancher, autant qu'il est possible, de ces sortes d'exercices, ce qui peut gêner, presser quelque viscère, ou arrêter la croissance. L'enfant étudiera, par exemple, sans avoir la poitrine appuyée contre la table, sans tenir la tête trop long-temps penchée, sans être appliqué trop long-temps à la même chose, sans rester trop long-temps sur ses pieds ou sur son séant. On le laissera aller, autant qu'on pourra, dans un jardin ou dans une grande cour. Les villes devraient avoir des places où l'on pût planter, bêcher, où il y eût des poutres, des balançoires, des mâts de Cocagne et des fossés. On choisirait dans ces jeux gymnastiques ceux qui pourraient le mieux réparer, par des institutions générales, ce qui manque aux dispositions particulières, et préparer à des travaux auxquels la plupart des hommes sont destinés dès la septième année. Une éducation plus libérale cherche à multiplier les idées et les talens de l'étude, à familiariser l'enfant avec les élémens des métiers, surtout avec les beaux-arts ; la menuiserie, le tour, sont ordinairement choisis de préférence. J'aurai occasion de parler du dessin et de la musique, de l'étude de l'histoire naturelle, lorsque j'en serai à traiter des sens et des forces intellectuelles.

La *danse* tient trop directement au sujet dont nous sommes occupés, pour ne pas trouver ici sa place. Elle est au-dessus des autres arts, en ce qu'elle exerce les muscles de tout le corps; elle peut réparer une partie des inconvéniens de la vie sédentaire; elle participe à leurs désavantages lorsqu'elle fatigue par des règles uniformes (1). La danse naturelle, à moins d'être forcée, est sans contredit la plus convenable; elle s'exécute avec cette gaîté qui amène l'épanchement des forces, et en aide le développement. Quand on applique à l'enfance ce qu'on fait plus tard pour les adultes, on crée des enfans pour le théâtre, qui ressemblent à de véritables marionnettes, et dont les jointures paraissent comme disloquées. Je doute que jamais ces êtres s'élèvent au-dessus du rôle des danseurs de corde, qui, en nous étonnant, nous effrayent par leurs sauts périlleux, sans montrer autre chose que les exercices de l'école dont ils sont sortis. Lorsqu'on introduit ces sortes

______

(1) Anaxagore, interrogé par les habitans de Lampsaque comment il voulait qu'on honorât sa mémoire: *Que vos enfans*, dit-il, *jouent en liberté le jour où j'aurai cessé de vivre.*

d'exercices dans la société privée, on favorise en même temps une vanité ridicule. Les enfans cherchent eux-mêmes des combinaisons nouvelles; on n'a qu'à les aider, et à les corriger s'il le faut. Leurs cabrioles, leurs glissés, leurs tournoiemens, offrent les grâces de l'innocence qui se lie avec les sentimens enfantins, et les agrémens d'un maintien naturel. Les exercices réguliers de la danse ont cependant acquis une grande importance dans la société; ils arrêtent l'impétuosité de la joie. Aux approches de la puberté surtout, ils produisent dans leur genre le même effet que les armes pour les passions haineuses. La sensualité cherche à se masquer. La passion de l'amour se voile avec respect; l'art apaise l'impétuosité du sentiment; on se montre avec la fierté ou avec la modestie du talent, qui ne se croit pas indigne d'une conquête. C'est ainsi que les arts contribuent à la civilisation.

Quand cette civilisation est très-avancée, la danse devient un langage de signes exprimant des pensées; c'est de là que vint aux prêtres égyptiens l'idée de la danse *astronomique*; c'est d'après cela que la Grèce représentait les Muses guidées par cet Apollon qui échauffe la terre, et qui est en même temps le dieu de l'adresse et de l'harmonie. Peu à peu l'âme prend encore plus d'empire, et le geste bien placé, le jeu de la physionomie, deviennent d'autres exercices, qui se règlent d'après les convenances de la société ; il ne faut point les regarder comme inutiles : la répression, la modération, du moins, des mouvemens outrés des passions, la retenue donnée par l'habitude du monde, ne sont-elles pas de bons moyens de réunir les hommes en société ? Mais ici l'éducation physique touche de trop près à l'éducation morale, pour que j'en suive les traces plus loin.

Ce que la Grèce appelait *gymnastique athlétique, militaire,* et *gymnastique médicinale* (1),

____

(1) La gymnastique médicinale consistait en exercices et en frictions. Les directeurs des écoles de gymnastique faisaient en partie les fonctions de chirurgiens et de médecins, pour les luxations, les plaies, et autres accidens qui pouvaient arriver pendant la durée des exercices. Ils s'occupaient aussi de la diète nécessaire pour élever les athlètes destinés pour les jeux publics, et en général ils étaient souvent consultés. Les Anglais ont aussi des hommes qui s'occupent de prescrire la diète des chevaux qu'on élève pour les courses, des jockeis qui les montent, et des boxeurs qui se font voir de temps en temps, et qui donnent lieu aux paris dont nous entretiennent les journaux. La gymnastique militaire était la plus ancienne de toutes. La gymnastique médicinale ne paraît avoir commencé que du temps

était intimement lié aux institutions politiques ou civiles de ses peuples, et à leur genre de vie. Ce que nous pourrions ainsi appeler chez nous devrait avoir les mêmes rapports. C'est ce mélange d'exercices divers, enfantés dans des siècles si différens, que j'ai cherché à réunir sous les points de vue les plus généraux, pour montrer leur ensemble et leur but le plus direct. Les causes des difformités, les moyens de favoriser le maintien, le degré et la variété des exercices, de la marche, de la course, du saut, des jeux, des métiers et des arts, ont été successivement rappelés à la mémoire pour être ramenés au principe général du perfectionnement des individus et de la

---

de Platon; celle des athlètes était surtout cultivée à Rome.

Aucune partie de l'archéologie n'est peut-être plus connue que la gymnastique des anciens. Vitruve nous a laissé une description des gymnases. Le *Voyage d'Anacharsis* (vol. II) contient une description agréable de tout ce que l'antiquité grecque nous a laissé à ce sujet. Les ouvrages de Potter, Rambach, Millin, donnent plus de détails. Les jeux publics, aux fêtes, multipliaient les exercices; les jeux olympiques, pythiques, isthmiques, etc. étaient les plus remarquables. Les jeux des Romains étaient moins nationaux; c'étaient des spectacles où l'on voyait des gladiateurs.

société. Les dispositions primitives, d'un côté, à la paresse, à la mollesse, à la lenteur d'esprit ; de l'autre, à la mobilité, à l'emportement, à l'étourderie, ont demandé des directions opposées. De ces différentes dispositions et de l'éducation, des nations entières tirent des talens également divers, tantôt pour des métiers sédentaires, tantôt pour le mouvement général, ainsi que pour les vertus de l'âme et les facultés de l'esprit. On peut quelquefois rétablir dans les individus l'équilibre des forces physiques et intellectuelles ; mais jusqu'à présent, chez les diverses nations qui composent la population de l'Europe, la civilisation n'est point parvenue à rendre cet équilibre général, et les gouvernemens doivent y tendre, en surveillant l'éducation physique et la gymnastique populaire, de manière à en rétablir les avantages et à en prévenir les inconvéniens.

Telles sont à peu près les considérations générales qui m'ont paru appartenir à ce sujet. Je n'ai pas cru devoir me perdre en descriptions ou en préceptes minutieux sur chaque jeu séparément, et sur des précautions qu'on n'entendrait qu'autant que j'aurais décrit d'avance les inconvéniens qu'elles doivent prévenir.

CHAPITRE VIII.

De l'Exercice des Sens.

Nous venons de considérer l'exercice des muscles en général dans les premiers essais du nourrisson, dans les jeux de l'enfance, dans les applications les plus simples aux besoins de la vie, dans les travaux futurs des métiers et des arts d'agrément nécessaires à la société. Jusqu'à l'âge de sept ans, ces exercices devraient être presque entièrement libres; et sans arrêter les mouvemens arbitraires, on peut les laisser pousser jusqu'à ce que l'enfant se sente assez fatigué pour avoir besoin de repos. Mais ce repos doit être long, et onze à douze heures de sommeil dans les vingt-quatre heures ne sont pas trop pour l'âge de la croissance. Déjà au commencement du siècle dernier, on s'aperçut que la pesanteur du corps en fait diminuer la hauteur, et qu'on a par conséquent besoin d'être couché pendant quelque temps horizontalement pour se rétablir (1);

-----

(1) *Voyez* les expériences de M. Wasse, dans une

ce qui sert à confirmer le principe que je viens
d'énoncer. Aussi une dame, dernièrement arrivée de l'Angleterre, à qui je demandais comment elle avait si bien fait réussir son enfant,
me répondit : en le laissant jouer et s'exercer
à volonté le jour, et en le couchant de bonne
heure le soir, pour le laisser dormir bien long-
temps.

Les exercices des sens dont nous allons nous
occuper à présent, ne supportent pas aussi bien
d'être poussés jusqu'à la fatigue. Leur perfectionnement ne devrait être en général qu'une
chose très-secondaire dans les premières époques de la vie. Les exercices généraux tendent
directement à la conservation de la santé de
l'individu; on peut encore se porter très-bien
sans faire grand usage de ses sens, et même
lorsqu'on en est entièrement privé. Les sens
s'exercent d'ailleurs d'eux-mêmes, avec le reste
du corps; si l'on s'applique à les perfectionner
trop tôt, on pense au complément de l'éducation avant que d'avoir cultivé l'essentiel.
On fait même une chose nuisible, car les sens
étant plus intimement liés à tout le système

---

lettre à **M.** le docteur Mead, concernant la différence
du corps, le matin et le soir. (*Philosophical Transactions*, n° 585, année 1715.)

nerveux, on les rend susceptibles avant le développement entier des forces musculaires. On peut pourtant de bonne heure diriger déjà imperceptiblement les sens de manière à en prévenir les écarts et les mauvaises habitudes, qui s'opposeraient à leur conservation future, dans un monde qui multiplie et varie continuellement les impressions, et qui exige en même temps une connaissance plus distincte des objets environnans. Sans trop recommander les exercices dont nous ferons mention, sans même les approuver généralement, je crois néanmoins utile de les rappeler, parce qu'on apprend par-là ce qu'on peut faire, et ce qu'on doit éviter absolument.

Du Tact.

La *peau* du corps, dont nous avons déjà parlé comme d'une surface qui exhale et qui absorbe des fluides, est en même temps parsemée de nerfs, qui forment des réseaux, des houppes, des papilles, plus ou moins sensibles, plus ou moins en rapport avec quelque partie intérieure du corps. Le moindre contact produit un chatouillement à la surface, et les filamens nerveux, en communiquant, par divers chemins, avec la moelle épinière et le cerveau, pour transmettre les diverses impressions au centre commun, produisent tantôt des sympathies, tantôt des réactions qui se manifestent quelquefois par la couleur de la peau, ou par divers mouvemens et diverses crispations. Le froid, par exemple, agit sur la surface du corps ; il y produit cette peau de poule que suit bientôt un tremblement général. Une impression morale vous réveille ; les yeux d'un être innocent rencontrent un objet qui l'effraye ou qui choque la pudeur, aussitôt le sang est arrêté dans les veines de la *joue.* Quoiqu'il y ait une différence remarquable entre les individus pour le degré de sensibilité de la peau, chacun a des parties spécialement chatouilleuses, telles que l'intérieur de la *main* et le dessous des *aisselles.* Le *cou* de l'enfant, surtout sous le menton, l'est au plus haut degré ; il est aussi fort sujet aux maladies, et destiné, comme nous le verrons plus tard, à éprouver beaucoup d'altérations pendant le développement. Il est des femmes qui ont aussi le *creux de l'estomac* très-sensible ; en échauffant cette place, en y touchant, même de loin, on produit, comme le savent les magnétiseurs, une douce chaleur dans presque tout le corps, et à la longue un calme qui assoupit (1).

____

(1) Ce n'est pas ici le lieu de s'étendre sur les effets

On a voulu distinguer une infinité de *sens
partiels* dans ces modifications différentes
qu'offre la sensibilité générale ; il n'y a pas jusqu'au chatouillement particulier sous la plante
du pied, qu'on n'ait voulu transformer en un
sens spécial. On peut certainement affirmer
que la peau distingue le froid, l'humidité, le
calorique, et peut-être encore d'autres fluides,
tels que l'électricité et le magnétisme, et qu'il
en résulte des sensations différentes, qu'on
pourrait attribuer à autant de sens ; mais sans
nous perdre dans ces discussions subtiles,
nous chercherons seulement si cette diverse

---

du magnétisme animal. Mais une foule de phénomènes
qui sont un peu défigurés par la manière dont on les
présente, et qui paraissent alors miraculeux, trouvent
leur analogie et en partie leur explication, dans les phénomènes des sympathies et des associations souvent
bizarres des idées, qui nous frappent moins parce qu'elles
sont plus communes, comme dans les rêves et le somnambulisme naturel, ou dans les fantaisies des malheureux et des malades. On conçoit comment les soins assidus d'un magnétiseur doivent soulager les sentimens des
personnes qui se trouvent dans cet état maladif. Ce
sont des phénomènes que le médecin rencontre tous les
jours, sans manipulation quelconque de sa part. Une
partie de ses succès tient naturellement à l'intérêt qu'il
prend et qu'il inspire.

sensibilité de la peau en général, ou de certaines parties en particulier, peut être émoussée, ou si elle est susceptible d'un exercice utile, et peut fournir quelques préceptes à l'éducation physique (1).

Il se trouve des enfans *très-sensibles* au froid, à l'humidité, et aux autres impressions de l'atmosphère; il en est que la moindre égratignure affecte prodigieusement, tandis que d'autres éprouvent les plus fortes secousses sans émotion; on en voit même à qui il suffit de rester nu-pieds, d'avoir la tête ou le cou à découvert, pour être facilement incommodés: l'habitude, l'usage de l'eau froide, etc. pourront sans doute affaiblir peu à peu une sensibilité excessive, et des frictions avec des brosses plus ou moins fortes, exciter celle d'une peau trop dure. Mais il est toujours peu raisonnable d'augmenter cette sensibilité de la peau, de trop chatouiller les enfans, déjà fort disposés

----

(1) On a vu à Paris l'homme incombustible, qui tenait dans ses mains du fer chauffé à rouge. M. Bernard Hay nous a fait connaître le moyen qu'on emploie pour rendre la peau insensible à la chaleur. On mêle quatre onces d'alun et une once d'acide sulfurique dans une livre d'eau, et on s'en lave les mains. Je n'ai jamais fait d'expérience à cet égard, mais l'objet me parait mériter des recherches ultérieures.

aux convulsions, aux crampes, aux exaltations. La propriété qu'a la peau de s'apercevoir du moindre attouchement, a cependant
donné lieu à un exercice particulier pour les
aveugles; ils apprennent à saisir, avec une
vitesse surprenante, les mots qu'on leur écrit
sur la main, ou sur une partie quelconque du
corps. Au reste, probablement que la peau
est l'un des premiers organes qui soient mis
en activité dans l'enfant qui vient de naître.

Les cinq appareils ou organes que la nature
nous a donnés pour distinguer les objets, ont
chacun leur domaine particulier. Le toucher
distingue la dureté et l'élasticité; le goût, les
corps solubles dans les fluides; l'odorat, les
corps éminemment volatils; l'œil, les émanations lumineuses; l'oreille, les vibrations
sonores.

Le tact réside surtout dans le bout des doigts
de la main; ceux des pieds peuvent néanmoins
acquérir la faculté de remplacer, en partie, la
main chez les personnes qui en ont été pri-
vées. L'anatomie fait observer, sous l'épiderme
des doigts, plusieurs houppes nerveuses, ran-
gées avec beaucoup d'ordre sous une peau plus
fine, appuyées sur la graisse, et qui se perdent
dans la membrane appelée de *Malpighi*. La
longueur des doigts, la mobilité des phalanges,

et le mouvement rotatoire dont la main est capable dans tous les sens, nous ont donné cette adresse infinie qui a fait inventer des instrumens si divers, et qui faisait dire à *Franklin* que l'homme est *un animal mécanicien* (*a toolmaking animal*). L'article de l'exercice a rappelé les prodigieux développemens dont est susceptible cet appareil ; il ne peut être ici question que de la faculté d'apercevoir.

Le toucher reconnaît la dureté, la flexibilité, l'élasticité, la pesanteur, le fluide, le lisse, l'âpre, et par suite, une infinité de modifications des formes et de la grandeur des objets dont on approche. On conçoit que toutes les formes et les qualités peuvent être comparées et soumises à la mesure et au poids ; c'est-à-dire, que le tact peut comparer la longueur et le degré de résistance qu'offrent les objets ; le pouce est entré dans l'échelle des mesures de longueur. Avec quel degré de précision, les orfévres et les changeurs ne parviennent-ils pas à déterminer la pesanteur d'un corps plus ou moins léger ! L'étendue de la main et la force des muscles changent dans le jeune âge. On aura besoin d'un exercice continuel pour estimer la grandeur et le poids d'un objet, d'après une échelle donnée ; celui qui contracte de bonne heure l'habitude de comparer, peut cependant parvenir à distinguer les corps d'après le volume et la pesanteur spécifique. Rien n'égale, assurément, la finesse du tact assez parfait pour reconnaître jusqu'à la moindre égratignure sur une surface polie, jusqu'au moindre grain de poudre (1). Une preuve frappante de la manière dont peuvent être exercés la mobilité des doigts et le tact, se trouve dans la facilité qu'acquiert un compositeur d'imprimerie, à saisir et à discerner les lettres en un clin d'œil, quoique la peau se durcisse avec le temps. On ne doit pas moins admirer le tact et l'adresse d'une fille qui, en tricotant le fil le plus fin, sent les mailles mieux qu'elle ne les voit, ou d'une personne qui écrit, dessine, ou joue d'un instrument, et qui, maniant avec délicatesse la plume et le pinceau, parvient à dessiner les nuances légères des plus belles images, ou à exprimer d'une manière mélodieuse les plus faibles nuances des sons. L'art du sculpteur paraît même reposer en partie

____

(1) Les *Annales de l'Education* ont donné des exemples du succès avec lequel M. Salzmann a habitué des enfans à distinguer les monnaies, à juger le nombre des feuillets d'un livre, et même à lire une impression faite avec des caractères saillans, probablement comme on en a fait en France pour les aveugles-nés.

sur la finesse de ce sens ; les sculpteurs examinent la beauté des contours d'une statue par le même tact qui leur sert à modeler.

Dès la première année, un instinct naturel porte l'enfant à *toucher* à tout ce qu'il aperçoit, comme s'il voulait acquérir la connaissance des corps. Dès qu'il commence à se remuer, à courir, il s'en approche sans se faire une idée de leur distance et de leur forme. L'effet de l'ombre et de la lumière est encore une abstraction pour lui ; aussi les enfans se heurtent-ils long-temps contre les objets saillans, lors même que leur vue est déjà assez exercée (1). Qu'on ne leur ôte pas trop cette envie de toucher à tout, mais qu'on éloigne, tant que cela est nécessaire, les corps qui peuvent leur être nuisibles, et qu'on les familiarise avec ces objets dès qu'on le peut. Si l'on compare les accidens qui arrivent aux enfans les plus surveillés, et à ceux qui le sont le moins, l'avantage ne paraît pas être du côté des premiers. Dans les villes où l'on occupe beaucoup les enfans avec des figures dessinées, ou à la lecture de descriptions, il est à craindre que leur imagination ne leur donne des objets

---

(1) Je rappellerai ici l'expérience de Cheselden, sur un aveugle qu'il venait d'opérer, et les recherches philosophiques de Berkley.

une idée peu exacte ; et il devient de la plus haute importance d'exercer le sens plus matériel du toucher.

L'humanité a su faire un usage infiniment utile du sens du toucher dans l'*éducation des aveugles ;* les noms immortels d'aveugles tels qu'Homère, Milton, Galilée, et Euler, n'ont dû qu'inspirer encore plus de respect pour les malheurs de ce genre. L'opération de Cheselden, en 1729, sur un aveugle-né, attira particulièrement l'attention sur ce point vers le commencement du siècle dernier. On essaya bientôt d'améliorer les méthodes d'opération, et l'on finit, pour les cas où l'opération de la cataracte était inadmissible, par chercher les moyens de remplacer en grande partie la vue par le tact. On sait qu'en 1786, M. Haüy apprit à lire à trente élèves, en faisant imprimer de gros caractères sur un papier un peu plus épais et plus trempé, afin que les empreintes fussent plus saillantes. M. de La Rochefoucauld, qui, dans le temps, fit un rapport à l'Académie sur cette manière d'enseigner, proposa une encre épaisse, qui laissât du relief en séchant. M. Thouret proposa de mettre du sable sur l'impression. On a également su construire des machines fort simples pour faire écrire en ligne droite, et exécuter des opérations d'arithmétique. Quelques aveugles sont parvenus à jouer d'un instrument d'une manière fort distinguée, comme mademoiselle Paradis, instruite par M. de Kempeln; d'autres ont exercé des professions et des arts. Cicéron parle déjà d'un Dionatus qui apprit les mathématiques. Le noble protecteur de Winkelmann, le cardinal Albani, devenu aveugle dans un âge avancé, distinguait les médailles antiques. L'aveugle de Puiseux était chimiste. Gambassi, célèbre sculpteur, privé de la vue, continua d'exercer son art, et fit entre autres le portrait le plus ressemblant d'Urbain VIII. Henri Moyse se livra à la mécanique, et inventa un métier de tisserand. Dans des écoles d'Angleterre, on apprend aux individus privés de la vue, à faire des corbeilles, à chanter sur des notes, ou à filer et à coudre. Ce sont autant d'avantages dus au·toucher. On a dit que c'était le sens qui trompait le moins; aussi, pour exprimer qu'on a compris une idée, se sert-on de l'expression qu'on l'a *saisie*.

Plusieurs *jeux* peuvent concourir à perfectionner ce sens par l'exercice. On peut faire deviner les cartes au toucher, comme dans plusieurs tours d'escamoteurs (1). L'art de re-

____

(1) Je ne parlerai pas des exercices qui tendraient à

connaître les monnaies par le seul moyen des doigts, de lire l'impression, d'évaluer la pesanteur, etc., etc., peut être un sujet d'émulation parmi les enfans. On pourrait leur faire distinguer les métaux par le poids, par le degré de froid qu'ils produisent, et en déterminer la forme. Il viendra probablement un temps où les petites collections de minéraux seront assez communes pour être mises entre leurs mains comme joujoux ; ce sera leur épargner une partie mécanique de l'étude, qui ne s'acquiert pas aussi facilement dans un âge plus avancé. Tous ces exercices ne peuvent guère être traités plus sérieusement jusqu'à l'âge de sept ans ; c'est l'époque où l'on prévoit à peu près déjà quels pourront être un jour le génie, la profession, le genre de vie d'un enfant, et l'exercice des sens peut être alors dirigé vers le perfectionnement du métier.

Lorsqu'on envisage les *progrès* des arts mécaniques et libéraux, on peut voir jusqu'à quel point ce sens a généralement gagné par la civilisation, et combien il y a contribué à son tour : d'abord assez grossier dans le sauvage, il distingue dans la suite, avec une sorte de volupté,

---

faire reconnaître les couleurs ; je doute qu'ils puissent mener à quelque chose d'utile et de bien sûr.

la finesse, par exemple, de la laine qui s'emploie dans les vêtemens, le moelleux d'un tissu de velours; et il devient ainsi un moyen de raffinement, d'une très-grande utilité pour l'art du sculpteur. Celui qui réfléchit sur l'art du dessin en particulier, pourrait être tenté de croire que les divers goûts maniérés, qui sont le défaut de ne voir que d'une manière, sont venus de ce que, suivant une marche probablement contraire à celle des Grecs, on a commencé à faire dessiner avant que de faire modeler ; méthode qui met dans la nécessité d'étudier l'objet de tous côtés : on ne voit pas pourquoi l'enfant destiné à l'art du dessin ne serait pas exercé de bonne heure à mouler pour apprendre à connaître les objets sous tous les points de vue, et à n'affecter aucune manière. L'histoire de l'art nous confirme dans cette idée. L'homme sut bâtir long-temps avant que de dessiner ; en Egypte, il s'exerça à former de grandes pyramides régulières ; en Grèce, il sculpta, et à peine savait-il tracer les contours, sans connaître encore l'emploi de la lumière et des ombres pour produire l'effet du relief. En ceci, comme en beaucoup d'autres choses, il est bon, pour être exact, de suivre la marche de la nature dans son développement.

Le sens du toucher n'exige d'autre *précau-*

tion que de ne pas trop faire durcir la peau de la main, qui couvre les extrémités des doigts. Les personnes qui manient des corps durs ou brûlans, comme les chaudronniers, ne l'auront certainement pas aussi fin que ceux qui s'occupent à polir. Il est probable que certains arts ont gagné depuis que les femmes surtout ménagent plus généralement leurs doigts, quoique la longueur des ongles, originairement l'indice d'une condition libre dans les Indes, ne puisse guère être favorable aux joueurs de clavecin. Ce sens paraît d'ailleurs n'offrir d'inconvénient pour le reste du corps, qu'autant qu'il serait trop exercé à provoquer des sentimens voluptueux, et d'autres sympathies qu'on doit peu favoriser. L'exercice de ce sens est absolument nuisible aux personnes dont la sensibilité surpasse la mobilité volontaire; aussi est-il bon de faire toujours accompagner et suivre l'exercice de ce sens d'une vie active. Ce sens a, comme tous les autres, ses antipathies : on a vu des personnes qui ne pouvaient pas toucher le satin, le velours, sans éprouver un malaise. On conçoit qu'il est nécessaire de vaincre, dès l'enfance, ces antipathies qui pourraient être continuellement provoquées dans le monde.

Du Goût.

Le *goût* se forme, à ce qu'il paraît, dès que l'enfant commence à sucer. On observe qu'il commence quelquefois d'assez bonne heure à distinguer le lait d'une nourrice de celui d'une autre, et à montrer de certaines préférences.

Le sens du goût a son siége dans la langue, qui est une masse charnue, ou composée de fibres musculaires croisées en divers sens, de manière à rendre possible toute espèce de mouvement, afin de faire insaliver la nourriture dans tous les coins de la bouche, et de la savourer en la pressant contre le palais. Les papilles du goût sont de forme différente : on y distingue des cônes renversés, des espèces de *fongus*, des filamens très-déliés vers la pointe de la langue, et de petits plis aux deux côtés. Peut-être chacune de ces houppes où aboutissent les nerfs, distingue-t-elle des substances différentes : nous savons seulement que c'est à la pointe de la langue qu'il y a le plus de sensibilité. Quelques enfans éprouvent de la difficulté à sucer ; ce qui tient parfois au peu de longueur du filet de la langue, et exige une opération ; dans d'autres cas, on a vu la langue comme attachée au palais ; les fibres musculaires, qui ne sont pas assez exercées, paraissent et se trouvent en quelque sorte paralysées : pour détacher cette langue ainsi collée , ou plutôt appuyée contre le palais , il suffit de passer entre deux ou le doigt ou un manche de cuiller.

La *langue* , au reste, considérée comme siége du goût, diffère dans les individus aussi bien que toute autre partie. On a examiné le changement que subit cet organe dans les maladies ; on n'en a point encore, que je sache, examiné la différence de forme, et ses liaisons avec la faculté de goûter. Le gourmand et le friand se décèlent cependant déjà dès le bas âge, et c'est une disposition indépendante de la faim. Presque tous les enfans aiment les sucreries ; il en est qui aiment le laitage , le pain. Aucun ne paraît aimer le sel, le poivre, les acides, et ces divers goûts ne viennent que par l'habitude et le genre de vie. Dès qu'il est question du choix des mets , et de la manière de savourer les alimens, on peut dire que ce goût ne se développe qu'à un âge avancé, et ordinairement d'une manière plus générale et plus forte, vers quarante ans ; ce qui paraît n'être le plus souvent qu'un rapport direct avec les habitudes acquises, et avec une espèce d'instinct qui porte à choisir ce qui peut le mieux nourrir le corps, devenu moins actif. En résulte-t-il que ce sens ne soit pas capable d'un exercice particulier pour apprendre à distinguer certaines nuances des corps? L'art des dégustateurs employés pour reconnaître la qualité des vins et la bonté relative des comestibles et des épiceries; l'art du cuisinier, celui du chimiste surtout, à qui ce sens, avec celui de l'odorat, est peut-être le plus indispensable, nous montrent qu'il y a une infinité de choses à distinguer par le moyen de la langue. Un instinct naturel porte les enfans à se mettre dans la bouche tout ce qu'on leur donne; ce qui les dirige alors, hors la pousse des dents, ce n'est que l'appétit, le besoin continuel. On est d'ailleurs étonné qu'il n'en résulte pas plus d'inconvéniens, quand on voit les enfans des malheureux et ceux des paysans manger la fange, toutes sortes d'ordures, ou ceux des riches s'amuser avec des joujoux enduits de couleurs malsaines (1). S'il n'est pas prudent de les laisser goûter de tout, il ne l'est pas non plus de les laisser mettre trop de choix dans leurs alimens ordinaires, et devenir les singes des adultes, en discer-

----

(1) Dans presque tous les états de l'Allemagne il existe des ordonnances de police très-utiles à cet égard. Autrefois on se servait de vert-de-gris, de cinabre, de la gomme-gutte, d'orpiment même pour colorer les joujoux.

nant les mets avec une certaine finesse : ils ne doivent être conduits que par la faim, et les forces digestives de leur âge. Des goûts particuliers ou bizarres confirment au reste quelquefois le médecin dans des soupçons; ils lui décèlent souvent des dispositions à une maladie. Les rachitiques, par exemple, mangent de préférence les pommes de terre, qui ne s'accordent guère avec leur état; les enfans qui ont des vers, sont assez sujets à montrer de l'avidité pour le pain. Un instinct particulier fait rechercher à d'autres les acides. Le sucre contribue-t-il véritablement si fort à gâter les dents? c'est ce qui reste encore en partie à décider positivement; mais ce qu'il y a de plus sûr, c'est qu'il apaise par lui-même la faim, et gêne la digestion, lorsqu'on en prend une grande quantité; c'est qu'il assaisonne les mets de manière à en faire manger à l'enfant plus qu'il n'en faut pour se nourrir, et qu'il ne peut en digérer.

Dans l'exercice de ce sens, pour nous faire mieux connaître les choses qui nous entourent, ainsi que pour tout autre, il sera toujours bon de commencer par faire connaître les objets les plus simples, et de s'y arrêter long-temps pour se familiariser avec eux par l'habitude, au point d'en faire des types, avec lesquels on puisse comparer tout ce qu'on apprendra à connaître pendant le reste de sa vie. A mesure qu'on avance vers l'âge de la puberté, on peut se livrer à des exercices pour reconnaître les différentes substances qui nous environnent, et les matières qu'en a tirées la chimie. En minéralogie, par exemple, on distingue assez bien quelques corps d'après leur degré d'adhérence à la langue. Le plomb, qui est une espèce de poison, et qui a de la douceur, peut être discerné du sucre, dans la falsification du vin; le sel, de l'acide; le mucilagineux, de l'huileux; l'astringent, de l'âcre; l'arome, du spiritueux; et ainsi de tout ce qu'offrent les trois règnes, et de ce qu'ils laissent encore à découvrir. Par la suite, on apprend à distinguer les différentes substances alcalines, dans leur état de pureté, l'acide nitrique, le sulfurique, le muriatique, etc. dans leur mélange avec l'eau, enfin les sels neutres et les corps composés. Si l'on observe les grands chimistes, on s'aperçoit que la perfection naturelle ou acquise de leur goût, n'a pas été peu favorable à leurs découvertes. S'il est question du choix d'un métier pour lequel un enfant montre des dispositions, ou de l'exercice des moyens qui favorisent la profession que lui offrent les circonstances, on peut diriger l'éducation vers ce point. Les cuisiniers intelligens et expérimentés assurent que pour bien perfectionner le sens qui leur est si nécessaire, il faut s'y prendre de bonne heure, ne point être adonné au vin ni même à la gourmandise, conserver autant qu'il est possible aux comestibles leur goût propre, en émoussant ou en neutralisant ce qui affecte trop les nerfs de la langue, et donner aux mets une saveur moelleuse. Les dégustateurs de vin n'avalent pas ce qu'ils goûtent, et les acides ne paraissent point du tout favorables aux fibres de la langue; ce qui paraît le mieux convenir pour en assurer la finesse, c'est la substance qui se dissout facilement, et s'évapore vite, sans laisser une trop longue impression. Les connaisseurs, après avoir goûté, ont soin de pomper dans leur bouche une grande quantité de salive, afin de ramener le goût naturel. Ce sens est dépendant de l'état des dents, de celui des voies de la respiration, mais surtout de celles de la digestion, dont il est, pour ainsi dire, le baromètre, sans être cependant un guide bien sûr, lorsqu'on veut tirer du goût les indices de ce qu'on doit manger. Une santé soutenue donne aussi de la constance et de l'homogénéité aux impressions qu'on éprouve, et favorise le développement. Si l'on se rappelle, au reste, ce que j'ai dit à la fin du chapitre sur les alimens, on concevra comment ce sens a dû se perfectionner par la multiplicité des substances que le commerce nous a fait apporter des autres zones, et par les découvertes des arts chimiques. La perfection donnée à nos vaisselles, l'art de régler le feu pour produire les degrés de dissolution, de décomposition ou de combinaison, sont les moyens par lesquels nous amenons les alimens à un état déterminé, et qui nous convienne. Malheureusement, dans les essais multipliés, on trouve souvent aussi, sans le remarquer, des choses très-peu convenables, et c'est ce qui occasione les jugemens si contradictoires qu'on est obligé de prononcer quand il est question de l'influence de la civilisation.

Il est aisé d'inventer des exercices où, les yeux bandés, on fasse distinguer la différence de goût des corps; il n'est cependant pas donné à tout le monde de distinguer en cet état, le vin blanc d'avec le rouge, lorsqu'ils sont à peu près de la même qualité. On peut mêler avec l'eau un peu de substance hétérogène, et donner à deviner ce qui y est entré : cette pratique peut s'étendre à une infinité d'objets plus ou moins difficiles à discerner.

De l'Odorat.

Si la langue est intimement liée aux organes de la digestion, l'odorat paraît l'être plutôt aux voies de la respiration et au cerveau. Les odeurs peuvent bien exciter l'appétit, mais souvent le nez désapprouve ce que le goût désire; de manière qu'on semble avoir établi un trop grand rapport entre ces deux sens.

L'*odorat* a son siége dans un grand nombre de sinuosités formées par les os les plus compliqués dans leur forme, et qui sont couverts d'une membrane particulière. Cette membrane sécrète beaucoup de mucus, surtout chez les enfans qui sont disposés à ce que l'on appelle vulgairement les maladies de la lymphe. Cette sécrétion peut rendre nécessaires certaines positions dans le lit, qui puissent favoriser l'écoulement, et l'usage des mouchoirs de poche pour empêcher que les enfans n'avalent cette humeur. Les petits os dont est composé le nez au point où il touche le front, sont très-minces; les bourrelets peuvent être utiles dans les commencemens, aux enfans qui montrent peu de prévoyance, afin de prévenir les fâcheux effets des chutes; les cartilages du nez étant mous, il est également bon de moucher délicatement pour ne pas le déformer.

Le sens de l'odorat paraît se *développer plus lentement*, car on se ferait de la vie une idée fausse si l'on supposait qu'un organe reste absolument stationnaire. On n'aperçoit ordinairement ses effets dans l'enfance que vers la troisième année. Il est plus que probable qu'en ceci, comme en beaucoup d'autres choses, il se trouve une *différence* très-grande entre les individus, peut-être même entre les races, et les nations entières. Le nez écrasé d'un Kalmouk, et le nez aquilin d'un habitant de Rome, sont trop différens à l'extérieur, pour qu'on ne leur suppose pas d'autres différences encore. Les sinuosités du nez ne paraissent cependant pas être en rapport, dans les animaux, avec la perfection de leur odorat; ils l'ont souvent meilleur que l'homme. Le chien, par exemple, apprend à suivre la piste, non-seulement d'un daim, mais encore d'un daim d'un certain âge. Averrhoés raconte que des vautours partaient de Damas, attirés par l'odeur des charognes, aux environs de Babylone. Les herbivores, dit-on, ne supportent pas naturellement l'odeur de la viande. Il est aussi des peuples sauvages, surtout des chasseurs, qui sentent également les traces. On sait, au reste, jusqu'à quel point va la sensibilité de l'odorat dans certaines personnes, qui ne peuvent supporter certaines odeurs, comme celle du chat, du fromage (1), etc.

L'éducation doit exercer ce sens à *distinguer* les corps; elle doit en même temps *émousser* les exaltations, et détruire les antipathies qui peuvent être nuisibles dans le monde : ce double but, en quelque sorte opposé, n'est pas toujours facile à atteindre ; mais disons aussi qu'on n'a pas tenté assez de moyens à cet égard. On pourrait diriger ces exercices, comme ceux du goût, vers un but déterminé. Le minéralogiste reconnaît l'odeur de l'argile à ses exhalaisons; le chimiste reconnaît celle de ses agens. Si, dans l'adolescence, on s'habituait à distinguer les odeurs primitives des substances indécomposables, on parviendrait à s'apercevoir de toutes les petites nuances, souvent si nécessaires à distinguer dans la vie, qui résultent du moindre mélange. Le cuisinier doit avoir l'odorat exquis; le pharmacien n'en a pas moins besoin pour reconnaître la bonté de ses simples. Mais l'homme, comme les animaux, peut se laisser prévenir par ce sens, de ce qu'il doit choisir ou repousser. Le calorique, en volati-

---

(1) Le célèbre Haller, qui disséquait tant de cadavres, ne pouvait, dit-on, supporter l'odeur de plusieurs personnes en vie, ni celle du fromage.

lisant les corps, peut les diviser à l'infini ; les particules d'un morceau presque imperceptible de musc, se conserveront encore long-temps. On prétend que le vent porte parfois jusqu'à vingt lieues de distance, l'odeur du *conepate* (*viverra putorius*).

Ce sens a cela d'incommode qu'il ne peut pas toujours éviter les impressions désagréables qui viennent par le seul acte de la respiration ; il est même difficile, dans certains travaux, de se garantir d'effets nuisibles, car le nez est quelquefois par ses liaisons avec les voies de la respiration, ou le conducteur des miasmes, ou la cause des mouvemens nerveux dans les maladies ; mais si l'on songe à cette infinité de décompositions qui se font continuellement autour de nous, et aux dégagemens de gaz qui en résultent, on voit à quel point ce sens doit être émoussé dans le monde, et l'on reconnaît les moyens préservateurs de la nature. Il devient aussi d'ailleurs la source d'une infinité de jouissances, de découvertes, et l'un des meilleurs moyens de conservation pour les êtres vivans. L'instinct qui fait chercher aux animaux leur nourriture et les objets de leur amour réside probablement dans ce sens, qui sert encore à réveiller l'esprit de l'homme, selon toute apparence, par les nerfs des sinus

frontaux si voisins du cerveau, et communiquant avec le nez. C'est par l'odeur suave des
fleurs, que s'annonce dans le printemps le
réveil de la nature; et dans l'automne, la corruption des corps qui peuvent nous être nuisibles. L'odeur de soufre exhalée des œufs
pouris, a fait soupçonner dans leur composition, cette substance, qu'un grand chimiste
de Paris y a véritablement trouvée. Par une
seule analogie d'odeur, un célèbre chimiste de
Berlin a découvert l'acide prussique dans les
amandes amères, et fait reconnaître la cause
de leurs qualités venimeuses pour certains oiseaux (1). C'est ainsi que l'exercice de ce sens,
dans l'homme civilisé, peut devenir l'explora-
teur des élémens des corps qui nous entourent, et nous avertir du bien ou du mal.

L'éducation physique peut tirer de toutes
ces considérations, des résultats utiles, en évitant, en éloignant les corps nuisibles. Il n'est
pas bon pour les gens qui ont la poitrine et
les nerfs faibles, de sentir des choses trop fortes, de s'exposer aux inspirations des vapeurs
et d'un air qui favorisent le rhume. Il n'est
pas bon de moucher l'enfant avec le mouchoir
d'une personne qui a un catarrhe ou quelque

____

(1) M. Vauquelin à Paris, et M. Schrader à Berlin.

ulcère au nez. En règle générale, on peut dire qu'il ne convient ni d'émousser, ni d'éveiller ce sens dans la première enfance, et même après sept ans, lorsque l'organisation est faible.

L'air frais et sec paraît rendre l'odorat plus fort. Chacun de nous s'aperçoit de l'effet d'un air pur, en entrant de la campagne dans la ville. Strabon prétendait déjà que les habitans des marais avaient moins de nez ; et la faiblesse de cet organe dans l'enfance tient peut-être à la grande quantité de mucus que sécrète la membrane. Si un long séjour dans un lieu où il y a trop de vapeurs dispose moins à sentir, d'un autre côté on cesse absolument de sentir les odeurs dont on a été long-temps entouré ; c'est par le constraste que nous recevons des impressions nouvelles.

L'effet des substances odorifères est assez varié. Les acides, surtout végétaux, rafraîchissent ; les spiritueux et l'ammoniac excitent ; l'odeur des fleurs de lis opère comme narcotique ; les éthers ont un effet calmant et agréable ; d'autres odeurs produisent l'accablement.

Les Romains appelaient déjà un homme d'esprit, *vir emunctæ naris.* Rousseau appelait l'odorat le sens de l'imagination : ce qu'il ne paraît être que d'une manière secondaire :

les odeurs en accélérant la circulation du sang augmentent l'action du cerveau. Aucun organe n'offre plus de sympathies et d'antipathies, principalement chez les femmes, et quelquefois dans un âge très-tendre. M. Beer, à Vienne, a connu une jeune fille aveugle qui ne pouvait sentir un chat sans avoir des convulsions. On lui fit l'opération de ses cataractes, et elle perdit ce dégoût, aimant les chats avec passion depuis qu'elle en avait vu. On a vu en Angleterre un homme assez bizarre pour aimer l'odeur d'une chandelle mal éteinte. On conçoit que les antipathies pourront avoir besoin d'être combattues, et de bonne heure, surtout lorsqu'elles porteront sur des objets qu'on ne peut éviter.

En comparant à l'homme le moins civilisé, celui qui l'est au point où nous en rencontrons fréquemment dans les grandes villes, nous voyons que l'un fait peu d'attention aux odeurs qui l'entourent, et que l'autre au contraire en souffre et en tire des avantages. Dans les cavernes souterraines de la Sibérie, où chacun dépose ses ordures, où il n'y a qu'une ouverture pour la fumée, et où les pauvres misérables ne sortent qu'en se bouchant le nez pour se garantir du froid, et augmenter la circulation et la chaleur, ce n'est pas là que peut se développer l'odorat. Sous l'équateur, et dans les régions chaudes où l'atmosphère est constamment parfumée par les exhalaisons des fleurs, tout s'anime sans qu'on s'en aperçoive. Les hommes n'ont rien trouvé de mieux à offrir aux dieux que des encens. A mesure que l'homme commence à se développer, il s'entoure, comme dans l'Orient, d'huile de rose et de parfums. Le nord de l'Europe n'avait originairement, à ce qu'on prétend, que deux arbustes odoriférans, (le *ledum palustre* et le *myrice gale*). Le laurier et les myrtes (*laurus nobilis et myrtus communis*) nous viennent du sud; mais, dans les temps plus civilisés, l'Européen a cherché dans ses villes à nettoyer l'atmosphère et à se procurer, par son commerce lointain, les plantes qui lui servent d'excitant. Bientôt après, il a su acclimater dans nos pays les belles fleurs de l'Orient et des contrées équatoriales, et il étudie autour du boulingrin la botanique des cinq parties du monde. Le besoin de s'exciter devient pressant dans l'opulence, dans l'oisiveté; et le siècle dernier a répandu le tabac de l'Amérique pour que l'aisance pût s'entourer d'une fumée enivrante ou se réveiller par une poudre excitante. Ces moyens, comme nous avons déjà osé l'avancer, par rapport aux nourritures exotiques, peuvent avoir influé sur l'activité européenne. Serait-il prudent d'user de ces sortes de moyens dans un âge où les organes n'ont encore aucune solidité ? Ce n'est point par les usages de l'homme formé que doit commencer l'enfance. A sept ans, ce sera encore trop tôt pour se livrer aux exercices de l'odorat : on pourra néanmoins dès-lors habituer la jeunesse à reconnaître les fleurs à la seule différence des odeurs et les yeux bandés ; mais qu'on s'abstienne d'entourer continuellement d'odeurs les enfans, surtout dans la chambre à coucher. Pour celui qui avance en âge, ces exercices marchent avec les progrès que font les sciences et les arts qu'il cultive, et auxquels l'odorat peut prêter du secours. Je crois avoir assez fait remarquer le perfectionnement dont sont capables le sens du goût et celui de l'odorat, si jamais l'attention s'y porte plus spécialement pour leur application aux sciences physiques.

Nous venons d'examiner les organes qui nous fournissent les impressions les plus palpables. Le toucher a pu s'exercer sur les parties sensibles du corps, et devenir entre les mains des magnétiseurs un moyen dont on ne peut pas encore calculer tous les effets ; mais il sera toujours nuisible dans l'enfance.

Le tact en particulier, l'exercice des doigts, a fait créer une infinité d'arts et de métiers. Le goût et l'odorat se perfectionnent également par l'exercice, et tiennent plus immédiatement à la conservation de l'homme. Nous avons vu ce qu'ils pourraient un jour devenir pour les sciences chimiques, et comment ils ont disposé l'homme à augmenter ses idées et ses sensations. Examinons à présent le sens de la vue et celui de l'ouïe; voyons comment, par l'instinct de société et par celui d'imitation, se forme l'art de l'écriture et de la parole.

De la Vue.

Les trois sens que nous venons d'analyser ont dû familiariser l'enfant avec les objets les plus nécessaires à sa conservation; la vue et l'ouïe doivent agrandir sa sphère, et l'aider à établir ses rapports avec ses semblables. Beaucoup d'animaux naissent les yeux fermés, et le fœtus humain tombe, pour ainsi dire, subitement dans cet océan de lumière que verse le soleil sur notre atmosphère. Ebloui comme il doit l'être de tant d'éclat, il ne lui est pas encore donné de distinguer les objets; il regarde tout, et ne discerne rien.

L'organe de *la vue*, quoique l'un des premiers à se former dans le sein de la mère, est encore à la naissance dans un état plus ou moins imparfait. Pour bien concevoir les moyens de le préserver et d'en régler l'exercice, parcourons rapidement les parties dont se compose cet appareil.

Le *globe de l'œil*, situé dans la cavité qu'on appelle orbite, tient au cerveau par deux gros nerfs placés au fond. Plusieurs muscles servent à lui donner le mouvement; deux paupières garnies de poils servent à le couvrir à volonté. L'arc velu qu'on appelle *sourcil* paraît également destiné à le garantir des objets qui tombent d'en haut; il n'est que légèrement ébauché dans l'enfant qui vient de naître. A mesure que celui-ci avance en âge, cet arc peut arrêter les insectes, et empêcher en partie les rayons de la lumière.

Les *paupières*, qui s'ouvrent et se ferment par l'action d'un muscle circulaire, sont garnies à leur bord de petites glandes qui sécrètent une mucosité; c'est aussi de là, mais par des glandes particulières, que se versent les larmes. La première sécrétion sert à humecter afin d'empêcher l'inflammation qui naîtrait d'un mouvement continuel. Toutes ces parties peuvent être affectées, et exiger des moyens particuliers de conservation et des remèdes différens.

19

Les *muscles de l'œil*, dans leur état naturel, offrent, comme tous les autres, plus ou moins d'activité. La vivacité de l'œil paraît dépendre non-seulement de la couleur de l'iris, mais aussi de la célérité des mouvemens, qui me semble plus marquée encore dans les Français que dans les Italiens, quoique l'on ne puisse pas prétendre que ces derniers en aient l'œil moins perçant. On conçoit comment il peut être utile pour certaines professions de s'exercer à changer promptement le point visuel.

Le *globe* même de l'œil, tantôt se trouve très-arrondi, tantôt très-aplati : le premier cas se rencontre souvent chez les personnes qui voient de près ; l'autre, chez celles qui voient de loin. Quelquefois l'œil est fort saillant, d'autres fois il est enfoncé dans son orbite ; enfin il peut être plus tourné vers le nez ou vers les tempes, et ces diverses positions ne peuvent être tout-à-fait indifférentes.

Le globe contient plusieurs *humeurs* enveloppées dans des membranes dont la description appartient à l'anatomie. Il a dans l'enfance une grosseur remarquable, et c'est la partie qui croît le moins. Avec le temps, les fluides paraissent même diminuer, le cristallin se rapproche de la rétine et perfectionne la vue. La densité des humeurs change aussi. Dans son ensemble, c'est une espèce de chambre obscure, mais composée de parties tellement mobiles qu'aucun art ne pourrait atteindre à la perfection de cet instrument animé. Nous distinguerons seulement ce qui frappe tout le monde. La nuance bleuâtre ou rougeâtre du *blanc* de l'œil provient d'une abondance de veines et d'artères ; la nuance jaunâtre peut venir quelquefois d'une matière bilieuse. *L'iris*, plus ou moins rond et circulaire, est bleu, brun, noir, ou tacheté. La pupille, ouverture qui se trouve au milieu, est plus ou moins foncée, plus ou moins dilatée, et surtout plus ou moins contractée par les rayons de lumière qui y passent. C'est principalement de cette dernière circonstance que dépend la sensibilité de l'œil.

L'iris, quand il est plus foncé, absorbe plus de rayons de lumière. Il change de couleur dans l'enfance; les bleus d'acier, par exemple, deviennent communément bruns dans la suite. Le *cristallin*, la partie transparente et cornée qui couvre l'extérieur, est plus ou moins convexe : lorsqu'il l'est trop, les rayons de lumière qui le traversent se réunissent trop tôt, divergent, et tombent épars sur la rétine qui en reçoit les impressions. C'est ce qui distingue les personnes qui voient de près, les myopes, par opposition à celles qui voient de loin, les pres-bytes. Ceux qui se sont un peu occupés d'op-tique sauront se rendre compte de ces sortes de phénomènes très-connus.

L'appareil *glandulaire* qui sécrète les fluides dont l'œil est baigné, trop sensible, ou trop peu actif, devient la cause de plusieurs in-commodités. Les parties sont d'ailleurs liées par une telle sympathie, qu'il n'en est aucune qui pèche sans que la plus voisine en souffre ; et la cause et l'effet ne sont pas toujours faciles à découvrir ou à détruire. Ici, comme partout, se rencontre ce qui appartient à la connaissance des maladies avec ce qui est proprement du ressort de l'hygiène. La réunion harmonieuse de toutes les parties de l'œil pour la beauté et la bonté est aussi rare que celle des autres perfections.

Dès son entrée dans le monde, l'enfant peut apporter le *germe d'un engorgement des glandes*, ou un *excès de sensibilité* pour la lumière ; il peut avoir trouvé sur son passage des causes d'âcreté. Sans parler des opérations chirurgicales que nécessitent les difformités, il suffira, pour ôter les âcretés, d'employer des mesures de propreté, de fréquentes lotions d'eau ou de lait tiède, sans trop de friction, en prenant toujours la précaution de diriger

le frottement vers l'angle intérieur de l'œil,
où il se trouve une espèce de gouttière pour
faire écouler les larmes et les malpropretés.
J'observerai à ce sujet que les éponges blan-
chies par le moyen de l'acide muriatique oxigéné contiennent parfois, malgré le lavage,
de l'acide qui ne peut qu'irriter l'œil, ou
qu'elles se trouvent décomposées, brûlées au
point de tomber en poussière et d'introduire
dans les yeux des corps non moins irritans. La
trop grande sensibilité demandera qu'on modère la lumière, les vices morbifiques exigeront un traitement particulier. Les enfans
naissent ou deviennent sujets dès le bas âge à
toutes sortes d'inflammations que l'on a regardées comme étant d'une espèce particulière,
mais qui n'en sont pas moins produites par
des causes très-différentes. Les cils des paupières, quand l'expérience a appris à s'en servir, modifient les rayons de la lumière, effet
auquel contribuent aussi les mouvemens de la
tête. La plupart des enfans paraissent être attirés
par la lumière à cinq semaines, et distinguer les
couleurs à cinq mois. Ils apprennent peu à peu
à reconnaître leur mère, à s'habituer à ses
regards; à six mois ils les cherchent, et se
plaisent à les retrouver.

La *lumière* qui pénètre dans l'œil peut être

concentrée comme dans une chandelle, ou répandue de tous côtés , comme en plein jour ;
elle peut venir d'en haut, d'en bas, des côtés,
de derrière, ou de plusieurs endroits à la fois ;
elle peut avoir passé par diverses substances
colorées, elle peut être réfléchie : toutes ces
modifications sont plus ou moins favorables à
l'organe. L'enfant doit être accoutumé sans
doute à n'en craindre aucune, l'œil ayant d'ailleurs la faculté de ne recevoir que la quantité
de lumière qu'il lui faut ; mais une faiblesse
innée, et des circonstances nuisibles trop prolongées, rendront nécessaires quelques précautions. Une lumière trop concentrée , par
exemple, comme le soleil, fatigue l'œil. Celle
qui est trop dispersée rend la forme des objets difficile à distinguer , faute d'ombre. Celle
que réfléchissent des substances de diverses
couleurs est modifiée, et devient plus ou moins
agréable. Le blanc, le noir, le rouge et le jaune
paraissent en général trop tranchans ; on a vu
des épileptiques avoir des accès toutes les fois
qu'ils voyaient la couleur rouge ; d'autres personnes avoir des vertiges en voyant des tapis
rayés (1) ; les couleurs mêlées plaisent davan-

---

(1) *Voyez* Dalton , Mem. of Manchester.

fage, surtout le vert ; c'est celle du tapis dont se couvre la terre lorsque les neiges sont fondues.

A mesure que l'homme se civilise, il paraît moins aimer le tranchant, et les couleurs mélangées sont préférées pour les objets de goût : la lumière réfléchie a plus que toute autre l'inconvénient d'être trop répandue : celle qui vient de plusieurs côtés s'éparpille et devient pénible par son papillotage. Celle qui frappe les objets du côté gauche favorise l'œil droit, alors garanti par l'ombre du nez, et blesse le gauche. Les acteurs placés sur l'avant-scène souffrent beaucoup de la lumière qui vient d'en bas ; celle qui vient par derrière est favorable, à moins qu'elle ne frappe sur des objets qui la réfléchissent trop. Qu'on se garde d'avoir la table de travail placée de manière à recevoir la lumière de ces différentes manières, et même d'avoir le lit dirigé de sorte que les rayons puissent frapper l'œil dormant. La meilleure lumière pour le travail dans nos zones, est celle qui vient d'en haut et du côté du nord, comme l'attestent les peintres, qui cherchent toujours une lumière pure du nord, bien concentrée et tombant d'en haut sur les objets, dans une chambre peu et également éclairée, qui sert de fond. Ils se couvrent aussi avec

.avantage les yeux, pour que la lumière ne tombe que sur le papier. Les yeux se fixent naturellement ensemble sur le même objet, si cet objet se trouve justement devant nous. Ils le suivent aussi de tous côtés si l'attention n'est pas distraite par deux objets à la fois. Il peut y avoir deux raisons pour faire *loucher* l'enfant : l'une tient à un vice de l'un des yeux où de tous les deux ; l'autre, à l'habitude qu'il a prise de regarder deux objets à la fois. Il arrive presque toujours qu'un œil est plus faible que l'autre, et comme c'est l'œil droit qu'on exerce davantage, l'œil gauche en souffre le plus communément. La distance à laquelle on voit les objets est différente entre les deux yeux chez presque tous les individus d'un certain âge, sans que l'on s'en aperçoive, parce que les muscles qui remuent les yeux ont pris l'habitude de marcher ensemble ; mais ce vice peut aussi être originaire. On a observé une foule d'autres causes innées qui font loucher, et auxquelles il n'est guère possible de porter remède. La partie sensible de la rétine, par exemple, ne se trouve pas toujours dans l'axe de l'œil ; la cristalline et la cornée sont quelquefois dans une position oblique. Quelquefois c'est un des muscles qui mettent l'œil en mouvement qui se trouve plus adhérent ou trop faible. Ce sont les cas qui occupent la médecine et l'oculiste. Mais si le vice de loucher tient à une mauvaise habitude, on peut y remédier, tantôt en arrêtant ce qui l'a fait naître, tantôt en établissant des exercices en sens contraire. Le regard louche vient quelquefois de ce que la lumière du soleil ou d'une bougie tombait toujours du côté du berceau, lorsque l'enfant dormait, ou de ce qu'on lui a souvent montré en même temps plusieurs objets qui l'intéressaient, sans lui apprendre à fixer l'attention sur une chose seule. Un bouton sur le nez et que l'enfant s'obstine à regarder, une position constante devant une glace, peuvent également faire loucher. On remédie à ces défauts comme à la faiblesse d'un œil, en couvrant l'œil plus fort, ce qui oblige l'œil faible de s'exercer à se mouvoir en tout sens ; on rétablit ainsi peu à peu l'équilibre entre les deux yeux. La force de la volonté à un âge mûr, où l'on a de l'intelligence, peut encore faire mieux réussir ces sortes d'expériences (1). Les

____

(1) On trouve l'exemple récent de la guérison d'un adulte, rapportée par M. Roux dans l'intéressant *Journal de la Société de médecine de Paris*, que rédige M. Sédillot. Avril 1814.

coquilles percées au milieu, attachées à un ruban, dont on couvrait autrefois les yeux pour les faire diriger dans le même sens, ont été trouvées infructueuses, par des raisons faciles à deviner; la tête devait toujours être tournée pour voir, et les muscles des yeux restaient dans l'inactivité. On ne pouvait d'ailleurs jamais voir chez les enfans s'ils employaient véritablement les deux yeux à la fois. La conformation des yeux, séparés par le nez, et conformés dans une direction opposée, peuvent rendre utiles les espèces de pavillon dont on se sert pour les chevaux, afin d'empêcher la lumière de tomber de côté.

On doit désirer que l'œil voie *clair*, qu'il voie *vite*, *à toute distance*, et qu'il se *conserve* long-temps. Toutes ces facultés dépendent d'une réunion de forces non-seulement visuelles, mais encore intellectuelles, des occupations, et de trop d'autres accessoires, pour que jamais on puisse traiter complètement ce sujet dans le cadre que nous avons adopté. A sa naissance, l'enfant ne voit rien, parce qu'il voit tout; la vision ne commence proprement pour lui que quand il isole un objet, et qu'il le compare à l'objet voisin. Il ne voit bien qu'autant qu'il embrasse l'ensemble sans perdre de vue les détails; ce qui suppose déjà la faculté de reconnaître les rapports, et un jugement qui ne s'acquiert pas toujours sans difficultés. Dans tout objet, on distingue les contrastes, la forme, la couleur, le mouvement, la distance et les erreurs d'optique. Dans *la forme*, la longueur, la largeur, l'angle, le rond, le relief, peuvent être rapportés à une échelle arbitraire : au pied, au pouce, et à la division du cercle en 360 degrés. On voit déjà que ce sont pour l'enfant autant d'exercices propres à lui faire distinguer peu à peu la différence des formes. Nous avons dit, à l'article du tact, combien l'art de manier, de modeler les objets est également précieux pour en donner des idées nettes. Il y a encore loin de là au génie qui trouve les lignes de beauté ou les proportions les plus agréables à notre âme.

Tout le monde n'a pas le don de bien distinguer les *couleurs*; on a des exemples de personnes qui prennent l'une pour l'autre (1). Discerner les couleurs primitives, apprendre de quelle manière elles se modifient par les diffé-

---

(1) Les *Transactions Philosophiques* (vol. LXV) contiennent l'histoire de trois frères qui ne pouvaient pas distinguer les couleurs : M. Dalton, qui cite des cas semblables, croit que cela tient à ce que les humeurs de l'œil se trouvent teintes d'une manière particulière.

rentes lumières, les reflets, les contrastes et les mélanges; bien connaître les couleurs locales, les clair-obscurs, et l'harmonie des teintes, c'est un autre sujet de beaucoup d'exercices pour celui qui se destine à la peinture. On se rappellera peut-être la table des couleurs, donnée par Lambert, et celle qui fut projetée par Tobie Meyer, qui mélangeait les couleurs primitives, le jaune, le bleu et le rouge, en différentes proportions déterminées, pour faire connaître avec précision la valeur des mélanges. Juger la distance relative et exacte, les effets des réfractions atmosphériques et les distances approximatives; mesurer de l'œil une distance terrestre, des distances aériennes et celles du firmament : voilà une autre série d'exercices.

La *promptitude* ou la *lenteur* du *mouvement*, comme celui d'un vaisseau, est également jugée avec assez d'exactitude par les personnes qui s'y appliquent. Enfin les erreurs d'optique, comme celle du bâton brisé dans l'eau, dont s'est tant occupé J.-J. Rousseau, la figure de l'image qu'on introduit dans un cylindre poli ou dans une pyramide, sont des jeux aussi amusans qu'instructifs, qui se succèdent avec avantage à mesure que l'éducation avance. Si l'on se rappelle avec quelle facilité le minéra-

logiste distingue la forme des molécules (1),
le botaniste et celui qui étudie les animaux,
la forme des espèces; si l'on songe avec quelle
exactitude le paysan reconnaît la distance des
lieux; l'architecte, les proportions; les chasseurs, le vol des oiseaux; le peintre compositeur, l'ensemble, les accessoires, les plans, les
proportions relatives et les contrastes, on
pourra se faire une idée du degré de perfection
auquel on peut arriver sur ce point, et de la
grande utilité des exercices dirigés vers ce
but.

Voir *vite*, de *loin*, de *près*, le fond d'un
paysage, ou les objets microscopiques, peut
devenir un autre objet d'exercice; et qu'on
réfléchisse un instant combien un lecteur habile voit, en une seconde, de lettres, de mots
et de lignes entières dans un livre. L'œil qui
voit habituellement à une grande distance,
comme celui du paysan, ne verra pas si bien
de près; celui qui s'exerce à la miniature, ou
celui de l'horloger, cesse de voir de loin. Quand
les yeux sont trop long-temps fixés sur un objet,

---

(1) J'ai souvent eu occasion d'admirer la facilité avec
laquelle le célèbre M. Haüy distingue ces formes primitives des plus petites parcelles qui s'offrent à son
examen.

ils perdent, pour ainsi dire, leur mobilité, et se paralysent ; le sang finit par s'arrêter dans leurs veines, et ils s'enflamment : c'est ce qui rend indispensable de changer souvent de direction et de point de distance, pour que ce changement affaiblisse aussi l'effet de l'habitude. Le grand nombre de personnes qui ont la vue courte dans nos villes, tient probablement à ce que notre enfance est trop appliquée à la lecture, et les femmes à des travaux qui exigent d'être vus de près, comme aussi à la manière dont nous éclairons actuellement nos chambres, ainsi que nous l'exposerons plus bas. Le maniéré, qui est le défaut de voir et de reproduire les choses toujours de la même manière, et de ne voir dans les objets qu'on imite qu'une chose, telle que le dessin, le coloris, ou le mouvement, ou les groupes, n'est point un défaut d'organe, mais de sentiment, de jugement et d'habitude, en partie inévitable, lorsqu'il tient aux impressions nationales, en partie temporaire, lorsqu'il tient à une école : qu'on se reporte encore à ce que nous avons déjà dit sur ce sujet, lorsque nous avons parlé de l'art de modeler.

Il est pour la vue de chaque individu une mesure, qui ne peut être jugée que par lui ou par un gouverneur d'enfans, habile à les observer. La portée ordinaire de l'œil est de lire commodément à la distance de huit à neuf pouces; elle peut s'étendre jusqu'à celle de dix-huit à vingt. En toutes choses, l'enfant a besoin d'une marche graduelle. Parfois il a besoin d'un exercice assez fort, et il le supportera bien pendant l'âge du développement; mais il ne doit pas être trop fatigué. En tenant les yeux de temps en temps fermés, en les humectant souvent ou dans une baignoire, ou avec un linge trempé dans de l'eau fraîche, on leur ôte la chaleur que la congestion peut y avoir occasionée, et l'évaporation de l'eau entretiendra la fraîcheur. C'est ainsi qu'on préviendra les suites de la fatigue, et qu'on rendra supportable plus d'exercice, en pourvoyant aussi à la conservation.

D'après ce que nous venons de dire, il sera facile de sentir l'influence qu'exercent sur les yeux les *diverses parties de la journée*, le matin, le midi, le soir et la nuit; les inconvéniens de lire pendant le crépuscule, d'être frappé subitement des rayons du soleil, lorsqu'on sort d'une chambre à coucher obscure, etc. Pour procéder avec le même ordre que nous avons suivi dans les Chapitres précédens, nous allons observer l'homme depuis la formation des sociétés jusqu'à sa civilisation actuelle, afin de remarquer les circonstances dans lesquelles il se trouve, et qui exigent des réflexions.

Si l'on commence par examiner les *races*, on ne tarde pas à voir que nos connaissances sur chacune d'elles ne sont pas encore assez détaillées, assez sûres, pour en tirer quelque résultat utile. On trouve plus de sujets de méditation en considérant les *nations :* presque tous les peuples d'origine germanique ont généralement l'œil clair, bleuâtre, peu mobile, plus doux, et fixé avec moins d'ardeur sur les objets. Ceux d'une origine méridionale, tels que l'Espagnol, l'Italien et les habitans du midi de la France, ont l'œil plus foncé, le blanc jaunâtre, l'iris noir, très-perçant, et fixé avec passion. Entre deux, se trouve la nation d'origine gauloise, ayant l'iris plutôt foncé, brun et très-mobile. En général, l'œil est assez ouvert dans presque tout ce qui compose la race blanche ou caucasienne, surtout en comparaison de celle des Kalmouks de l'Asie. Mais les nations européennes se sont trop mélangées par les guerres, les relations commerciales et les émigrations, pour qu'il soit bien facile de découvrir partout les qualités du type originaire. Les yeux trop clairs sont naturellement plus susceptibles ; ceux dont l'iris est très-foncé sont sujets aux effets d'une sensibilité excessive, comme d'être facilement affectés par la lumière, jusqu'à en être paralysés. Une trop grande mobilité empêchera de voir avec exactitude, et produira par son excès le clignotement et autres effets spasmodiques. Cependant, nos observations à ce sujet ne sont pas encore assez complètes, parce que le nombre des individus atteints de chacune des maladies qui se rencontrent dans un pays n'est pas déterminé.

Outre ces différences provenant du type originaire de la nation dont on descend, il est des qualités et des défauts qui naissent de l'état de *civilisation*. Sans répéter que le paysan et le citadin apprennent à voir, l'un à une grande, l'autre à une petite distance, et que le globe de l'œil varie, ainsi que la convexité du cristallin, remarquons que le changement de forme et de couleur dans la chambre, la fumée de la cheminée ou l'éclat du feu que l'oisif regarde sans cesse, et qui l'attire lors même qu'il est occupé d'autre chose, les couleurs trop claires dont il couvre ses murs, les quinquets qui donnent une si forte lumière, si différente de la douce lumière des bougies, dans de petites pièces, et pendant la nuit, destinée au repos de l'œil, sont probablement au nombre des causes qui ont produit dans ces derniers temps

un si grand nombre de myopes, de gens à lu-
nettes. D'un autre côté, des chambres trop
obscures, qui contrastent avec la clarté de l'atmosphère; une lumière venant des reflets d'un
mur frappé par le soleil à son midi; les glaces,
qui, en agrandissant les étroites cellules de
l'homme, donnent quelquefois de faux jours;
les vapeurs et les courans d'air : tout cela doit
influer sur l'état de la vue d'un enfant comme
d'un adulte, et quoiqu'il soit bon de lui apprendre à tout supporter, il est cependant des
cas où il faut des attentions particulières.

D'autres considérations naissent de l'habillement. La *couleur des étoffes* employées aux
vêtemens paraît également varier avec les climats. Une grande réunion de gens du commun offre dans les contrées méridionales beaucoup plus d'écarlate et de jaune-clair que dans
le Nord. Partout aussi l'homme civilisé, dont
le goût est cultivé, aime les couleurs mêlées
et moins tranchantes, parce qu'il distingue les
nuances les plus fines et les plus délicates,
comme il aime les lignes sveltes et les proportions plus difficiles, de préférence au carré
et aux rapports trop simples. Les corps lai-
neux, qui laissent échapper beaucoup de poils
et de poussière, conviennent peu à des yeux
faciles a s'enflammer. Les chapeaux verts peu-

yent être nécessaires, et les blancs très-nuisibles, pour les yeux trop sensibles d'un enfant.

L'éducation physique doit rechercher la cause des imperfections, inventer des *exercices propres* à familiariser l'œil avec tout ce qui peut lui nuire, à faire reconnaître les objets de la nature, et ce qu'a trouvé l'art de l'homme. Dans les champs, l'enfant apprendra à discerner les terres, les plantes, les grains, les animaux domestiques; il mesurera les distances, il verra à quel éloignement il peut apercevoir un point blanc sur un fond noir, un point noir sur un fond blanc; il s'exercera à tirer de l'arc, en reconnaissant le gibier à son vol. Dans la ville, un jeune enfant pourra s'accoutumer à distinguer les choses de près, à se faire une idée des meubles de la chambre, et s'exercer à les placer avec symétrie. S'il n'est pas peureux, il pourra s'appliquer à voir les objets à une petite clarté. Revenu de ses promenades, il s'amusera à retrouver les objets dans ses livres d'images, et à comparer les produits de la nature avec l'imitation que l'art en a faite. C'est ainsi que se passe la première enfance, toujours plus riche en instruction par la multiplicité des objets dont elle se trouve entourée, et en raison du jugement de l'instituteur qui sait profiter des momens de verve d'un enfant, pour lui donner des notions exactes et solides, capables de lui servir de terme de comparaison pour tout ce qu'il découvrira le reste de sa vie.

Dès l'âge de sept ans, l'exercice de la vue se lie déjà plus intimement à celui des autres facultés pour le rang que l'enfant doit occuper un jour dans la société. La vue s'unit à l'adresse de la main dans l'exercice des métiers : de l'art de modeler naît l'art du dessin. La mémoire fait revenir les objets qui ont passé devant les yeux, la main les fixe, et les représente aux autres. L'homme retrace les petits objets qui l'entourent ; il voyage, et il esquisse sur des cartes géographiques la surface du globe qu'il habite ; il regarde en haut, et il dessine le rapport des astres, jusqu'à ce qu'il invente le microscope pour découvrir les molécules des minéraux, la forme de la poussière des plantes et des animaux infusoires, ou le télescope pour observer dans le firmament tant de millions d'étoiles dont il est parsemé, et les soleils qui les éclairent.

De tous les sens, avons-nous dit, la vue est celui qui agrandit le plus notre sphère, et il est en effet difficile de décider ce qui doit le plus nous exalter, ou ces mondes en miniature que nous fait apercevoir le microscope , ou cette pluralité de mondes, qu'au moyen du télescope on voit circuler au-dessus de nos têtes. Exercé avec le ménagement nécessaire, à voir, à copier, à dessiner tous ces sujets, l'adolescent acquiert en même temps les élémens de son éducation morale.

Nous avons indiqué comment ce sens procure les images, et comment il les perpétue : c'est par-là qu'il devient un moyen de communication entre les hommes. Le sauvage et le sourd-muet se font déjà entendre par le jeu de la physionomie et les gestes; mais la combinaison de différentes images liées ensemble développe et enrichit les idées, fait naître les symboles et l'art de l'écriture. Lire avec vitesse, écrire promptement en caractères lisibles et agréables, c'est encore pour l'adolescent un exercice de l'œil comme de la main, et qui étend le domaine de l'homme, établit une communication avec les êtres éloignés qui nous sont chers, et lie en grand la société et les nations entières. La lumière étant l'élément qui se propage en moins de temps dans l'atmosphère, la vision est devenue le plus prompt moyen de s'entendre à de grandes distances par le télégraphe; et cet instrument, déjà si utile pour les opérations du gouvernement, peut devenir un jour pour tout le monde un moyen de communication aussi important que celui de l'imprimerie et des journaux. Il serait superflu de m'étendre davantage sur les avantages immenses du sens précieux de la vue, le plus cultivé de tous.

De l'Ouïe.

Le tact et le goût nous procurent la connaissance des choses dont nous pouvons approcher : l'un, en les touchant, l'autre en les essayant pour ainsi dire chimiquement ; l'odorat nous fait sentir de loin les corps qui s'exhalent dans l'atmosphère ; la vue nous fait apercevoir l'extérieur des corps même très-éloignés ; et le sens de l'ouïe, dont nous avons à nous occuper en ce moment, nous fait en quelque sorte découvrir plus particulièrement ce qui se passe dans l'intérieur. C'est par l'oreille, en effet, que nous entendons les vibrations qui ébranlent les molécules intérieures des corps sonores, que nous apprenons ce qui se passe dans l'intérieur de nos semblables, leurs sentimens, leurs idées, leurs pensées. Aussi l'ouïe est-elle le sens qui sert le plus à rapprocher les hommes en société.

L'oreille *diffère* certainement dans les individus autant que toute autre partie du corps ; et l'anatomie des animaux nous ayant prouvé

que les diverses espèces n'offrent pas la moindre différence dans une seule partie, sans que
cela influe sur l'organisation de toutes, on
pourrait dire la même chose par rapport aux
individus de la même espèce. L'intérieur de
l'oreille est plus petit chez les filles que chez
les garçons; et tout le monde a remarqué cette
diversité de forme. Le pavillon, qui se compose de cartilages, de graisse, et d'une peau
assez compacte, est ordinairement pourvu de
muscles très-faibles, qui, cependant, produisent un peu de mouvement dans quelques
personnes; et sans vouloir prétendre que c'est
par le simple serrement du bonnet de l'enfant
que leur action est détruite, nous pouvons
assurer au moins que ceux qui entendent mal
cherchent à pousser en avant les bords du
pavillon, afin d'en augmenter la concavité
pour concentrer les rayons vibrans de l'atmosphère, de sorte que cette pression ne peut
point être utile. Le tube qui entre dans l'intérieur se termine par une membrane appelée
le tympan. Elle ferme la caisse, composée
d'un grand nombre de cavités dont l'une contient des osselets ressemblans à une enclume,
un marteau et un étrier. On distingue également, au milieu de cet appareil, renfermé
dans un os extrèmement dur, et qui porte le

nom de Rocher, une espèce de limaçon, et un labyrinthe communiquant avec l'intérieur de la bouche par un tube cartilagineux. On voit enfin, dans toutes ces cavités, des nerfs, des fibres, des eaux gélatineuses, et beaucoup d'autres choses dont aucune description, aucun dessin même n'est capable de donner une idée, à moins qu'on ait vu la nature. Le cure-oreille qu'on emploie pour ôter l'espèce de cire qui s'y forme, touche la membrane du tympan ; et pour ne pas la léser, il faut s'en servir avec précaution, surtout à l'égard des enfans, chez lesquels ces parties ne sont pas encore formées et accomplies.

Les enfans qui sont sujets à des vices dartreux ont souvent des *inflammations derrière le pavillon* de l'oreille, qui suinte alors une matière quelquefois assez âcre et corrosive. La propreté suffit pour soulager ; mais la peau étant fine, il faut éviter de trop frotter cette partie, afin de ne pas y produire des écorchures, et se servir de linge fin. Un peu d'eau tiède appliquée souvent au moyen d'une seringue, ou avec une éponge, comme une espèce de douche, ou un petit linge trempé dans de l'eau de guimauve ; un peu d'huile d'amande douce, ou de cérat lorsqu'il y a plaie, garantiront du contact de l'air, et calmeront les douleurs. Le petit morceau de linge fin qu'on laisse derrière l'oreille empêche que les parties de la plaie ne se touchent et ne se collent ensemble. Dès qu'elle est guérie, on se servira avec plus d'avantage de l'eau froide pour fortifier la peau, pourvu qu'un écoulement établi de l'intérieur de l'oreille, ou quelqu'autre accident grave, n'exige pas plutôt du médecin qu'il favorise le libre passage des humeurs que la nature sécrète et rejette au-dehors, sans amener de grands inconvéniens. L'intérieur de l'oreille peut aussi être nettoyé avec de l'eau tiède qu'on y injecte, en y employant de préférence une petite seringue sans pointe.

L'air qui frappe la membrane du tympan, met en vibration les osselets de la caisse ; l'étrier communique le mouvement par une fente ovale à la masse gélatineuse qui remplit le labyrinthe : ici, l'air est également ébranlé, et le son se communique par le nerf jusqu'au cerveau ; voilà tout ce que nous savons du mécanisme de l'ouïe. La dureté du rocher, la complication de cet appareil, n'ont pas permis de faire, sur beaucoup de malades, l'anatomie exacte de cet organe. Un anatomiste qui, dernièrement, s'est occupé, à Gênes, d'examiner

les organes des sourds-muets (1), a suffisam-
ment démontré qu'il y avait dans l'intérieur
une infinité d'altérations qui rendaient le tout
imparfait. Il existe sans doute, dans tous les
individus, une faculté relative d'entendre plus
ou moins bien, et la surdité absolue est extrêmement rare ; mais on conçoit qu'il ne peut
y avoir, comme on l'annonce tous les jours,
un remède universel contre la surdité, puisqu'elle peut provenir de tant de causes différentes, ni une méthode générale pour tous
les sourds.

Les *deux oreilles* d'un individu ne se ressemblent pas plus que le reste des deux côtés
de la figure. On n'entend pas non plus toujours également bien des deux oreilles, et c'est
dans cette différence que M. Vandermonde
voit la cause pour laquelle tant de personnes
sont incapables de concevoir l'unisson. Le talent de bien entendre diffère comme la forme
des oreilles dans les individus ; on sait qu'il y
en a sur lesquels la musique ne produit aucun
effet, et l'on assure que de ce nombre était
Pope, auquel on ne refusera pas d'avoir bien
senti le rhythme de la poésie. Il en est même qui

---

(1) M. Mazzini, dans les Mémoires de l'Académie de
cette ville.

ne peuvent distinguer de quel côté vient un son. Ce n'est que par des expériences répétées que l'on peut juger des dispositions à cet égard, l'enfant ayant cela de commun avec l'adulte peu cultivé, qu'il n'aime que le bruit : la culture seule apprend à distinguer les sons, à juger la mélodie et l'harmonie.

Un autre genre d'*exercice* peut rouler sur les distances d'où nous vient un son. C'est déjà un problème très-compliqué, car le son rayonne de tous côtés : on sait, d'ailleurs, qu'il ne se propage pas aussi vite que la lumière ; il ne parcourt par seconde, qu'à peu près 188 mètres (880 à 900 pieds), mais le vent peut en seconder ou affaiblir la force. En Russie, on entend ordinairement le bruit des cors à la distance d'une lieue et demie. Dans un siége de Gênes, on entendit le canon à une distance de 90 milles d'Italie (30 lieues de France). La finesse de l'organe qui entend, et le degré d'attention, doivent y apporter des modifications. Cette attention s'exerce déjà, quoique d'une manière imperceptible, chez les enfans. Les nourrices ont l'habitude de les éveiller en faisant du bruit avec une clef ou avec le hochet. Bientôt l'enfant distinguera le son de voix de la mère ; il cherchera d'où il vient ; et par une série d'exercices faciles à imaginer, il parvient à imiter le chant, et peut arriver jusqu'à la perfection de celui qui dirige le plus grand orchestre, et qui, dans l'ensemble, s'aperçoit du moindre son faux de l'instrument le plus insignifiant.

Après l'âge de sept ans, et plus tard, pour les enfans qui sont plus susceptibles, on pourra se servir du clavecin pour faire *apprécier les sons*, trouver l'octave, la quinte, la tierce, et les sept intervalles ; pour faire distinguer le rapport d'un son à l'accord, et celui des sons simultanées dont il se compose; enfin la mélodie, la suite des sons dans la mélodie, et l'harmonie, c'est-à-dire, une suite d'accords par des intervalles consonnans, depuis la combinaison la plus simple jusqu'à la plus compliquée. Parvenir à la fin à connaître jusqu'au moindre des sons appréciables contenus dans l'octave, distinguer jusqu'à la matière des instrumens sonores, sont des degrés auxquels l'enfant ne peut guère arriver que vers l'âge de la puberté, quoiqu'il ne manque pas des exemples de progrès surprenans dans l'art de la musique, comme celui de William Crouch, de mademoiselle Paradis, et de Mozart. Prêter l'attention, entendre vite et bien, savoir discerner de quel côté vient le son, mesurer les intervalles, entendre long-temps sans se

fatiguer, démêler les rapports les plus compliqués d'une fugue; enfin, bien distinguer les
plus petites nuances des sons articulés, voilà
à peu près les qualités qu'on peut chercher à
acquérir par l'exercice.

L'habitude et le *manque d'exercice* font
qu'on ne saisit pas aisément les petites différences, parce qu'on est accoutumé à une seule
modification. Au moins est-il difficile de dire
si la difficulté qu'éprouvent plusieurs individus à imiter les sons articulés d'une langue
étrangère tient aux seuls organes de la voix,
ou en même temps à ceux de l'ouïe. Les habitans d'Otahiti n'ont jamais pu parvenir à prononcer le nom de Cook, ils l'appelaient *Tou-
tou*. Les Chinois prononcent souvent le mot
Christus, *Ki-li-si-tu*, parce qu'ils ne sont accoutumés qu'aux monosyllabes. Nous verrons
dans l'article de la parole plusieurs autres
preuves de ces sortes de singularités.

Le sens de l'ouïe est tellement garanti et entouré qu'il paraît moins exposé à souffrir des
influences de l'atmosphère que les autres sens.
Ses *rapports directs* avec les voies de la digestion et celles de la génération, paraissent
aussi bien faibles. La circulation, les congestions à la tête, y influent un peu plus, et sous
ce point de vue il doit se ressentir du change-

ment de lieu. Peut-être le sens de l'ouïe est-il le plus intimement lié avec les affections nerveuses, et porte-t-il les commotions les plus générales et les plus profondes sur la susceptibilité et la mobilité des organes. Le moindre son réveille l'attention, le moindre rhythme ébranle tous les muscles, et dispose déjà l'enfant le plus tendre à la danse. On ne saurait dire absolument jusqu'à quel point il est possible d'exercer l'ouïe ; il faut cependant que le cerveau n'en soit pas fatigué. Tout le monde connaît les effets d'un bruit trop prolongé, et ceux d'une étude de la musique poussée à l'excès, sur-tout dans les enfans sensibles.

Si l'on examine l'influence de ce sens sur la civilisation, et de la civilisation sur lui, qu'on se représente d'abord l'homme isolé se formant seul dans la nature ; au commencement il n'entendra rien que du bruit, comme l'enfant en très-bas âge ; mais avec un peu de recueillement, il y aura beaucoup de phénomènes qui le réveilleront, tantôt les cascades d'un ruisseau, tantôt le sifflement des vents ou l'éclat du tonnerre qui gronde ; il sera affecté de la voix du rossignol ou des soupirs de ses semblables. Ces impressions, fixées dans sa mémoire, seront autant de signes propres à caractériser l'existence et les effets des êtres qui l'entourent. Bientôt la curiosité le conduira jusqu'à distinguer des nuances de sons simples et articulés; et une sympathie particulière entre des sons et certains nerfs produira en lui des sentimens divers, et souvent ceux de l'être qui a donné lieu à ces impressions. Les soupirs, les cris de douleur retentiront dans son cœur comme dans un écho. C'est ainsi que les sons deviennent le signe représentatif d'un sentiment, et à la fin, d'une pensée. Alors ce n'est plus le bruit qui excite, c'est le son expressif, le chant, et le passage des vibrations proportionnelles que l'âme a calculées, et auxquelles elle attache des idées. On a besoin de points de repos pour se mettre en rapport avec les différentes sensations; aussi la mesure paraît-elle déjà dans les airs de danse de quelques peuples encore sauvages, ou dans leurs marches guerrières.

En suivant les progrès de la civilisation, on voit la gaîté, la tristesse, le courage, la tendresse, et d'autres sentimens, s'exprimer avec plus de tact, d'une manière plus déterminée, et l'association d'une multitude d'idées qui sont nées de l'état social, donner à l'imagination un jeu infini. C'est ainsi que la musique, qui par elle-même n'exprime que des sentimens très-vagues, devient un moyen de réveiller soit un grand nombre de sentimens plus décidés, soit les nuances les plus délicates. Montaigne fut toujours réveillé par son père au son de la musique. Qui est-ce qui oserait décider si elle a augmenté ou non les idées de cet esprit admirable?

Dans l'éducation, il sera quelquefois bon de ne réveiller que les idées dont l'effet paraît favorable au cerveau, de retenir ou d'exciter l'enfant par une mesure lente ou accélérée. Mais ici encore, l'éducation physique touche de trop près à l'éducation morale, pour que j'ose m'y arrêter plus long-temps. Les effets qui résultent de l'application de plusieurs sens à la fois dans un exercice ou dans leur ensemble, sont aussi un sujet de considération. Une foule de jeux, dont j'ai parlé dans l'article sur l'exercice, sont en même temps propres à développer l'ouïe, et chacun trouvera sans peine dans le choix des amusemens de l'enfance, tout ce qui lui est particulièrement utile ou nécessaire. Nous aurons à revenir sur la culture de ce sens pour les sons articulés, lorsque nous traiterons de la parole, ce qui fera le sujet du chapitre suivant.

CHAPITRE IX.

De l'Exercice de la Parole.

Les cinq sens nous ont fait éprouver diverses impressions, et nous ont donné l'idée des choses qui nous entourent ; l'exercice musculaire nous a procuré le moyen de les imiter en partie. L'homme possède en particulier la faculté d'imiter les sons qu'il entend, et de moduler ceux qu'il produit. Plusieurs sons qu'il combine avec mélodie deviennent pour lui une langue de sentiment ; des sons articulés qu'il fixe comme signes représentatifs, deviennent pour lui, par des combinaisons différentes, les élémens d'une langue qui exprime les idées. C'est le mécanisme de l'organe qui produit les sons tant simples qu'articulés ; ce sont les défauts auxquels il peut être sujet, que nous devons examiner ici.

Les parties dont est composé l'organe de la voix, consistent dans les *moyens de respiration* ; celles qui sont destinées à articuler les sons, se trouvent dans la cavité de la bouche. Les poumons inspirent l'air par un tube nommé *trachée-artère*, qui se ramifie et se répand dans toute leur substance, dont est remplie la cavité de la poitrine; ils font l'office de la poche dans une cornemuse. Les côtes mobiles, mues par les muscles qui entourent le thorax, et par un grand muscle nommé *diaphragme*, qui sépare les voies de la digestion de celles de la respiration, sont destinées à expulser cet air qu'on a inspiré. Dans l'expiration, cet air passe vers la partie supérieure du cou, à l'endroit qu'on appelle *pomme d'Adam*, par la fente transversale nommée *glotte*, où il produit un son par la vibration. Le tube qui monte le long du cou se compose d'anneaux semi-circulaires mobiles, de manière qu'il peut être un peu allongé et raccourci. L'endroit où se trouve la fente, qui a dans les adultes dix à onze lignes de longueur, et deux ou trois de largeur, lorsqu'elle est écartée, offre plusieurs cartilages mobiles, ligamens et muscles, réunis dans un anneau qui peut être fermé par l'épiglotte, espèce de soupape qu'on croit empêcher ainsi la nourriture de tomber dans la trachée, en passant le long de la langue pour entrer dans le canal qui conduit à l'estomac (1). L'intérieur

____

(1) De nouvelles expériences ont mis en doute cet usage de l'épiglotte.

de ce tube respiratoire est couvert d'une membrane très-sensible, qui sécrète un fluide pour humecter sa surface, et qui se prolonge jusque dans la bouche.

Comme les substances dont se composent les poumons, les bronches, et la trachée-artère, sont très-hétérogènes, et que les os, les cartilages, les ligamens, les membranes, les tissus et les muscles servant à les faire mouvoir, ont divers degrés d'élasticité avec une différence de forme, et qu'ils peuvent changer imperceptiblement de position l'un à l'égard de l'autre, il en résulte que toute *comparaison* que l'on voudrait en faire avec un instrument artificiel, à cordes ou à vent, serait toujours plus ou moins imparfaite. Ni la flûte ni le violon, par exemple, ne peuvent s'allonger et se raccourcir, ou réunir les divers degrés de tension et les changemens de rapports que l'on produit plus ou moins à volonté. Un organe vivant peut seul subir, dans les petites parties qui le composent, une infinité de modifications auxquelles n'atteindra jamais aucune mécanique ; aussi la voix humaine est-elle le plus parfait de tous les instrumens de musique.

L'ouverture de la fente par laquelle passe l'air, et qui s'agrandit à l'âge de la puberté, se trouvant plus ou moins resserrée par la tension des parois, donne le son le plus grave ou le plus aigu, avec toutes les nuances intermédiaires. Ce son résonne dans la cavité du nez et dans celle de la bouche, avec lesquelles il se trouve en contact.

La *cavité du nez* se compose de beaucoup de sinuosités : elle communique d'ailleurs avec les cavités maxillaires, et avec la cavité frontale, à la racine du nez, sans compter les sphénoïdales et les ethmoïdales, qui composent plus particulièrement le sens de l'odorat, et qui sont couvertes de la membrane pituitaire. L'ouverture par laquelle le son passe dans la cavité du nez, peut être plus ou moins empêchée par le jeu des muscles du fond du gosier, qui forment le voile du palais ; lorsque le son y passe, il forme le son nasal.

La *cavité de la bouche* se compose de la voûte formée par le palais, de deux arcades dentaires, que garnissent les gencives ; et enfin des parties molles, musculaires, très-mobiles, comme celles du gosier, du dessous du menton, sur lesquelles repose la langue, corps charnu, le plus mobile de tous. Cette cavité est ouverte ou fermée par des muscles aussi très-actifs, et entre autres par ceux qui forment les lèvres, et qui sont susceptibles de prendre des formes très-différentes.

On conçoit que toutes ces parties sont *diverse-ment* conformées dans des individus qui ne sont pas du même âge, du même sexe, ou de la même organisation, et qu'elles doivent se modifier un peu par la croissance, par l'exercice, et par des circonstances accessoires : aussi deux voix ne sont-elles jamais rigoureusement identiques pour les sons simples ou articulés qu'elles produisent. On peut encore dire que s'il ne fallait faire entendre que des sons très-purs, il n'y aurait pas de chant, et que si l'articulation des mots devait toujours être parfaite, il n'y aurait pas beaucoup de gens en état de soutenir une conversation. L'habitude et l'exercice donnent cependant une perfection relative.

Nous devons d'abord distinguer le *souffle* qui n'est qu'un simple frottement (audible) de l'air contre les parois de la glotte, comme dans l'aspiration, d'avec le *son*, qui est une vibration particulière communiquée à cet air. Les muscles du larynx, à ce que dit Amman, agissent sur ses cartilages, mais ils éprouvent de ceux-ci une résistance qui l'emporte sur les forces qu'ils mettent en jeu ; leur activité redouble, et de ce choc mutuel d'action résulte un mouvement d'oscillation et de tremblement qui se communique à l'air poussé au dehors ; c'est ce qui le rend *sonore*. C'est ainsi qu'en frottant les bords d'un verre avec le doigt mouillé, on y excite un mouvement oscillatoire qui frappe l'air et forme des sons , en communiquant en même temps à l'eau qu'il renferme des ondulations dont la régularité est devenue si sensible par les expériences de M. Chladni. Lorsque par l'effet d'une affection catarrhale, ou après avoir crié long-temps , la glotte se couvre de mucosité ou perd son élasticité , la voix devient rauque , et cesse d'être sonore, comme dans l'extinction de voix. Les flûtes et autres instrumens à vent perdent aussi leur élasticité lorsqu'ils sont trop humectés par les vapeurs de la bouche. Le resserrement et l'élargissement de la glotte , son élévation et son abaissement constituent l'*art de chanter*.

Pour faire connaître de quelle manière se pratique la modulation du son , je devrais exposer complètement l'art du chant ; pour faciliter les moyens de prononcer les sons articulés , je devrais passer en revue toutes les méthodes qu'on a inventées pour enseigner à lire : mon expérience serait en défaut. Tout ce que nous pouvons raisonnablement chercher dans ce traité, c'est l'aperçu des causes physiques qui peuvent occasioner des difficultés dans l'enseignement , avec les remèdes qu'il est possible d'y apporter ; dans ce dessein nous allons examiner un peu plus particulièrement la formation des sons dans les cas ordinaires.

Nous avons vu, à l'article de l'ouïe, qu'il est des personnes dont *l'oreille peu exercée* entend mal les sons ; sans en multiplier les exemples, nous rappellerons les Chinois qui prononcent le mot *crux*, cu-lu-su ; *spiritus*, su-pi-lu-tu-se, etc., probablement faute de bien entendre. L'abbé d'Olivet cite une femme qui avait écrit à son fils à Se-te-ra-ce-bou-re (Strasbourg). Ce défaut d'exercice de l'oreille peut fort bien exister, puisqu'il se trouve des yeux qui ne distinguent pas bien les couleurs ; ainsi le défaut de ne pas entonner juste la gamme, ou de ne pas prononcer exactement, ne provient pas toujours d'une mauvaise conformation dans les organes de la voix. On a vu des personnes entendre plus juste, lorsqu'elles bouchaient l'une de leurs oreilles, par des raisons dont nous avons fait mention à l'article de l'ouïe.

La *force de la voix* dépend de celle des poumons, et de celle du thorax avec ses muscles qui aident à pousser l'air : veut-on forcer sa voix ? on se met ordinairement les mains sur la poitrine pour offrir plus de résistance ; et c'est probablement pour cela qu'au dire de Suétone, Néron portait une plaque de plomb sur la poitrine lorsqu'il parlait en public. Dans l'enfant, dont les organes doivent se fortifier, c'est un moyen peu avantageux que de lui serrer la poitrine ; ce qui paraîtrait plus favo-ble au développement de la voix, ce serait de le laisser crier dans ses jeux et dans ses momens de gaîté. Un excès de précautions en ce genre empêcherait l'exercice nécessaire de la voix qui aide d'ailleurs à la digestion. L'estomac rempli soulève le diaphragme, qui le sépare de la poitrine, et raccourcit la cavité du tho-rax : c'est pour cela qu'il est fatigant pour une poitrine foible de chanter à la fin des repas ; c'est par la même raison qu'une conversation animée favórise la digestion, en opérant sur les parois de l'estomac. Pour rendre la digestion plus facile, et remédier à une faiblesse de poitrine, Pline conseille la lecture à haute voix. Un morceau bien *caqueté* se digère mieux, disait Piron. Les enfans un-peu forts n'éprou-vent guère d'incommodités de cette espèce, et il est bon de ne prescrire aucune règle à leur égard, la poitrine se dilatant et se perfection-nant comme tout autre organe par l'exercice.

Le timbre, les sons graves ou aigus dépen-dent particulièrement de la résistance, de la grandeur, et de l'épaisseur des cartilages de la glotte : plus leurs vibrations, lorsqu'ils sont en mouvement, sont grandes et lentes, plus la voix est grave; le contraire arrive lorsque les cartilages et leurs mouvemens sont petits. La glotte est-elle relâchée, comme dans l'enrouement? on ne produira que des sons graves, et l'on remédie quelquefois à cet inconvénient par de légers astringens, de légers acides, par des boissons vineuses, enfin par les remèdes qui, par une légère irritation, en ôtent les glaires, comme la réglisse anisée. Dans d'autres cas, une excessive sensibilité de ces parties, et leur sécheresse, causée par une trop grande évaporation des fluides sécrétés pour les humecter, exigent des relâchans et des mucilagineux, des boissons tièdes et adoucissantes, comme le lait d'amande, l'orgeat, des émulsions gommeuses et huileuses, et des loks de différentes espèces, comme le jaune d'œuf, dont usent quelquefois les chanteurs.

Pour chanter, il n'est pas nécessaire d'*aspirer* trop souvent; il faut au contraire, afin de ménager la poitrine, laisser l'air s'écouler lentement. Si l'on en aspire trop peu à la fois, la voix reste vacillante et sans force; si l'on fait des efforts en aspirant, on se fatigue également: il y faut, pour ainsi dire, une certaine mesure, qu'il s'agit de trouver. Il faut aussi ne pas vouloir embrasser, pour un intervalle, trop de sons dans le chant, ou trop de mots dans la déclamation. Nous avons vu ailleurs que les bons coureurs eux-mêmes ne prennent pas haleine trop souvent, pour ne pas être essoufflés.

Les deux côtés du larynx, qui communique avec le nez, ne sont pas d'une *parfaite égalité* dans tous les individus, ce que l'on prétend être quelquefois un obstacle à la netteté de la voix ; si pourtant on veut se figurer jusqu'à quel point il est possible de modifier les sons qui passent par les fosses nasales, on n'a qu'à penser au ventriloque, qui parvient à faire dépendre de sa volonté les mouvemens du voile du palais, et à fermer plus ou moins le passage ; mais il faut pour cela que les parties soient déjà formées. Dans les enfans, il est des os qui se trouvent encore dans un état de cartilages, et c'est ce qui leur rend la voix grêle ; l'âge seul, avec un exercice libre et réglé, lorsque cela est nécessaire, donne de la force et de la perfection à toutes ces parties.

C'est dans la cavité de la bouche que sont formés la plûpart des *sons articulés*. Les os maxillaires, la langue, le palais, les dents et les lèvres y contribuent tour à tour : il ne sera peut-être pas inutile d'en rappeler en peu de mots le principe et le mécanisme.

L'enfant livré à lui-même est bientôt, par les impressions qu'il reçoit, excité à pousser des cris. Le degré de l'impression, dans ses variétés, lui fait ensuite modifier les sons, en les articulant, pour ainsi dire, volontairement ; et l'habitude donne de la stabilité à la manière dont il exprime ses sentimens : les cris de la douleur et du chagrin se distinguent et deviennent intelligibles pour ceux qui les entendent. Il existe une sympathie entre les nerfs qui reçoivent certaines sensations, et d'autres nerfs qui contribuent aux mouvemens des organes de la voix ; en sorte que plusieurs enfans très-séparés pourraient créer les mêmes signes, et former une langue primitive. En grandissant, l'homme s'exercera aussi à imiter les sons des objets qui l'entourent dans la nature : ils deviendront signes représentatifs des idées qu'il s'en est formées. Il entendra la voix de ses semblables auxquels il est lié par la sympathie du cœur, et ils s'instruiront mutuellement. L'enfant né dans la société, qui a subi de grands changemens, aura moins de difficultés à imiter les signes même en partie arbitraires, qu'il trouve établis, qu'à en créer de nouveaux ; il importe de bien fixer la formation des sons articulés qu'elle a adoptés, non-seulement pour faciliter l'enseignement, mais encore pour connaître les obstacles, les éviter, les vaincre, ou s'assurer s'ils sont insurmontables.

Tout le mécanisme de la parole consiste dans la manière dont l'air passe par la glotte, où il peut rester *sourd* ou devenir *sonore;* dans la direction qu'il prend vers les ouvertures, pouvant être *poussé directement,* ou refoulé vers le *canal du nez,* avant que d'être chassé par la bouche ; et dans les *modifications* qu'à son passage il peut recevoir des autres organes. La langue, par exemple, peut rester aplatie, former un lit et laisser la sortie libre, ou s'élever à la racine, au milieu, à la pointe; elle ferme plus ou moins l'issue en touchant diverses parties du palais; enfin elle vibre à volonté. Les dents et les lèvres contribuent de leur côté à modifier le son, en retenant à divers degrés l'air contenu dans la cavité de la bouche.

Examinons d'abord les *voyelles,* qui dépendent spécialement du son produit par la vibration de la glotte, et passant librement par la cavité de la bouche, sans éprouver à son passage (comme les consonnes), un dérangement quelconque. La différence des diverses voyelles ne dépend que de l'ouverture variée de la bouche, et de l'espèce de résonnement qui a lieu dans une voûte plus ou moins vaste, modifié par la langue et les lèvres (1). Le premier cri de l'enfant est *a*....

a. L'air passe directement sur la langue étendue, la bouche ouverte. L'enfant et le vieillard sans dents, un individu sans lèvres, ou à bec-de-lièvre, le prononcent également bien.

e. L'*e* muet n'exige pas en général d'autres efforts : seulement les mâchoires sont plus rapprochées. L'*e* ouvert ou l'*ai*, et l'*e* fermé, ainsi que le son *eu*, dépendent, selon M. de S. du diamètre du passage. L'*eu* exige un changement de position dans le dos de la langue ;

---

(1) M. de Kempeln et M. de S. croient que c'est par la langue seule ; car on peut tenir les lèvres dans l'écartement le plus grand possible avec les doigts, sans que cela mette obstacle à la prononciation des voyelles, quoique les lèvres ajoutent à la perfection.

M. le comte de S. et M. Stapfer, ci-devant ministre plénipotentiaire de Suisse à Paris, auxquels j'ai communiqué mon manuscrit, ont bien voulu m'aider de leurs conseils ; le premier, pour ce qui a rapport à la formation des sons, dont il s'est beaucoup occupé ; le second, pour ce qu'offrait sa bibliothèque par rapport à l'histoire et à l'étude des langues en général. J'ai été bien servi par l'ouvrage de M. Kempeln, et par ceux de M. Adelung, ainsi que par l'ouvrage d'Aman.

la position de la langue en avant produit l'*e* fermé.

i. La langue, vers le milieu, se rapproche du palais de manière à laisser peu d'espace, et s'élargit jusqu'à toucher de ses bords les dents canines et les maxillaires ; les lèvres ne sont que peu ouvertes. Un petit changement peut en faire le *j* des Allemands, qui est cependant déjà consonne.

o. Le canal de la langue est plus ouvert ; les lèvres un peu avancées, arrondies, et laissant moins d'ouverture, en perfectionnant la pro‑nonciation.

ou et *u*. Le son *ou* exige la plus grande ouverture du canal de la langue, et la plus petite des lèvres ; pour en former l'*u*, la langue n'a qu'à s'élever au même point où elle produit l'*i*. M. de S. trouve que la position de la langue qui prononce l'*u*, est telle, qu'en avant elle imite l'*i*, et en arrière l'*ou*, tout comme l'*eu* imite l'*e* et l'*o*.

En établissant que le canal de la langue et l'ouverture des lèvres contribuent ainsi à for‑mer les voyelles, on trouve que les lèvres s'ou‑vrent graduellement en passant de *ou* à *o*, *i*, *e* et *a* ; et que le canal de la langue s'ouvre de plus en plus pour les sons *i*, *e*, *a*, *o* et *ou*. Il est probable, en effet, que la courbure de

la langue et la direction de l'air poussé sur
une ligne horizontale, ascendante ou descen-
dante, ne sont pas sans influence; observons
aussi que dans les mouvemens que nous exé-
cutons pour la formation de ces sons, il en
est, comme ceux des lèvres, qui pourraient
bien n'être qu'une suite de la correspondance
des muscles, sans être par eux-mêmes essen-
tiels. Au reste il y a des auteurs, comme M. de
Kempeln, qui comptent dans les langues de
l'Europe douze voyelles, nombre sur lequel il
n'est pas facile de s'accorder, les uns regardant
comme différens, certains sons que d'autres ne
prennent que pour des modifications du même
son. Lambert en compte dix-sept; Morel jusqu'à vingt-trois dans la langue française, toutes
représentées par cinq signes. Quant aux nasales, *an*, *in*, *on*, *un*, telles qu'on les prononce dans la langue française, ce sont aussi
des voyelles selon plusieurs auteurs; M. de S.
les regarde comme des sons composés, dont la
première partie est voyelle et la seconde consonne, ou plutôt comme des demi-voyelles;
car on n'a qu'à les prolonger pour s'apercevoir que la fin ne ressemble pas au début, et
qu'on n'entend véritablement alors que l'*n*, ou
plutôt le *ng*, comme dans les mots *sang*, *long*.

Si l'on examine ce qui contribue à la formation du bruissement des consonnes, on trouve que c'est l'obstacle qu'opposent la cavité du nez , et surtout la langue avec le palais ou les dents , et les lèvres.

b. Pour prononcer la lettre *b*, le nez est fermé par le voile du palais , la langue reste étendue et tranquille , les lèvres fermées poussent et laissent échapper l'air contenu dans la cavité de la bouche. Cet air ne produirait aucun effet sensible sur notre oreille , à ce qu'observe M. de S..., si préalablement il n'avait été comprimé pour devenir plus dense que l'air atmosphérique : c'est là une condition indispensable , selon lui , pour toutes les lettres nommées explosives , *b* ou *p*, *d* ou *t*, *g* ou *k*. Le *b* se distingue du *p*, selon M. de Kempeln , en ce qu'il n'y a pour le dernier aucun mouvement sensible de la glotte , et qu'il n'est entendu qu'avec la voyelle qui suit , sans être précédé comme l'autre d'un son perceptible. M. de Kempeln combat d'ailleurs l'idée que le *p* ne soit qu'un *b* plus fort , quoique les lèvres me semblent , en effet , plus tendues et plus élastiques en prononçant le *p*. Il m'a paru que les personnes qui avaient les lèvres très-molles et grosses ne caractérisaient pas très-bien ces deux labiales ; je n'ai cependant pas assez d'expérience pour généraliser cette idée. Ces lettres se prononcent assez facilement : *pa-pa*, *ba-ba*, sont les premiers mots de l'enfance. Il y a néanmoins, en Allemagne, des provinces, où faute d'exercice, on emploie le *b* et le *p* l'un pour l'autre. Plusieurs langues orientales n'ont pas de *p* ; les Chinois n'ont pas le *b* ; les Espagnols sont encore sujets à confondre le *b* et le *v*, malgré les efforts de l'Académie de Madrid pour corriger cet abus. Dans un *b* on barre tout le passage à l'air, afin de le comprimer, comme dans toutes les explosives ; dans le *v* le passage n'est jamais fermé, il n'est que rétréci par le rapprochement de la lèvre inférieure et des dents incisives supérieures, afin que l'air forcé de franchir ce défilé, produise une espèce de sifflement. Nous verrons, en parlant de *m*, comment cette lettre se change quelquefois en *b*.

L'exercice peut remédier à ces défauts dans l'enfance ; et pour bien faire prononcer le *b* à ceux qui auraient de la difficulté, on a conseillé de le faire précéder de *m*, et en français d'un son nasal, comme *ombre*, *sombre*, où la disposition des muscles est à peu près la même. On dit que les Hurons prononcent mal les labiales, parce qu'ils se percent les lèvres pour y mettre des ornemens.

c. Le *c* a tantôt le son de *s*, tantôt celui de

k, et nous n'en parlerons que dans ces articles. On placera *ch* à la suite de *s*.

d. Pour le *d*, l'air est intercepté par la langue, dont la pointe s'élève et touche aux dents ou au palais. *D* est à *t* ce que *b* est à *p* : le premier, selon M. de Kempeln, exige toujours le mouvement de la glotte ; il est le seul que le peu de tension des muscles permette de faire précéder d'un son, qui s'échappe avant que de le prononcer. Le nez est fermé par le voile du palais ; la langue, un peu élargie, peut s'appuyer contre le palais, derrière les incisives supérieures, sans que les dents y contribuent spécialement, puisque les enfans le font entendre même avant qu'elles soient nées. On apprend mieux à prononcer le *d* en le faisant aussi précéder d'un son nasal ; et les enfans disent plutôt *bande* que *bade*. Il y a des hommes qui, par mauvaise habitude, changent le *d* en *g* et le *t* en *k*, ce qui est pourtant fort rare. Il en est d'autres, comme les Saxons, qui changent le *d* en *t*. Et l'on a entendu chanter sur un théâtre de société, *blaignons*, *blaignons la bauverdé....* M. de S.... donne la méthode suivante, pour corriger l'habitude vicieuse qui substitue les consonnes fortes aux faibles : il faudrait commencer par prononcer les sifflantes, par exemple, *s*, et choisir les mots à finale tantôt douce, tantôt forte, par exemple, *base* et *basse*, *baise* et *baisse*, *lise* et *lisse*, *rose* et *rosse*, *ruse* et *russe*, *épouse* et *pousse*. L'écolier doit chanter après sur toute finale douce, par exemple, *baze*.... *z*.... *z*.... *z*.... Après avoir assez exercé sa glotte à vibrer pendant que la langue prononce *s*, on parviendra à ne pas laisser entendre le *z* plus long-temps qu'il ne faut dans la conversation, et même à prononcer alternativement *base*, *basse*, *base*, etc. Après avoir marché ainsi de sifflante en sifflante, on finira par les trois explosives. Quelques peuples de l'Amérique n'ont pas le *d* dans leur langue : les Moxes du Pérou manquent en outre de *f* et de *l*, à quoi faisaient allusion les Missionnaires, en disant que l'on y était *sine Deo*, *sine lege et sine fide*, sans Dieu, sans loi et sans foi.

f. Le son *f* se produit sans une action particulière de la glotte; le nez est fermé, la langue en repos : mais la lèvre inférieure est contractée de manière que la marge interne s'approche des incisives supérieures, en laissant cependant une petite ouverture pour laisser échapper l'air contenu dans la bouche. Lorsqu'on veut produire ce sifflement avec un instrument, il faut qu'une marge de l'ouverture soit arrondie, tandis que l'autre est tranchante ; la flûte en donne, en partie, un exemple. On voit que les incisives supérieures sont nécessaires pour produire le *f*, puisque les enfans et les vieillards qui n'en ont pas, ne le prononcent pas bien ; ils forment seulement avec les lèvres le son que l'on fait entendre en soufflant sur quelque chose de chaud afin de le refroidir. Les personnes qui, pour cette lettre, se servent, dans la prononciation, des incisives inférieures avec les lèvres supérieures, ont toujours un air d'affectation. Les enfans qui ont le menton et la lèvre inférieure un peu trop avancés, sont plus sujets à ce défaut. Ceux qui perdent les incisives supérieures avant que d'avoir les dents de sept ans, peuvent aussi le contracter ; mais on peut y remédier en leur montrant le mécanisme de la formation de ce son. Les incisives se trouvent quelquefois écartées, et alors on est disposé à faire servir les canines pour prononcer le *f*, ce qui fait grimacer les traits du visage et ne produit jamais le même effet. On conçoit que le seul remède à cet inconvénient serait de boucher l'ouverture qui sépare les incisives. Les orateurs se font quelquefois mettre des dents artificielles. Le *f* est rarement changé en *v*. En français, le *f* s'adoucit surtout dans le féminin des adjectifs *vif*, *vive* ; *bref*, *brève*. Plusieurs langues ont le *pf* et le *ph*, qui, pour la prononciation, ne diffèrent pas du *f*.

g. Le *g*, prononcé comme au commencement du mot *garde*, a besoin de l'entremise de la glotte, le nez étant fermé par le voile du palais. La langue est posée à plat derrière les incisives inférieures, et sa racine touche à la partie molle du palais. Les lèvres sont plus ou moins ouvertes, mais les dents n'ont aucune part à la formation du son. C'est par sa réunion avec une voyelle qu'on l'entend le mieux.

Le *k* ou le *c*, devant *a*, *o*, *u* et les consonnes, n'en diffère que par l'inactivité de la glotte et par une plus grande impulsion de l'air qui perce dès que l'obstacle qu'oppose la racine de la langue est levé.

A la fin du mot, après *n*, le *g* indique, dans certains idiomes, un son nasal ; en français, il est souvent superflu, comme dans le mot *long*.

Le *g* et le *k* ne sont pas très-difficiles à prononcer, mais on les remplace souvent l'un par l'autre ; et les enfans disent aussi *ta* au lieu de *ka*. On aura soin de leur faire remarquer qu'il faut fermer le passage de l'air par la racine de la langue, et non par la pointe.

Dans la langue allemande, le *g* a aussi différentes prononciations , comme dans la française, où il change devant *e* et *i*, et prend celle du *j*, etc.

h. h annonce naturellement l'aspiration d'une grande quantité d'air poussée par la glotte. Il est quelquefois difficile à prononcer pour des Français, qui aspirent peu de voyelles. Je ne saurais mieux faire concevoir le rapport de *h* aux autres lettres, qu'en copiant ce qu'a bien voulu me communiquer à ce sujet M. de S. : « Si, pendant que l'*h* se fait entendre, la glotte devenait active, ses vibrations produiraient le chant. Si, dans la cavité de la bouche, les parois mobiles s'approchaient des parois fixes au point de faire éprouver une répercussion, un résonnement, des échos à l'air vibré par la glotte, on entendrait une voyelle quelconque. Si quelque organe s'approchait de si près d'un autre que *h* ne pût sortir par une si petite ouverture sans se frotter contre ses bords, on entendrait une consonne sifflante. Si, au contraire, les organes se joignaient tout-à-fait, l'air, par l'action des poumons, se comprimerait jusqu'à ce qu'il y eût équilibre de densité entre les cavités de la bouche et celle des poumons ; et si cet air, d'abord comprimé, mais ensuite devenu libre par la séparation subite des organes qui lui avaient barré le chemin, recherchait son équilibre avec l'air atmosphérique, on entendrait une consonne explosive : selon que *h* est modifié en voyelle, de nouveaux mouvemens artificiels en feront des demi-voyelles; tantôt nous aurons des consonnes sifflantes ou explosives qui seront chantables, ou non, selon que la glotte prêtera son jeu ou restera tranquille. Voilà le cercle de toutes les articulations qui composent nos langues. « Plusieurs instituteurs veulent qu'on commence à apprendre l'alphabet par l'H. M. Olivier le nomme la lettre pulmonaire, parce qu'il ne faut que l'aspiration pour la faire entendre. Plus familière aux Allemands et aux Anglais, l'aspiration est moins connue aux Espagnols et aux Italiens.

k et *qu*. *k* et *qu* sont parfaitement identiques pour le son, et nous en avons indiqué le mécanisme en parlant du *g*. Observons seulement qu'en général l'*u* de *qu*, presque toujours nul en français, se prononce séparément dans les autres langues; il ne se fait pourtant pas entendre non plus en espagnol devant l'*e* et l'*i*.

l. Le son de *l* exige que le conduit du nez soit fermé; la pointe de la langue est appuyée contre le devant du palais, derrière les incisives. Les dents ne participent pas à la formation, mais la bouche est entr'ouverte, et l'air passe aux deux côtés de la langue, qui en fend pour ainsi dire la colonne en deux parties.

On prétend ordinairement que *l* mouillé diffère du précédent en ce que l'obstacle est produit par la partie moyenne de la langue, qui devient arquée en touchant le palais, la pointe étant inclinée vers les incisives .inférieures. On prétend aussi que la salive, l'humectation de la langue qui se détache mollement, y a part. M. de S. est de l'opinion de quelques grammairiens français qui croient que *l* dit mouillé est un son compliqué, parce qu'il *n*e peut pas être prolongé à volonté comme les voyelles simples, les demi-voyelles, et les consonnes sifflantes. On prolonge un *l* ordinaire tant qu'on veut ; si on prolonge un *l* mouillé, on finit par entendre tout autre chose qu'un *l ;* par exemple, dans les mots *orgueil* ou *deuil* prononcés emphatiquement par un orateur dans une tirade, on entend le jota des Allemands. Quand un *l* mouillé se trouve entre deux voyelles, la deuxième syllabe devient diphthongue moyennant un *i* brévissime et très-sourd, *p*, *e. Veiller, veille,* se prononcent en deux syllabes, *vè-lié, vè-lie.* Le jota allemand qu'on entend à la fin du mot *veille,* se trouve dans un petit nombre de mots, tout seul, après quelque voyelle ; et c'est ce que les grammairiens ont exprimé par le terme assez bizarre de *mouillé faible*, ce qui semble contenir l'aveu que dans tout *l* mouillé on peut prononcer deux parties séparément ; d'abord un *l* ordinaire et de plus *l* mouillé. En effet, le dernier son du mot *paye* ressemble à celui du mot *veille*. Qu'on prononce plusieurs fois de suite, tantôt rapidement, tantôt avec 'le degré de lenteur qu'on croira convenable, les trois mots *veille*, *paye*, *abeille* ; et qu'on se demande si le dernier son que l'oreille peut saisir dans ces trois mots, n'est pas constamment le même. Les Parisiens ont assez l'habitude d'y substituer un j allemand, prononçant la dernière syllabe de *brouille*, comme la première du mot *jena*, dans la bouche d'un allemand.

l ne permet pas une autre consonne immédiatement après lui dans la même syllabe. Quelques personnes disent Chidléric pour Childéric, en transportant *l* après *d* ; cela tient à une certaine pesanteur de la langue. On voit des enfans prononcer *l* au lieu de *r*, faute qui est facile à corriger, lorsqu'on leur apprend à connaître la véritable position de la langue. Les Hottentots n'ont pas de *l*, et les nations américaines emploient un *tl*, qu'on rencontre souvent, comme dans *tletli*, feu, etc.

m. *m* est la consonne la plus facile. Les organes sont disposés de manière que l'air ne puisse passer que par le tuyau nasal ; la langue est en repos, les lèvres fermées. Ceux qui ont le nez bouché par le rhume, ou parce qu'ils ont la bouche pleine, transforment souvent le *m* en *b.*

n. Le son doit aussi passer par les narines ; la langue ferme entièrement le canal de la bouche en s'appuyant contre les incisives supérieures ou contre le palais ; les dents ne participant pas nécessairement à sa formation, les lèvres sont ouvertes à volonté. Dans les nasales, le *m* et le *n* n'indiquent dans l'orthographe française aucune différence de son ; et l'on prononce de la même manière la première syllabe de *cham*bre et celle de *chan*tre. L'*a* et l'*e*, avec l'*i* nasal, sont aussi généralement regardés comme nuls, et les mots *pain*, *peint* et *pin*, sont réputés homonymes, quoique les habitans des contrées méridionales de la France y fassent sentir quelques nuances.

Le *n* mouillé, qui s'écrit *gn*, et se trouve, par exemple, dans le mot monta*gne*, est produit, à ce qu'on prétend ordinairement, par le milieu de la langue, qui arrête aussi le passage de l'air, et touche au palais. Les personnes qui auraient la langue et le palais secs, ne pourraient faire entendre ni *l* ni *gn* mouillés. On peut cependant regarder le *n* mouillé, comme nous avons envisagé le *l* mouillé.

Dans les langues étrangères, un simple *n*, après une voyelle, n'a point cette nasalité forte que les Français donnent à leurs *n* finals ; aussi les Anglais et les Allemands emploient-ils les lettres *ng* pour exprimer la nasalité ; et l'habitude fait que les Italiens et les Allemands prononcent *bonneté* au lieu de *bonté ;* les Français feront le contraire en parlant l'italien ou l'allemand. Ceux qui se trouvent avoir le nez bouché transforment *n* en *l ;* on en concevra facilement la cause.

Le défaut qu'on appelle parler du nez, peut n'être que la suite d'une longue négligence ; mais il est aussi quelquefois l'effet de l'état des organes. Si le conduit nasal ne peut pas se fermer, ou que l'air soit porté trop haut en sortant par la glotte, chaque son vocal prend naturellement une teinte plus ou moins nasale.

p. Nous avons parlé de cette lettre en traitant du *b.*

r. Pour former le son *r,* le voile du palais est tendu, la pointe de la langue, placée derrière les incisives supérieures, est mise en vibration par l'impulsion de l'air sortant ; les dents n'y ont point de part, et les lèvres sont entr'ouvertes. Cette vibration manque si la langue s'approche ou s'éloigne trop du palais, ou que l'impulsion devienne trop forte ou trop faible. M. de Kempeln compte à peu près trois vibrations pour le *r* simple, et six au moins pour son redoublement.

Le *r*, surtout lorsqu'il est précédé de *b*, *p*, ou *v*, est la lettre de l'alphabet la plus difficile pour les enfans, comme pour les vieillards ; il leur faudrait dans la langue une élasticité qui leur manque ; les vibrations dépendent d'une volonté qui reste sans effet chez les personnes ivres, dont la langue se paralyse. Les enfans n'apprennent ce son qu'avec peine, et presque jamais, si on les néglige dans leur jeunesse. Le grasseyement a lieu lorsque la vibration est produite par la racine de la langue contre l'extrémité inférieure du palais, la langue prenant la forme du *k*; il est surtout sensible lorsque *r* se trouve après *b* ou *g*. Quelques personnes savent si bien le masquer en l'adoucissant, qu'il n'offre plus rien de désagréable. Ce son est inconnu aux naturels de la Cafrerie orientale.

s n'exige ni son de voix, ni ouverture du nez. La langue touche aux incisives supérieures. Les dents n'y sont pas nécessaires, mais elles fortifient le son. Les lèvres sont ouvertes à volonté et les mâchoires peu distantes.

C, placé devant *e*, *i*, ou affecté de la cédille, se prononce exactement comme *s* initial ; mais entre deux voyelles, cette dernière s'adoucit en *z*, comme dans *misère*. Il est des personnes qui font entendre en ce cas un *j*, parce qu'elles font toucher le palais par le milieu de la langue. Celles qui en placent la pointe vers la partie tranchante des incisives inférieures, produisent cette espèce de sifflement du *th* anglais. On entend quelquefois prononcer *z* pour *s*.

Les langues slavonnes ont une infinité de sons sifflans et chuintans, qui sont difficiles pour les enfans. C'est à cette difficulté vaincue qu'il faut attribuer en partie la facilité qu'ont les Polonais et les Russes à prononcer les langues étrangères. Les langues d'Amérique n'ont pas de sons de cette espèce.

ch. Pour produire le son du *ch*, la pointe de la langue laisse une mince ouverture entre elle et le palais, et l'air se frotte à la pointe de la langue comme s'il fallait monter et descendre une colline. L'air y arrive par un passage que resserre le milieu de la langue ; c'est ce qu'on appelle un son chuintant, tel qu'il se fait entendre au commencement du mot *chose*.

Il n'est pas très-rare de trouver des personnes qui ont le défaut de substituer *s* à *ch* ; elles disent *saux* pour *chaux*, *sant* pour *chant*. C'est à quoi les Italiens sont très-sujets, et cet indice est assez sûr pour les reconnaître, leur *s* n'étant pas même bien exact, surtout dans la partie supérieure de l'Italie.

j. Si l'on veut produire le son du *j*, comme il se trouve dans *jamais*, on n'a qu'à former le *ch* avec son de voix. Les Allemands sont portés à préférer le son *ch*, et ils prononcent, par exemple, *décha* pour *déjà*. Les chanteurs changent souvent *j* en *z*, comme tous ceux qui font habituellement entendre *s* au lieu de *ch*.

t. Le son du *t* n'est que celui du *d*, sans être, comme lui, précédé d'un son de voix immédiatement avant sa formation. Si l'on se rappelle comment sont formés le *b* et le *g* dur, on saura pourquoi ces deux lettres ne suivent jamais le *t* dans aucune langue, sans qu'il y ait une voyelle entre deux. Le *t* est une lettre bien facile à prononcer pour les enfans (1).

---

(1) Le *th* des Anglais n'a rien du *t* ni de *h*; il approche plus du *f*; mais il est prononcé la pointe de la langue étant sous les dents incisives supérieures; le *f* ne s'en distingue, selon M. de S. qu'en ce qu'on approche de ses dents la lèvre inférieure. Dans l'un et l'autre cas, c'est un frottement d'air au bord des incisives supérieures qui produit le son.

v. *v* ne se distingue de *f* qu'en ce qu'il est non-seulement sifflant, mais sonnant. La faute que l'on commet quelquefois, c'est de le changer en sifflante.

Ces deux lettres se trouvent souvent mêlées dans une même famille de mots : c'est ainsi que, du latin *ovum*, on a formé *œuf*, quoiqu'on ait conservé le *v* dans *ovaire*, *ovale*. Dans les dérivés de *bos*, *bovis*, nous avons *bœuf* et *bouvier*. *Opus*, *operis*, nous a fourni *œuvre*, *ouvrage* et *opérer*, etc.

x. *x* est une lettre double. Au commencement du mot, et après l'*e* initial, elle équivaut à *g-z*; ailleurs il se prononce comme *ks*. Il a cependant le son du *s* dans quelques noms de lieux, comme *Aix*, *Auxerre*, *Bruxelles*, etc., que l'on prononce *Aisse*, *Ausserre*, etc.

y. *y* a naturellement le son de l'*i*; mais entre deux voyelles, après *a*, *o*, *u*, il a la valeur de deux *i*, dont l'un fait diphthongue avec la voyelle précédente, et l'autre avec la suivante. Ainsi, *payé*, *ployé*, *essuyé*, doivent se prononcer *pai-ié*, *ploi-ié*, *essui-ié*; et c'est une faute assez commune que de prononcer les deux derniers *plo-ié*, *essu-ié*.

z. Le *z* se prononce toujours comme dans le mot *gaze*, sans autre variation que d'être nul à la fin du petit nombre de mots où il se trouve après *e*, *i*. C'est un son sifflant, moins fort que le *s* dur, et l'équivalent du *s* doux. Nous avons vu, à l'article du *j*, que cette lettre et le *g* doux sont moins faciles pour quelques personnes que le *z*, qu'elles leur substituent mal à propos.

Le nombre des consonnes est porté à 13 par Lambert; d'autres en ont compté jusqu'à 22. On les a diversement classées, d'après les parties de la bouche qui contribuent particulièrement à leur formation, ou d'après la nature de leur son. Amman, dans son ouvrage *Surdus loquens*, a divisé l'alphabet en voyelles simples ou mixtes, en semi-voyelles, orales et consonnes; les semi-voyelles ont été subdivisées en nasales, les consonnes en simples et doubles, etc., etc. Lambert voit des *semi-voyelles* dans *s*, *ch*, *f* et *r*, parce que l'on peut en prolonger le son comme celui des voyelles; il appelle *fluides l*, *m*, *n*; demimuettes, *d*, *g*; et *muettes b*, *v*, qui exigent la fermeture des lèvres. Court de Gébelin distingue les intonations fortes et faibles; il nomme *labiales*, *p-b*; *labio-dentales*, *f-v*; *dentales*, *t-d*; *sifflantes*, *s-z*; *linguales*, *r-l*; *mouillées*, *il-gn*; *nasales*, *n-m*; *chuintantes ch-j*; et *gutturales*, *k*, *gu*. Stéphani, l'un des Allemands modernes qui ont le plus travaillé sur la formation des sons, mais dont je n'ai pu me procurer les ouvrages, place dans les labiales *m p b f v;* dans les linguales *t d l, n r;* les dentales *s ch z;* le son dû aux poumons *h;* et dans les palatales *k g.* Kempeln divise les consonnes en *muettes, sifflantes, sonnantes,* et *sifflantes-sonnantes.* Je n'ose pas ajouter les classifications de M. Olivier et autres, de crainte de les défigurer, si je ne donne pas le développement nécessaire à leur tableau. Ces divisions, en partie fondées sur des points de vue vrais, peuvent bien aussi être variées sous d'autres rapports; et c'est ce qui nous a engagés à suivre l'ordre reçu de l'alphabet, sans disconvenir qu'on a eu raison de former dans ces derniers temps un certain ordre plus naturel et des séries à suivre dans l'enseignement des lettres, afin de faire remarquer aux enfans, soit la différence du son dans celles qui se ressemblent le plus, comme *b-p,* soit sa ressemblance dans celles qui paraissent avoir le moins de rapport pour la forme, telles que *ch* et *j, f* et *v,* etc.; ou enfin, les signes identiques, peignant le même son avec des caractères différens, par exemple, *o, ho, au, eau, eaux; f, ph,* etc.

La dénomination même des consonnes n'a point paru indifférente, et MM. de Port-Royal

ont indiqué celle que l'on a généralement jugée la plus convenable, en faisant nommer la
lettre par le son qu'elle peint quand elle est
suivie d'*e* muet : un *be*, un *de*, un *le*, etc.
C'est en effet ainsi que, dans plusieurs langues, se prononce chaque consonne; en sorte
que la lecture ne consiste qu'à reproduire ensemble, dans chaque syllabe, les·mêmes sons
qu'on a appris à donner aux lettres isolées. Le
mot *péri*, par exemple, offre de cette manière
les sons *pe-é-re i* réunis dans la même impulsion
de voix, mais non pas les sons *pé*, *é-erre i*, qu'y
supposerait l'épellation vulgaire, aujourd'hui
abandonnée par ceux qui ont réfléchi sur cette
matière.

La voyelle, ou seule, ou accompagnée de
consonnes, forme une syllabe; elle prend le
nom de diphthongue lorsqu'il sonne deux
voyelles, comme dans *puits*, *Dieu*, *ciel*, *moi*, etc.
Les mots peuvent avoir une ou plusieurs syllabes, soit simples, soit à diphthongues. Leibnitz
a calculé que les lettres de l'alphabet donne-
raient lieu à un quatrillon de combinaisons; il
est cependant des consonnes qui se lient plus
facilement entr'elles ou avec les voyelles; en
y réfléchissant, on en trouve la cause dans
le mécanisme de la formation des sons articulés qui facilitent plus ou moins le passage.

Il en est qui ne se lient bien qu'au commencement ou à la fin; d'autres qui se combinent de préférence dans certaines langues, et en forment pour ainsi dire le génie, de manière qu'on reconnaît l'origine d'un mot au simple son. Plusieurs combinaisons de consonnes sont totalement étrangères aux langues de l'Europe; mais de tant de variations possibles, il résulte, dans le passage d'une langue à l'autre, une foule de difficultés que l'on ne peut vaincre qu'à force d'exercice, et qui deviennent quelquefois insurmontables. Ne tiendraient-elles pas en partie à une organisation particulière des nations? M. de *Lichtenstein*, qui a voyagé en Afrique, prétend que le son claquant, semblable à un coup de fouet, et que l'on entend continuellement dans la bouche des Hottentots, provient de ce que leur langue trop courte et leur palais moins bombé que celui des Européens, se touchent à chaque instant. Chez les Anglais, le son, communément si confus de leurs voyelles, ne serait-il point l'effet de la proéminence naturelle ou habituelle de leur mâchoire inférieure? Les observations de ce genre sont, à coup sûr, très-difficiles à constater, et cet examen peut faire naître des rêveries semblables à celles qu'a produites l'étude de l'étymologie; mais il peut s'y trouver un grand fonds de vérité. Il ne sera pas toujours inutile de favoriser ces sortes de recherches.

Dans la transmission des mots, il s'établit des différences par la facilité de passer d'un son à un autre, surtout dans certaines combinaisons, lorsqu'il s'agit de prononcer rapidement. Telle est l'origine des variations que l'on remarque dans le français, l'italien, l'espagnol et le portugais, presque entièrement dérivés de la langue latine. Les étymologistes ont formé des tableaux de ces passages, et de la manière dont les lettres se changent, s'ajoutent, se transposent ou se suppriment. En voici quelques exemples pour notre idiome : De *panis* on a formé pain; de *mare*, mer; de *sapor*, saveur; de *altus*, haut; de *canis*, chien; de *hodiernus*, moderne; de *diurnus*, jour; de *sigillare*, sceller, etc. De ces changemens, il en est dont on peut se rendre compte; d'autres ne sont pas basés sur des données assez certaines pour nous en faire examiner la cause physique, faute de sons intermédiaires capables d'expliquer le passage. Les voyelles se changent ou se transposent plus aisément. Certains peuples les adoptent plutôt au commencement ou à la fin des mots, comme les Orientaux et les habitans des contrées méridionales ; d'autres y préfèrent les consonnes et même certaines consonnes. Une considération plus étendue peut faire entrer toutes ces modifications dans les causes qui ajoutent aux difficultés dans l'exercice de la parole.

Nous avons indiqué, en parlant du chant, les obstacles qui naissent des organes nécessaires à la formation des sons simples, et les moyens d'y remédier. La poitrine peut offrir des dispositions tout-à-fait contraires à l'émission des sons, et se trouver même sujette à une aphonie incurable. Nous avons pourtant songé aux moyens de la fortifier par la nourriture, le climat, les courses et le chant. L'exercice de la parole, employé à propos, ne peut aussi que lui donner de la force. Les enfans sont plus exposés que les adultes aux inflammations du gosier ; mais une voix exercée contribuera à les rendre moins susceptibles d'être lésés par l'impression de l'air et à agrandir le passage. La cavité du nez éprouve plusieurs maladies, et la membrane pituitaire qui la couvre s'enflamme par des rhumes. Les enfans nés avec certaines dispositions qui font sécréter les glaires, et qui ont souvent le nez bouché, prennent alors l'habitude de supprimer les sons nasals : un exercice assidu peut diminuer cet inconvénient, et servir à fortifier la membrane, en devenant utile pour la guérison de la maladie. Si le canal est trop ouvert, il rend difficile la prononciation des lettres *k*, *q*. On est quelquefois, quoique rarement, obligé de diminuer une trop grande ouverture par des tampons, par la compression des narines, à la partie postérieure du palais. Il existe peu d'autres moyens que l'exercice pour remédier à une langue trop épaisse et peu mobile, à moins que la difficulté du mouvement ne vienne de ce que le filet se trouve trop court ; en ce cas on a peine à prononcer *l* et *r*, et l'on peut recourir à l'opération. L'exercice gradué peut produire des améliorations jusque dans l'état de paralysie ; des remèdes appliqués à la langue seraient peut-être propres à la fortifier. L'emploi des remèdes n'a pas été assez tenté, et les ressources ne sont pas épuisées. Lorsque le frein manque, ou que l'opération du filet n'a pas été bien faite, la langue tombe dans le gosier ; c'est un inconvénient plus difficile à guérir, mais il est extrêmement rare. L'excessive volubilité de la langue exige qu'on s'habitue à la soumettre à la volonté, ainsi que nous le verrons dans la suite. Nous ne parlerons pas des circonstances où le palais vient à manquer, comme dans certains cas du bec-

de-lièvre, et où il faut des plaques, des
obturateurs ; ni de l'excès du volume de la
luette, qui rend obtus le son des lettres nasales
et auquel on remédie en retranchant une partie ; ni des défauts occasionés par la chute des
dents de lait, celles de sept ans vont les remplacer. On doit éviter ce qui pourrait éloigner
les incisives l'une de l'autre, afin de prévenir
un sifflement continuel ; la dent artificielle
peut sans doute remplir le vide, mais ce n'est
certainement pas avec l'enfance que l'on usera
de ce moyen. Nous avons déjà parlé, dans un
autre article, de la sécheresse des lèvres, et,
dans celui-ci, du bec-de-lièvre. Il nous reste à
faire mention d'un vice qui tient à des causes
très-diverses ; c'est le bégaiement et le bredouil-
lement. On conçoit qu'il peut y avoir des muscles du gosier ou de la langue qui ne soient pas
d'une égale force, qui soient diversement mobiles, ou inégalement soumis à la volonté ; il
y a aussi des bègues qui éprouvent des spasmes
convulsifs de la langue. D'autres fois, le mal
peut tenir à une imagination trop vive, qui
fait naître les idées plus vite que l'on ne peut
les exprimer : c'est ce qui fait bégayer, par
exemple, ceux qui parlent une langue étrangère qu'ils ne possèdent pas assez. Quant aux
causes physiques que nous venons d'indiquer,

il n'est pas aisé de bien fixer les remèdes pour chaque cas particulier, comme l'application des antispasmodiques calmans, ou des excitans, des relâchans ou des fortifians. Les causes morales exigent qu'on arrête la fougue, qu'on établisse des intervalles pour l'émission des idées par les syllabes, par la mesure et le chant. La périodicité, comme nous l'avons dit à diverses reprises, favorise la force motrice du corps; elle peut également mettre de l'ordre dans les mouvemens de l'âme, et établir cette harmonie qui doit régner entre les diverses facultés.

Amman exerçait les enfans sujets à bégayer, en les appliquant à des syllabes explosives, comme *pac*, *pec*, *tac*, *toc*, *tic*, etc. etc. Il nous parle aussi de différens prédicateurs qui, trop occupés de faire valoir leur voix, étouffent les consonnes sous le son des voyelles; ils mangent ce qu'ils disent. Les chanteurs ont le même défaut. M. Goethe a persiflé dans un de ses romans, les dames qui ont la manie de chanter de cette manière. On conçoit, au reste, que la différence d'élasticité dans les parties de la bouche, du gosier ou du nez, et les diverses manières dont elles sont humectées par des glandes plus ou moins grosses, qui en modifient la dureté, et produisent une résonnance différente, selon les individus, doivent faire varier les sons purs, ainsi que les sons articulés, au point qu'il n'y aura jamais de principe physiologique absolu pour résoudre toutes les difficultés que peut offrir l'enseignement. C'est cette circonstance d'un mécanisme dont les parties sont vivantes, qui rend impossible à former une machine à parler tout-à-fait complète; le corps humain pouvant d'ailleurs produire des effets analogues sans user toujours de la même voie.

En considérant le nombre des personnes qui ne parviennent qu'à se faire entendre médiocrement bien, on est tenté de douter de l'avantage des méthodes d'enseignement qu'on se donne la peine de chercher. Si, d'un autre côté, l'on réfléchit au petit nombre de gens qui savent s'exprimer avec précision, on sentira la nécessité d'approfondir la matière pour donner de la stabilité à la langue, et mettre la postérité en état de nous mieux entendre, dans quelques siècles, que nous ne comprenons ceux qui nous ont devancés. L'histoire de la langue, de l'écriture, et de la formation des signes représentatifs des idées, avec leurs vicissitudes, pourra nous éclairer à ce sujet.

L'enfant commence au berceau à imiter les sons; il apprend ordinairement vers la troisième ou la quatrième année à prononcer pas-

sablement bien les noms de ceux qui l'entou‑
rent, sans pourtant se rendre compte des lettres
et des syllabes. Il est même si nécessaire qu'il
sache parler avant que d'épeler ou de nommer
les lettres, qu'en dernier lieu on a insisté sur
la lecture préalable des mots entiers. Le résultat
de cette méthode a été que l'enfant prononçait
mieux, mais qu'il apprenait l'orthographe plus
tard et avec plus de difficulté. Lorsqu'on ap‑
plique trop tôt les enfans à la lecture, et qu'on
les fait épeler, il en résulte une certaine affec‑
tation dans le parler, et ils finissent par faire
entendre la manière dont les mots sont écrits
plutôt que les sons consacrés par l'usage. **Parler**
et lire sont donc deux choses différentes; aussi
l'art d'exprimer ses idées par des sons articu‑
lés, et celui de les représenter par des figures,
n'ont-ils pas suivi la même marche dans leur
développement (1).

---

(1) Personne ne croira plus avec Van Helmont, que
les sons de l'alphabet soient produits en donnant aux
mouvemens de la langue la forme des lettres de l'al‑
phabet hébreu. Qui, de nos jours, oserait dessiner et
faire graver les figures aussi étranges que fausses, qui
servent d'appui à cette hypothèse? On cherchait alors
la langue et l'écriture primitives, données par Dieu
dans toute leur pureté ; et l'on croyait trouver le prin‑
cipe de l'écriture dans la langue sacrée.

L'art du dessin peut avoir été découvert dans la solitude ; l'homme a pu y chercher à fixer, par des signes, les impressions qu'il éprouvait ; celui de la parole et celui de l'écriture sont le produit de l'état social. Les cris, les gestes, le jeu de la physionomie, ont dû se joindre dans l'origine pour qu'on parvînt à se faire comprendre, comme nous le pratiquons encore avec les peuples sauvages dont nous ignorons la langue. Après une réunion plus longue et à peu près paisible, on sentit la nécessité de mieux déterminer les signes et de les multiplier. Peut-être les premiers mots n'étaient-ils que de simples syllabes d'où sont nées les racines d'une langue. On sait que celles du grec, de l'allemand, du français, n'excèdent pas le nombre de quatre cents ; ce qui montre qu'il n'en faut pas beaucoup plus pour embrasser, par leurs diverses combinaisons, toute la sphère de nos idées. Lorsqu'on observe, en effet, combien de choses l'enfant exprime avec peu de moyens, avec quelle sagacité il multiplie ses combinaisons avec très-peu de mots primitifs ; comment il invente, en procédant d'après les principes généraux, et comment il établit, par des voies naturelles, le passage d'un son et d'une syllabe à l'autre ; on est moins étonné de la ressemblance du mécanisme dans les langues les plus disparates. Un instinct paraît guider nos pas ; un examen plus approfondi nous fait découvrir les élémens d'une grammaire générale, et la philosophie les langues. La Grèce, qui nous offre l'exemple du peuple le plus favorisé par son organisation et par sa position géographique dans une péninsule, présente aussi le modèle de la langue qui a suivi le développement le plus naturel. Hemsterhuys a très-bien fait ressortir la beauté de son mécanisme. C'est aussi là que les habitans ont le plus fait pour conserver par tradition la pureté de la prononciation. Les militaires, dont les cris devaient inspirer l'effroi à l'ennemi ; les acteurs chargés d'instruire les peuples sur leur mythologie et leur histoire ; les orateurs enfin qui devaient influer sur leurs contemporains ; tous étudiaient l'art de la parole. Les gymnases paraissent avoir eu des professeurs appelés *phonasques*, pour veiller à ce que l'on se formât la voix par des exercices en plein air, au bord de la mer, et dans la chambre, où la résistance des murs devait influer sur les sons. Ils faisaient aussi apprendre à réciter, à déclamer; ce qui était une espèce de chant. Rien de plus extradordinaire que les peines que devait se donner un acteur, pour parvenir, communément à l'âge de trente ans, à l'honneur de se faire entendre en public. Au moment de la puberté, l'on cherchait à arrêter, par des infibulations (1), un certain développement, afin que rien ne pût affaiblir la force de la poitrine. Les acteurs restaient assez long-temps au lit, le matin, afin de favoriser l'expectoration, qui se faisait d'une manière méthodique, pour mieux façonner la voix. Les médecins raffinaient sur toutes sortes de remèdes pour l'améliorer. On s'habituait à passer des tons les plus graves aux plus aigus; on apprenait même à gémir, à rire, et surtout à déclamer. Sans nous étendre davantage sur cette matière, nous dirons seulement que chez les Grecs, ainsi que chez les Romains, les orateurs profitaient des leçons des acteurs. Le comédien Latyras instruisit Démosthènes; Cicéron consultait son ami Roscius. Ces moyens devaient influer sur la manière de prononcer des hautes classes aussi bien que sur celle du peuple. Les Grecs cherchaient en même temps à améliorer leur alphabet, auquel ils ajoutèrent succesivement, depuis la guerre de Troie, les lettres ξ, ς, ϑ, χ, ζ, η, ψ, ω. Il en est résulté que le grec a été presque une langue

---

(1) *Voyez* le Chapitre sur la puberté.

générale depuis Alexandre jusqu'à Pompée, et s'est conservé, du moins en partie, jusqu'à nos jours, c'est-à-dire trois mille cinq cents ans.

Nous ne suivrons pas ici les révolutions de la langue latine; mais au moyen âge, quand les théâtres furent négligés, la tribune abandonnée, et que l'art de lire et d'écrire ne se trouva cultivé que par un petit nombre de privilégiés, la langue changeait à tout instant. Chaque invasion pouvait la corrompre et la corrompait effectivement; de ces mélanges, de ces élémens si hétérogènes, se composèrent les langues modernes, dans lesquelles il est plus difficile de reconnaître les principes naturels qui dûrent concourir à leur formation, et dont aucune, jusqu'ici, n'a pu se conserver, pendant cinq cents ans, aussi stable que la langue grecque. Le désordre, né de la confusion des idées et de la disparité des sons, rappelle l'emblème de la tour de Babel, et peut offrir aux étymologistes le peloton d'Hercule à dévider. Tout ceci nous montre la nécessité d'user de tous les moyens pour conserver, par des traditions orales, toute la pureté des sons d'une langue dans sa prononciation.

L'écriture apporte de nouvelles difficultés, de nouvelles incohérences. L'art de la parole nous a mis sur la voie des combinaisons ; l'histoire de l'écriture nous introduit, pour ainsi dire, dans la marche analytique de l'esprit humain. Qu'il me soit permis d'exposer ici cette marche pour m'expliquer clairement. Dans les contrées lointaines de l'Amérique, où les émigrations ont égaré les hommes ; dans le Mexique, par exemple, on retrouve les figures que les anciens habitans traçaient sur le rocher pour perpétuer leurs impressions. Peu familiarisés avec une langue symbolique et l'analyse des idées, ils ne savaient que peindre. Pour faire concevoir la pluralité des objets, ils répétaient les figures. Pour indiquer la marche du temps, ils faisaient dessiner les événemens à la suite l'un de l'autre ; deux rois qui se battaient finirent par donner l'idée de la guerre : c'est bien moins une écriture qu'un tableau. Dans l'Inde, les images ne sont déjà plus que de simples tableaux ; elles sont composées de parties de diverses figures représentant des idées différentes, et dans une combinaison nouvelle. L'Egypte paraît avoir formé de bonne heure des emblèmes arbitraires avec plus de méthode et de régularité, comme si les idées étaient dès-lors devenues plus distinctes ; elle nous a laissé des hiéroglyphes dont malheureusement la clef se trouve perdue. Jusque-là l'homme semble avoir, en quelque sorte, vécu dans la contemplation des idées vagues, sans éprouver un vif désir de les analyser et de les communiquer, faute d'en avoir d'assez claires. L'analyse de chaque mot, la nécessité de le représenter par un signe particulier, supposent déjà une étude plus approfondie des élémens dont se compose la pensée, et des moyens de communication plus précis. La Chine forme un signe pour chaque mot. Les Siamois en consacrent un à chaque syllabe, au moyen d'une ligne droite avec une courbure. Nous voyons enfin naître, parmi les prêtres de Babylone et chez les Phéniciens, les signes pour chacun des sons (1).

------

(1) Pline croyait que les lettres existaient de toute éternité. Les cabalistes sont persuadés qu'elles sont l'une des dix choses que Dieu créa un jour de Sabbat. Les auteurs profanes en attribuent l'invention aux Egyptiens, à Tauth, à Mercure. Les Grecs enfin appellent *écrire et colorer*, φοινιχιζειν, *agir à la phénicienne*. Les Egyptiens, adoptant les lettres, donnaient à chacune d'elles une signification hiéroglyphique :

α signifiait Vénus ; ϳ Soleil ; ο Mars ; ' Jupiter ; ω Saturne ; ε Lune ; η Mercure.

Démétrius de Phalère rapporte que les prêtres d'Egypte chantaient les dieux en faisant résonner les sept

Quoique ces sons aient varié dans chaque langue, et que le nombre en ait été plus ou moins grand, on s'est néanmoins servi des mêmes signes dans toutes les langues modernes. On n'a pas cru nécessaire non plus de les réformer en changeant les sons, ni d'en augmenter le nombre en multipliant leur objet. De là cette discordance de la parole et de l'orthographe, cette manière d'écrire autrement qu'on ne prononce, qui rappelle la fable de Diodore de Sicile sur les Uprobanes qui avaient la langue fendue en deux parties, dont chacune parlait un idiome différent.

Depuis la renaissance des lettres, à la suite des croisades, lorsque les esprits se réveillèrent et reprirent l'étude de l'antiquité, le clergé sentit le besoin de cultiver l'éloquence de la chaire. Les conciles, les cours de justice et les parlemens durent favoriser cette impulsion, et le goût du théâtre, si long-temps éteint, se ranima. A mesure que la société s'agrandissait, et que les états devenaient plus libres, on s'apercevait que, pour gouverner et pour

---

voyelles, et que l'harmonie de leur son leur tenait lieu de la flûte et de la lyre. Aussi, en supprimant le concours des voyelles, détruit-on l'harmonie. *Court de Gébelin*, tom. II, pag. 115.

maintenir l'ordre, il fallait encore autre chose
que la force des armes, et les langues se for-
mèrent. Bientôt, sous le beau ciel de l'Italie,
il reparut des poëmes devenus, comme du
temps d'Homère, des ouvrages nationaux,
qu'on immortalisa en les répétant partout.
Ces récits devaient donner de la stabilité à la
langue italienne. L'Angleterre forma des corps
politiques et judiciaires, qui, de leur côté, se
trouvèrent dans la nécessité de connaître, de
manier leur idiome; et l'art de la parole y a
fait de grands progrès, soit par un exercice
continuel dans les réunions publiques, soit
par les excellens ouvrages que ce pays a produits dans nos temps sur cette matière. La
langue allemande a eu, depuis l'introduction
du protestantisme, et surtout depuis le milieu du 16ᵉ siècle, assez d'écoles où l'on commençait à fixer la prononciation. Dès 1534,
Valentin Ikelsamer, de Marbourg, proposait
une méthode pour enseigner à lire sans faire
épeler : enfin, la France a eu dans ses écoles,
principalement dans celle de Port-Royal, de
grands maîtres qui ont su trouver les moyens
de fixer la prononciation de cette langue si
précise. Depuis le siècle de Louis XIV, où la
cour donnait le ton au théâtre, et celui-ci au
langage de la ville; où les discours publics,

en chaire comme au parlement, furent plus soigneusement débités ; depuis que l'Académie eut publié son Dictionnaire qui fit autorité pour tout le pays, la langue dut acquérir plus de garantie pour sa stabilité future.

L'humanité avait encore un autre intérêt à étudier le mécanisme des signes et des sons. Dès le milieu du dix-septième siècle on s'est beaucoup occupé de l'instruction des sourds-muets. Nous avons déjà fait entrevoir, dans l'article de la vue, comment l'on s'est appliqué à inventer des gestes pour servir de signes à la pensée. La main portée en arrière indique le passé ; en avant, l'avenir. Elle s'avance pour *donner*, s'ouvre pour *recevoir*. Lever la tête, c'est montrer sa force ; la baisser, c'est obéir, se soumettre (1). Le jeu des muscles de la physionomie parle intelligiblement aux êtres dont on ne peut être entendu. Enfin, on est

---

(1) Nous rappellerons ici les religieux de l'ordre de Cîteaux, qui convinrent, vers la fin du dix-septième siècle, d'un certain nombre de signes pour leur tenir lieu de la parole. Un doigt contre l'oreille signifiait *ouïr*; ôter un doigt de dessus l'œil, c'était *voir*; fermer les yeux, c'était l'opposé; fermer la main et l'ouvrir, signifiait recevoir et donner; la gorge serrée par la main voulait dire *la mort*. Voyez *Recueil étymologique*, vol. 2, page 374.

allé jusqu'à former un alphabet tout entier par la position des doigts, et à faire, au moyen des seuls mouvemens de la bouche, parler un sourd de naissance, et entendre l'homme devenu sourd par accident. Ces mouvemens, exécutés devant une glace, doivent faire étudier plus spécialement le jeu des parties de la bouche qui coopèrent à la formation d'une lettre; et de jour en jour on s'applique à mieux déterminer la manière de produire les sons articulés, et leur rapport avec les signes de l'alphabet.

Il a paru beaucoup de projets pour modifier les signes d'après les nuances du son, pour en donner aux sons qui n'en ont pas, pour supprimer dans l'orthographe l'emploi des signes identiques et les lettres nulles. Shéridan observe que les Anglais n'ont que vingt lettres pour vingt-huit sons articulés, abstraction faite des signes ayant une même valeur, et des signes composés qui ne sont point admis dans l'alphabet, quoique réellement ils peignent parfois des sons bien distincts. M. Olivier, qui s'est occupé, avec beaucoup de succès, de la manière dont on devrait enseigner l'alphabet, a essayé de distinguer les modifications des sons qui se trouvent dans la langue allemande; il en a marqué de soixante à quatre-vingts, etc. etc. Ces projets n'ont pas encore offert assez de facilités pour être adoptés par les contemporains; mais l'impulsion est donnée, et quelque jour peut-être un génie supérieur trouvera le monde assez familiarisé avec l'idée d'une réforme nécessaire à cet égard, et saura choisir de meilleurs moyens pour lever les obstacles qui s'opposent à ce que la prononciation, jusqu'à présent soumise à des changemens continuels, soit définitivement réglée et mieux indiquée (1). En admettant qu'il existe une loi générale pour la position d'un organe mobile contre un organe fixe bien déterminé, afin de produire toujours le même son, j'ose cependant croire qu'il existe aussi trop de nuances entre les formes primitives et les mouvemens des organes de chaque individu, pour qu'on n'ait absolument qu'à chercher leur type distinct dans la formation anatomique et dans les mouvemens des organes. Les nuances des sons dans chaque mot sont pour le moment trop arbitraires dans les langues modernes, ils se modifient trop finement dans chaque bou-

---

(1) M. le sénateur Volney a eu, à cet égard, des projets qui auraient pu éclaircir le nombre des sons sous un point de vue plus général. Je ne sais pas s'il a publié son travail.

che , ils sont trop différemment reçus par chaque oreille, pour qu'on ne doive pas regarder la prononciation comme un art qui se sert de divers moyens compliqués pour approcher d'un idéal que peu d'individus ont le bonheur d'atteindre, et qui a besoin d'exercices variés. Le sourd-muet qui voit prononcer son maître, apprend probablement en partie par sa physionomie en général ce qu'il n'apprend pas par l'aspect de la bouche. Aucune machine ne peut au reste imiter les nuances des sons dans les mots, et ils me semblent se produire d'une manière différente chez des individus diversement conformés, ou d'une manière diverse chez les mêmes individus, comme le *r*, qui se fait entendre par la vibration de la langue ou par le voile du palais. Les comédiens et les bouffons qui ont le talent de contrefaire les différentes voix, les ventriloques ; et le peu d'accord entre les auteurs dans l'explication qu'ils donnent de la formation des mêmes sons, semblent autoriser l'opinion que les principes de la prononciation ne peuvent être complètement fixés que par la tradition soigneusement conservée dans les écoles et dans les réunions publiques, où le peuple se rassemble pour son instruction ou pour son amusement. Si un état civilisé laisse négliger ces sortes d'exercices, s'il arrête

ou s'il favorise trop les progrès et les inno-
vations; si l'orthographe qu'il exige dans les
actes publics s'oppose à une grande conformité
entre la parole et l'écriture, ce que l'on vit à
la fin du moyen âge peut se renouveler, et
d'autres siècles auront à chercher des vérités
qu'avaient connues les précédens, et à s'occuper de nouveau des élémens de l'éducation,
parce que la langue se sera perdue ou déna-
turée.

L'éducation physique peut tirer parti de
toutes les recherches que nous venons de passer
en revue. Sans avoir des phonasques, on peut
du moins laisser aux enfans très-jeunes une
certaine liberté de crier à volonté, pourvu que
ce ne soient pas des cris de colère, et poussés au
point de faire craindre des hernies. En évitant
les grimaces, on peut leur montrer la disposition intérieure de la bouche, comme on le
fait à l'égard des sourds-muets, de l'enseignement desquels il y aurait quelque chose à prendre. Sans rendre les enfans déclamateurs, on
peut néanmoins essayer lequel, dans un concours établi comme jeu, se fera le mieux entendre à une certaine distance, en plein air,
et saura réciter sa fable, ou narrer par cœur
plus distinctement que les autres. Dans un
âge plus avancé, le jeune homme peut encore

apprendre à moduler sa voix, à l'accélérer, la ralentir à volonté, à bien faire ressortir les mots saillans et la coupe d'une phrase, ainsi que les intervalles de plusieurs phrases entre elles, à parler avec toute la pureté, toute la correction que lui permettent ses organes, jusqu'à ce qu'animé par les sen‑timens et les passions, il sache les peindre avec l'énergie qui convient au naturel et à la situation.

Mais, pour ne pas trop m'éloigner de l'âge dont je dois parler, je ferai seulement observer la lutte qui s'élève encore ici entre la nature et les devoirs qu'impose l'état social ou le développement qu'exige la civilisation. Dans l'éducation première, on doit chercher à conserver toute la force et l'énergie des dispositions naturelles, et n'admettre aucune feinte de sentimens, de désirs, de pensées et de jugemens, au-dessus de l'âge; la discipline nécessaire pour la conservation de la langue et de la société exige, au contraire, que l'expression naturelle soit réprimée, modérée, ou rendue avec noblesse. C'est à l'éducation physique et à l'éducation morale à déterminer pour chaque individu en particulier jusqu'à quel point on doit laisser aller la nature dans l'art de la parole, jusqu'à quel point on peut la détourner sans arriver à la contrainte, à l'affectation et au pédantisme : toutefois on ne commencera ces exercices qu'après l'âge de sept ans, et vers celui de puberté. Maître de régler les dispositions et les circonstances, on désirerait cependant mettre auprès de l'enfant, dès le berceau, une nourrice qui eût un son de voix agréable, un langage pur, une juste mesure dans l'expression des mouvemens de l'âme; on voudrait qu'ensuite il fût toujours environné d'une société où régnât le meilleur ton, où toutes les facultés fussent cultivées au degré qu'elles peuvent atteindre. Dans le monde réel, où tout n'est, pour ainsi dire, que rapiécetage, vous pourrez tout au plus vous rapprocher peu à peu de cet idéal que se forme l'imagination, afin que l'enfant puisse marcher avec son siècle. Ce milieu d'un état de choses qui, sans trop lever les chaînes que nous impose la nécessité, avance pourtant vers un état meilleur, n'est pas toujours facile à trouver. Le perfectionnement de l'art de la parole est néanmoins trop favorable aux progrès de l'ordre social, trop nécessaire à l'échange réel des sentimens et de la pensée, pour qu'on puisse me blâmer d'avoir donné une telle étendue à ce chapitre. L'art de l'écriture, destiné d'ailleurs à propager nos lumières, devrait suivre immédiatement les progrès de la parole ; il doit conserver à la postérité les vérités nouvelles, et lui en faciliter la connaissance.

CHAPITRE X.

De la Puberté.

Les considérations que nous a présentées l'éducation de l'enfant, par rapport à la nourriture et aux agens qui l'entourent, n'avaient pour but que de conserver l'individu; les divers exercices du corps, des sens et de la parole, ont pu le perfectionner pour lui-même, et pour la société en général; mais nous n'avons eu jusqu'à présent que peu d'intérêt à faire attention à *la différence des sexes*, quoiqu'elle se fasse remarquer dès la naissance. Néanmoins l'enfant grandit, l'homme et la femme ne doivent pas toujours rester seuls; ils sont destinés à se perpétuer en procréant leur semblable. L'époque où la nature développe plus particulièrement les organes propres à cet effet, arrive ordinairement dans nos climats, vers treize ou quatorze ans pour les filles, et de quatorze à seize pour les garçons. Sans entrer dans de longs détails sur la structure intérieure de ces organes, qu'il nous soit permis de faire remarquer quelques-unes de leurs particularités, afin d'y rattacher les observations qui entrent dans le plan de notre travail.

On distingue dans les *garçons* le membre viril et le scrotum. Les diverses dimensions du premier furent autrefois, dans des procès pour impuissance, le sujet d'un examen particulier chez les adultes; elles ne l'ont jamais été à l'égard des enfans. On en a vu présenter un développement extraordinaire sans que la sensibilité des parties et la sécrétion de la semence en fussent plus précoces (1); il s'en trouve d'autres qui, avec une constitution naturellement faible des parties, offrent une précocité vraiment effrayante de sensibilité et de sécrétion. On a vu des signes d'érection se manifester dès l'âge de trois ans; et l'on conçoit que c'est loin d'être désirable. Dans les cas ordinaires, les organes paraissent ne participer que fort peu à la croissance des autres parties jusque vers la douzième année.

La peau, d'ailleurs flasque, servant à couvrir le gland, forme le prépuce, qui se replie

---

(1) Un cas assez rare d'un développement précoce et extraordinaire, s'est présenté, il y a quelques années, dans le pensionnat de M. Butet, rue de Clichi. Il a été décrit, si je ne me trompe, par M. Duméril, dans le Bulletin de la Société de l'Ecole de médecine.

ordinairement sur lui-même, mais qui reste parfois trop étroit, et occasione des constrictions, même des déchirures désagréables. L'intervalle entre la couronne du gland et l'extrémité du corps dit caverneux, est garni de petites glandes, qui fournissent une humeur grasse et fétide propre à lubrifier, mais sujettes à sécréter une humeur âcre, qui peut produire une espèce d'écoulement très-irritable ; il faut pouvoir nettoyer ces parties de temps en temps. L'usage de la circoncision, chez plusieurs peuples orientaux, qui, de bonne heure, ont jugé nécessaire d'instituer des lois pour la propreté, peut être dû en partie à cette circonstance, surtout dans les pays où les maladies lépreuses n'étaient pas rares. Chez nous, les opérations du prépuce ne sont que rarement nécessaires, à moins que ce ne soit dans certaines maladies des adultes.

Le *scrotum* est le sac où sont contenus les testicules, qui sécrètent le sperme. Les testicules, suspendus dans des gaînes particulières, reçoivent des vaisseaux qui les nourrissent, et des nerfs qui leur donnent de la sensibilité ; ils se trouvent, dans le fœtus, à l'intérieur du bas-ventre ; il est rare qu'avant la naissance ils ne descendent pas dans le sac qui leur est destiné. Cette anomalie n'exige, au reste, aucune autre attention que celle de la curiosité, à moins que le testicule ne se trouve arrêté dans l'anneau même qui sert de passage aux cordons spermatiques ; il ne faut alors l'exposer à aucune pression, et ne pas le confondre avec les hernies qui se manifestent quelquefois en cet endroit, et qui exigent des bandages pour empêcher le passage des intestins. Tous ces objets, et plusieurs autres considérations, sont du ressort de la chirurgie : mais un signe de bonne conformation, c'est lorsque le sac aide à supporter les testicules, et qu'il est ferme et ridé. Dans le jeune âge, des ablutions fréquentes à l'eau froide, et même des lotions avec un peu de vinaigre ou d'herbes astringentes, resserrent et ôtent à la peau un excès de sensibilité. Cette pratique d'user d'eau froide sera d'autant plus utile, que l'on en fera contracter l'habitude avant que l'attention de l'enfant soit portée sur ces parties, afin de ne pas les faire toucher inutilement. Les meilleurs préceptes deviennent épineux lorsqu'on ne pèse pas en même temps les inconvéniens auxquels ils peuvent donner lieu.

La semence préparée dans les testicules est portée par un conduit nommé *déférent*, dans une espèce de cavité placée sous le col de la vessie, où elle se mêle avec une liqueur sécrétée par une glande nommée *prostate*. Cette semence, selon toute probabilité, est susceptible cependant d'être absorbée, et portée dans la masse du sang. On conçoit combien une liqueur contenant tous les élémens propres à produire un être animé est précieuse à conserver, surtout dans un moment où la nature ne lui donne pas d'autre destination. L'anatomie a découvert des vaisseaux que l'on regarde comme les conduits de la semence ainsi absorbée, et tout le monde connaît les bons effets d'une vie chaste et vertueuse. Que ceci soit dit en passant, pour ceux qui se sont faussement imaginé qu'il pouvait être absolument nécessaire de se débarrasser de ce liquide, et qui, le regardant comme une sécrétion ordinaire, comparable à celle des autres organes, se sont hâtés, sans nécessité, d'instruire l'enfant sur les fonctions de la génération, et ont voulu émousser les passions en les favorisant de bonne heure. Ce n'est pas sur les principes d'une saine physiologie que peut se fonder une méthode aussi frivole et aussi imprudente, pour ne rien dire de plus. Le cas où elle est applicable dans nos climats, est au moins excessivement rare.

Au moment de la puberté, le sang se porte vers les parties, qui sont un tissu particulier que l'on a pu croire spongieux, avant que l'examen de l'éléphant, par M. Cuvier, en eût mieux fait connaître la structure veineuse. La verge se gonfle, et le tissu nerveux fait sentir à l'enfant une irritation dont il lui est difficile de se défendre. Est-ce pour favoriser le développement que la nature y porte l'instinct si impétueusement? Cependant aux premières expulsions de la matière, elle se trouve trop claire, peu mûre; et l'effroi qu'éprouve le jeune homme innocent, lorsque cela lui arrive, la timidité, la honte, et les regrets qui en sont la suite, montrent d'ailleurs que la nature a voulu mettre elle-même un frein à la sensualité. L'adolescent robuste, qui n'est pas corrompu, passe, au reste, le temps de la puberté, sans en éprouver les inconvéniens, sans presque s'en apercevoir. La croissance des autres parties ôte à celles de la génération l'excédant des sucs qui s'y portent, l'équilibre se rétablit, la barbe pousse au menton, la glotte se dilate, la voix devient grave, la constitution physique et morale prend de l'aplomb, et les faiblesses, les incommodités de l'enfance disparaissent.

Les parties sexuelles de *la fille* se composent du vagin, de la matrice, et de ses appendices les ovaires: mais ces derniers sont hors de la sphère à laquelle peut atteindre l'éducation physique. La matrice, dont on peut au moins atteindre le col, est le viscère destiné à contenir le fœtus pendant la grossesse; et vers le temps de la puberté elle commence à recevoir une assez grande quantité de sang pour éprouver une pléthore dont elle se débarrasse à des époques ordinairement réglées à quatre semaines d'intervalle, par une espèce d'hémorragie qu'on appelle *menstrues*. Le sang menstruel, qui suinte des parois de ce viscère, est presque toujours employé pour le fœtus durant la grossesse. Au commencement de la puberté, il a quelquefois de la peine à se faire jour et à s'établir en hémorragie périodique; le premier écoulement est même assez souvent accompagné de malaise, d'incommodités, tantôt nerveuses, tantôt inflammatoires, de maux de reins, qui durent pendant toute l'époque de la puberté. La matière offre d'abord une sérosité blanchâtre, puis du sang, ensuite de la sérosité encore. Une grande partie des femmes sont ordinairement menstruées vers la nouvelle lune. La quantité du sang, évaluée à six onces à peu près, lorsque les règles sont bien établies, dans d'autres cas, de deux ou trois onces par jour, est très-variable dans certains individus, ainsi que la durée du suintement, qui est ordinairement de trois à huit jours, et l'on ne peut en juger le degré convenable que par le bien-être général qui suit les menstrues (1). C'est donc à la nature même que l'on doit abandonner, autant qu'il est possible, l'établissement des règles. Nous observerons pourtant qu'on peut employer quelques moyens simples pour les favoriser ou les retenir, suivant les causes qui les avancent ou les retardent; l'exercice, les bains chauds de pieds, ou les demi-bains, les provoquent. Le repos, surtout dans une position horizontale, et le calme de l'âme, les arrêtent. Les boissons échauffantes, comme les infusions de camomille, des nourritures et des boissons qui excitent les urines, contribuent aussi à les prolonger; il faut par conséquent les éviter pendant le flux du sang. Il

---

(1) Les femmes, en Laponie, ne sont réglées, dit-on, que deux ou trois fois dans l'année. On prétend que les Africaines n'ont que très-peu d'intervalles entre les époques des règles. On a chez nous des exemples de menstruation très-précoce. M. Gardien a recueilli, dans son Traité d'accouchement, beaucoup de matériaux très-utiles pour la connaissance des maladies des femmes. M. le docteur Royer-Collard a présenté, d'une manière intéressante, l'influence de l'éducation par rapport aux aménorrhées, dans la Thèse qu'il a soutenue, sur ce sujet, à l'Ecole de Paris.

y a des passions vives expansives qui les provoquent. Il y a des oppressions, comme le chagrin et l'effroi, qui les arrêtent. Les momens
où s'établissent les règles chez une jeune fille,
exigent donc plusieurs précautions.

Le *vagin* est un canal membraneux qui va du
col de la matrice vers l'extérieur; il est très-
élastique pendant la puberté, et à surface inégale. Un muscle constricteur, qui se trouve à
l'orifice, augmente encore cette élasticité. Deux
glandes dont les vaisseaux excréteurs s'ouvrent
à l'entrée du vagin, versent leur fluide, et de
la surface interne de tout le canal transsude
continuellement une humeur muqueuse. Tout
ce qui porte de l'irritation dans ce vagin, en
augmente la sécrétion. Une disposition à l'â-
creté exigera donc des mesures particulières
de propreté. Le vagin est en grande partie
fermé pendant l'enfance par un repli de la peau,
qu'on appelle *hymen;* on voit même des individus chez lesquels cette membrane se trouve
entièrement close, et arrête le sang menstruel
au moment de la puberté. Ces exemples sont
d'autant plus nécessaires à connaître, que la timidité et l'ignorance du mal peuvent empêcher
d'en découvrir la cause, et d'avoir recours aux
lumières d'une sage-femme intelligente ou d'un
chirurgien-accoucheur.

Dans ce nouveau développement, où toute la croissance prend un nouvel élan chez la fille comme chez le garçon, plusieurs parties se couvrent de poils, et les parties génitales avec ce qui les environne ne sont pas les seules à s'en ressentir ; les mamelles commencent aussi à grossir et à devenir sensibles, et les organes de la voix changent et ont également leur mue. Chez les Orientaux, la moindre trace de développement du sexe , dans la femme, était regardée comme un signe de puberté suffisant pour se marier : en général, le temps de la puberté, qui dure à peu près jusqu'à seize ou dix-huit ans, paraît contribuer à l'accomplissement définitif de la femme plus encore qu'à celui de l'homme ; quoique, en ceci comme en tout, il s'offre des modifications à l'infini, suivant la différence de l'organisation de l'individu et celle des circonstances dans lesquelles il se trouve.

Le temps de la puberté a cela de commun dans les deux sexes, que le sang est spécialement porté vers les parties génitales. Il n'en résulte, nous le répétons, aucun symptôme marquant dans les enfans robustes, et dont le *développement* physique et moral a été naturel et *harmonieux ;* souvent il n'en résulte pas de grands inconvéniens pour ceux qui sont faibles. On peut même dire que cette époque n'influe nullement sur la mortalité. Si, d'après les tables de M. Duvillard, on compare la mortalité des enfans de six à onze ans avec celle qui a lieu de onze à seize, on trouve la première supérieure à l'autre de plus de cent cinquante mille individus sur un million; mais cette époque paraît surtout importante pour la manière dont se développent les différentes parties du corps et ses facultés. Cette même semence formée dans le garçon, et probablement absorbée; cette même énergie des organes sexuels dans la fille, portent dans les veines un mouvement général; la croissance est accélérée dans toutes les directions, mais les parties faibles ne reçoivent pas toujours assez de sucs nourriciers; les parties fortes prennent un excès d'énergie, et l'une des facultés intellectuelles, l'imagination, peut parvenir à dominer le jugement, la mémoire peut se perdre; de là quelquefois un *manque d'harmonie*, défaut d'intensité en faveur de l'extension, ou défaut de force en faveur de la croissance, comme on peut surtout le remarquer dans les enfans moins heureusement organisés. Nous allons essayer de tracer l'influence de ce trouble sur chaque fonction, chaque cavité ou système du corps séparément; car, en réalité, le désordre ne se trouve guère complet dans un seul et même individu, et ce tableau ne sera qu'un composé d'observations très-disparates. Examinons cependant les principaux effets auxquels on doit avoir égard.

L'influence de ce nouveau développement à l'époque de la puberté, se manifeste d'abord sur les *voies de la digestion*, par des appétits très-bizarres, par de grands besoins de nourriture qu'il est souvent bon de favoriser à cause de la grande consommation de sucs nourriciers, pourvu que la force digestive soit en proportion. On voit satisfaire parfois une faim dévorante, sans que les parties du corps paraissent en profiter également; de là une faiblesse de muscles avec un grand développement de la charpente osseuse, et surtout des jointures, qui donne au garçon un air lourd, et à la fille, une bouffissure extrême et de la pâleur. Le sang ne circule pas assez dans les veines qui couvrent la surface du corps; il est altéré, mal distribué, et donne lieu à la maladie qu'on nomme chlorose ou pâles-couleurs.

Le sang se porte souvent vers la *poitrine* et le cœur; il produit des oppressions, et la poitrine paraît resserrée; il naît des palpitations, de petits mouvemens de chaleur, surtout d'une chaleur fugitive; le sang se porte vers le sein de la fille, où il occasione des titillations, des picotemens, ou bien il se dirige vers les reins, vers les aines, et fait éprouver aux filles des pressions, et aux garçons de légers tiraillemens. Dans les enfans faibles, dont le développement des parties génitales est trop accéléré, les lombes sont comme brisés et les extrémités sans force; et comme si les vaisseaux capillaires de la peau n'avaient pas assez d'activité, elle devient flasque. On aperçoit surtout à *la figure* de petits boutons qui contiennent une matière blanche et séreuse.

D'autres fois le sang reflue vers *la tête* et cause des vertiges, des engourdissemens; le saignement de nez est assez fréquent. Les adolescens rougissent souvent et sont sujets aux maux de tête. Les facultés intellectuelles et le système nerveux en général s'en ressentent; on observe quelque chose d'égaré dans le regard. La jeunesse innocente ne sait plus ce qu'elle éprouve, tout l'affecte; elle n'est plus dans le monde réel. La fille cherche à plaire en même temps qu'une sensibilité vague la gagne et la rend timide, réservée et distraite. Le jeune homme s'exalte l'imagination pour les entreprises romanesques, des désirs vagues l'emportent, il devient fougueux et indomptable. Tous ces phénomènes, comme je l'ai dit, ne se trouvent pas ensemble. De plus habiles mains ont quelquefois tracé les tableaux de la puberté pour chaque tempérament, d'après nature, dans des ouvrages d'imagination. Mais ce qu'il y a de plus manifeste, ce sont les sympathies qui s'éveillent : des sentimens exaltés d'amitié, des désirs d'intimité, des liens établis par les confidences secrètes entre des individus d'un même sexe, un instinct qui porte un sexe vers l'autre qui est retenu par la crainte et la réserve.

L'époque de la *puberté* peut être *avancée ou retardée* par diverses circonstances. Chaque espèce, chaque climat a des époques qui lui sont propres. La puberté arrive à neuf ans dans les contrées équatoriales, à treize ans seu·lement dans les climats tempérés; vers le nord elle retarde quelquefois jusqu'à dix-huit; mais l'éducation et les circonstances accessoires l'accélèrent ou la ralentissent en raison de lois particulières, ou par des *dispositions originaires*. La puberté se développe plus tard chez des nations entières que chez les habitans des pays voisins, ou même chez des races différentes qui habitent les mêmes lieux. Les Juifs, en Pologne, les mulâtres qui naissent en Europe, offrent l'exemple de ce que je viens de dire. Il est aussi des familles, des individus, chez lesquels on doit s'attendre, à cet égard, à une précocité qui souvent s'annonce par la physionomie, par des yeux foncés et étincelans, par des traits plus marqués dans l'enfance. Elle dépend enfin du *genre de vie* : chez l'enfant du paysan, toujours tenu froidement et en plein air, souvent nu-pieds, qui a une nourriture simple, et dont l'imagination n'est pas réveillée, le développement des forces musculaires et de la charpente osseuse l'emporte sur tout autre. Dans les villes, au contraire, où le genre de vie diffère suivant les classes, qui pourtant se rapprochent plus ou moins, et où des circonstances accessoires multiplient les excitans, il y a mille causes de précocité dans le développement des parties sexuelles, et l'une des premières se trouve dans l'état de la civilisation.

L'homme, dans l'état dit de nature, aura long-temps à songer à sa propre conservation ; il sera privé de trop de choses nécessaires pour que son imagination le porte vivement hors de lui. La femme esclave offre d'ailleurs moins de résistance et moins d'attraits, et ses descendans moins d'importance. Les véritables passions ne s'établissent au reste naturellement que trois ans après la puberté, et même plus tard. Dans les climats chauds, où la nature a pourvu de tout avec abondance, et où l'homme se nourrit en proportion avec moins, les mariages deviennent précoces sans danger. Quoique l'homme de nos climats trouve également presque tout préparé autour de lui, il ne peut cependant pas étendre ses dépenses, à l'âge de la puberté, au-delà de ce qui est nécessaire à sa conservation individuelle; il est dans la nécessité d'arrêter le désir, lors même que, d'après les simples lois physiques, il serait capable de produire. Il n'est pas ici-bas, comme les animaux, avec le seul but de se nourrir et de procréer son espèce, sans songer à la conservation de son semblable, sans laisser après soi aucune trace d'un perfectionnement quelconque. Dans un monde qui doit travailler à sa civilisation, où la société a déjà acquis une sorte de perfection, l'adolescent doit rester plus long-temps en minorité et se mettre en état d'élever un enfant avant de le produire. Supposons même qu'un homme immensément riche puisse être marié de très-bonne heure, et vivre assez long-temps pour avoir beaucoup d'enfans; le partage de la fortune appauvrirait la famille et la mettrait au niveau des autres. Il faut donc que la jeunesse remplisse un temps considérable, même après l'époque de la puberté, à se former pour l'état social, et qu'elle apprenne à se procurer sa subsistance avant que d'augmenter le nombre des consommateurs; de cette lutte entre un développement plus avancé des parties de la génération et l'état social qui veut qu'il soit inutile, naissent des inconvéniens funestes pour le physique et le moral de l'homme, et que l'éducation cherche à diminuer autant qu'elle peut.

Dès que l'instinct vient à naître, l'adolescent précoce cherche à contenter ses désirs, et faute d'objet d'un autre sexe, il parvient à se contenter avec plus ou moins d'impétuosité : sans savoir ce qu'il fait, il tend à se détruire. Le vice de *l'onanisme*, la masturbation, date d'aussi loin que les premières traditions, et probablement des premiers temps de l'espèce humaine. Il n'est pas donné à l'homme de découvrir pourquoi la nature fait perdre tant de semence, surtout avant qu'elle soit mûre. Pour produire, elle commence par donner des entraves. Quel qu'en soit le but final, nous voyons que les suites des excès de pareilles pertes sont destructives pour l'individu, en arrêtant la croissance et le dévoloppement des facultés de toute espèce, et en détruisant même celles qui ont déjà commencé à prospérer.

La nature a placé, nous le répétons, un *remède dans l'âme* elle-même, qui éveille le désir et en même temps la volonté de maîtriser les passions. Dans la fille, cette pudeur naissante ; dans le garçon, cette fierté qui cherche à se vaincre, montrent bien que la conscience du mal naît imperceptiblement, quoique d'abord assez confuse pour que l'inexpérience ne puisse pas toujours en découvrir très-clairement la cause. Si l'innocence cependant n'est pas toujours capable de s'observer elle-même et de reconnaître *le mal* qu'elle se fait, nous devons tracer *le tableau* de son origine et de ses effets pour ceux qui doivent la surveiller ou la diriger.

L'enfant commence à faire craindre la masturbation, lorsqu'à l'époque de la puberté il aime trop à se tenir dans des lieux écartés, ou seul ou avec quelque camarade chéri. Ce goût le rend bientôt indifférent pour les personnes qui sont ses supérieurs, et même pour les jeux vifs et ouverts avec ses égaux ; il dégénère en un dégoût total de tout ce qu'on peut lui offrir hors la liberté d'être entièrement livré à soi-même. Mais cette liberté, cette absence de tout frein fait que le sentiment, le désir et l'imagination, ne sont tournés que vers les parties qui éprouvent à cette époque le plus d'irritation. La sensibilité, la passion, l'imagination, s'exaltent ; et comme on trouve toujours moyen de s'appuyer contre quelque chose, la sécrétion de la semence augmente, et ôte à la masse du sang sa partie la plus précieuse, celle où paraît se trouver réunie l'essence de la vie. Bientôt les fonctions s'en ressentent, la digestion s'affaiblit, l'haleine devient fétide, les intestins perdent leur force, leur activité, et il en résulte l'inconvénient que les excrémens endurcis dans les entrailles produisent plus d'irritation en s'arrêtant dans le rectum, sur les conduits séminaux, qui se trouvent dans le voisinage.

Les suites du désordre de la masturbation ne sont que les plus graves des phénomènes que nous fait remarquer le développement d'une constitution faible lors de la puberté.

La circulation n'étant plus libre, le jeune homme soupire souvent, ses muscles s'amollissent, il devient paresseux, il a la marche traînante, et finit par ne pouvoir plus se tenir sur ses jambes. La figure se décompose, le corps se courbe, le teint devient sale, et la peau, surtout du front, se couvre de boutons contenant une matière blanche; le nez devient pointu, les coins de la bouche s'allongent, on n'y voit plus trace de gaîté ni de sourire; les yeux enfoncés, entourés d'un cercle bleu, perdent leur feu, leur éclat, et sont ordinairement baissés; ils ne supportent pas le regard, c'est l'aspect d'un criminel. A mesure que le mal augmente, il survient des pertes involontaires de semence en allant à la selle, enfin un épuisement total, qui amène la pesanteur de tête, les bruissemens d'oreille, avec de fréquentes défaillances; ou bien le système nerveux se trouve dérangé, et l'on observe des sentimens comme si des fourmis descendaient de la tête le long de l'épine du dos, des angoisses, des tremblemens convulsifs ou des paralysies partielles. Il est tout naturel que le moral, si intimement lié au corps, en souffre également. La perception devient faible, la mémoire se perd; une distraction continuelle trouble toute combinaison du jugement, rend inhabile à tout, et l'imagination n'enfante que des fantaisies, des fantômes déréglés. La moindre allusion à la pensée qui prédomine, la réveille avec impétuosité, et produit une mobilité convulsive dans les muscles de la face, ou bien la rougeur de la honte et du désespoir (1). Le sen-

---

(1) On a vu, dans différens pays, des personnes désespérées se mutiler dans des momens de manie érotique. M. Dupuytren a eu l'occasion d'en observer plusieurs à l'Hôtel-Dieu. Je ne sais pas si cela arrive souvent à un âge trop jeune; mais l'adolescence est bien l'origine de ce désordre.

timent devient efféminé, susceptible; on voit couler des larmes sans motif, naître des craintes sans cause. Les désirs deviennent capricieux, et l'envie, fille de la faiblesse, prend l'empire, ou le plus souvent il y a dégoût complet. Un jeune homme de cette trempe finit par éviter l'aspect d'un honnête homme, il abhorre la vue d'une fille honnête, et son caractère se corrompt entièrement, à moins que l'âme vienne à perdre son énergie au point de l'hébéter tout-à-fait.

Les filles moins sujettes au vice de l'onanisme n'en souffrent pas moins lorsqu'elles s'y livrent ; les relâchemens des tégumens qui portent la matrice, les fleurs blanches, les dispositions aux avortemens et aux maladies si dangereuses de la matrice, en sont souvent la suite.

Ce tableau, quoique déjà assez chargé, n'est destiné qu'à faire ressortir les principaux traits d'un mal qu'on doit décrire sans toucher aux maladies organiques qui peuvent en résulter. Je laisse à d'autres le soin d'employer toutes les couleurs sombres d'un tableau effrayant, et quelquefois salutaire au coupable, car ce n'est pas à la jeunesse qu'est destiné ce travail, c'est à ceux qui doivent peser de sang-froid les inconvéniens, et chercher *les remèdes* d'après les différentes causes qui font naître le mal ou qui le favorisent. Chaque instituteur intelligent connaîtra assez son élève pour confirmer ou détruire ses soupçons sur la masturbation. Il ne faut pas le laisser apercevoir; mais dès que la conviction est acquise, il sera nécessaire de lui parler de ses mauvaises habitudes ; et toutes les personnes expérimentées s'accordent à dire qu'on parvient mieux par la douceur à faire abandonner un vice dont l'innocent ne connaît pas toute l'importance.

En parlant de *la nourriture,* nous avons nommé les excitans qui amènent la précocité, et nous n'en rappellerons que quelques-uns. Le chocolat, par exemple, les ragoûts épicés, les soupers en nourriture animale et trop copieux, occasioneraient trop de chaleur, surtout la nuit. Les boissons spiritueuses opèrent principalement sur les voies urinaires, voisines des parties génitales; les urines abondantes trop long-temps retenues dans la vessie, les excrémens retenus dans le rectum, parce qu'on néglige les évacuations lorsque le besoin les appelle, et les constipations en général, sont autant de causes qui attirent le sang en plus grande quantité vers la partie d'où l'on a intérêt de l'éloigner.

Un autre sujet d'observations, c'est l'*habillement*, ce sont les *meubles* et nos *habitations*. Dans tout le cours de notre travail nous avons insisté pour qu'on accoutumât les enfans au froid, mais qu'on applique surtout cette maxime par rapport aux parties sexuelles. Des culottes trop chaudes, ou doublées de laine, ne seront jamais utiles ni pour la propreté, ni à l'égard du vice qu'il s'agit de prévenir. On a vu les petits pantalons des filles produire à un âge extrêmement jeune des chatouillemens funestes. Il est essentiel aussi d'éviter autant qu'il est possible, soit l'usage des lits de plume, où, au moins, on ne doit pas laisser les enfans lorsqu'ils ne sont pas endormis ; soit les couvertures trop chaudes, ainsi que les chaises molles en cas d'une vie sédentaire. Celles de paille ou de bois, et, en certains cas, des bancs de pierre ou de marbre, seront préférables.

La direction des *habitudes* est la branche la plus importante de l'éducation physique. On voit des nourrices et même des mères traiter mal à propos les enfans comme des poupées, et songer plutôt à leur passe-temps qu'à leur bien-être. Elles emploient toutes sortes de chatouillemens, tantôt pour leur faire plaisir, tantôt pour les apaiser, et même, dois-je dénoncer une telle turpitude? pour exciter leur propre sensualité; il est difficile ensuite qu'ils renoncent à cette habitude. On favorise aussi la paresse, on laisse les enfans au lit plus qu'il ne faut, on leur permet de se coucher sans besoin sur les canapés et les lits de repos; on n'a pas soin de les empêcher de s'appuyer, afin d'avoir tous les muscles en action, et l'on ne soutient pas assez cette activité si nécessaire à une égale distribution des forces et du suc nourricier.

Les poêles et les cheminées méritent de même l'attention. Quand le dos, la moelle épinière est appuyée contre le poêle, ou exposée au feu, ce sont les parties génitales qui reçoivent surtout la chaleur. On pourrait habituer les enfans à ne jamais se réchauffer qu'à force d'exercice, ou, s'il est nécessaire, par des habits qu'on leur ferait quitter dès qu'ils n'en ont plus besoin.

Il est des jeux qui sont absolument nuisibles aux filles, comme de monter sur des bâtons, sur un cheval à bascule, sur la pointe d'une chaise, sur les genoux de quelqu'un; on peut les bannir dès l'enfance comme indécens; il est plus difficile de dire jusqu'à quel point il faut les défendre aux garçons. C'est un principe fondé sans doute, qu'il est bon d'éviter en général tout ce qui peut irriter les parties, mais le pousser trop loin, ce serait courir le risque de les rendre sensibles au moindre attouchement. En tout cas, ne permettez jamais de glisser sur les rampes des escaliers, quoiqu'un jeu actif vaille toujours mieux qu'un jeu sédentaire.

La civilisation exige pourtant beaucoup de travaux qui obligent à une vie sédentaire. Eh bien ! que l'on cherche à les rendre moins nuisibles ; que l'on évite de mettre les enfans dans le cas de s'impatienter dans leurs exercices sédentaires, de se frotter les cuisses l'une contre l'autre, surtout quand on a des soupçons ; qu'on ne leur permette jamais d'avoir les mains dans les culottes, ou de se croiser les genoux, ce qui nuit surtout aux filles.

Dans les temps modernes, et surtout depuis que Rousseau nous a révélé dans ses Confessions le plaisir que lui faisaient les coups de fouet de mademoiselle Lembercier, on a porté son attention sur le genre de châtimens qu'il faut éviter. La manière de corriger les fautes d'un enfant s'est bien rectifiée depuis ; mais celui qui les punit en l'enfermant seul dans une chambre, n'en fait pas mieux, dès qu'il doit craindre de le laisser livré à lui-même. Il est des enfans portés au vice de la masturbation avec une telle fureur, qu'on a dû penser à des moyens correctifs quelquefois violens. L'antiquité s'est servie de l'infibulation, peut-être aussi pour d'autres causes (1); elle consistait à faire passer un anneau par le prépuce, qu'on avait tiré au-dessus du gland, pour empêcher l'érection. Winkelmann nous a donné le dessin d'un bronze antique représentant cette opération (2); mais dans le temps on se moquait déjà de cette mesure (3); et si l'on réfléchit combien cette peau est relâchée, combien elle s'étend, même chez les personnes qui l'ont très-étroite, et combien elle est peu sensible à la douleur, on attendra peu d'effet de ce remède, qu'on a cependant proposé de nouveau dans un temps postérieur. On a vu en

------

(1) Il paraît que l'infibulation a été employée dans certaines contrées pour empêcher la pédérastie. Dans quelques parties de la Grèce, les femmes se plaignaient de ce que les maris se livraient particulièrement aux garçons. Dans d'autres endroits on s'en est servi pour diminuer la population, et les femmes y étaient aussi soumises. Les comédiens et les tragédiens de la Grèce l'employaient pour conserver leur voix. *Utebantur tragœdi et comici fibulis ad constringendum penem ne corrigentur vocis gratiœ quam Venus corrumpit atque obfuscat.* Voy. Fabr. Thes.

(2) *Monumenti inediti*, Vol. II, Tab. 188.

(3) Celsus, Lib. VII, C. 25; Martial, Epigr. lib. XVI, Ep. 215.

Allemagne des jeunes gens user de ce moyen volontairement pour maîtriser une habitude dont ils sentaient les conséquences. En cela une volonté forte était probablement ce qu'il y avait de plus utile. Quelques personnes ont fait faire aux enfans des cuirasses qui leur emboîtaient les parties et les empêchaient d'y toucher; on en a même garni d'épingles, de manière qu'à la moindre érection ils devaient en sentir les piqûres : ces moyens me paraissent moins propres à éloigner le sang qu'à l'attirer; ils échauffent, et font naître ce qu'on veut prévenir; autant vaut - il ne pas l'exciter. Le remède coercitif le plus simple pour les cas extraordinaires, c'est de mettre les mains dans une espèce de manchons cousus ensemble par les bouts, dans le genre de ceux dont on se sert dans les maisons de fous, de sorte que l'enfant ne puisse pas les porter aux parties pendant la nuit, et de lui mettre pour le jour des culottes qu'il ne puisse pas ouvrir, afin qu'il ne soit dans le cas de se livrer à aucun désordre sans qu'on s'en aperçoive.

L'érection dans les garçons et les désirs charnels dans les filles sont quelquefois provoqués ou favorisés par des causes morbifiques; les deux plus communes sont les vers intesti-

naux, surtout les plus petits, appelés *asca-*
rides , et les dartres de toute espèce. L'une
et l'autre ne sont pas absolument rares dans
les enfans qui, dès leur enfance, inclinaient
aux maladies scrofuleuses, aux vers, et
aux affections provenant de la croûte de lait.
Il s'est offert à mon expérience plusieurs
occasions de voir chez des filles excessivement
jeunes des fleurs blanches, et chez des garçons des écoulemens qu'on ne pouvait guère
attribuer à autre chose. Une extrême propen-
sion au flux hémorroïdal, que les enfans
héritent parfois de très-bonne heure, deviendrait encore une cause de congestion vers les
parties. Je ne parlerai pas d'une espèce de
poux qui peuvent être la suite d'un excès de
malpropreté ; on n'en trouve pas ordinairement aux enfans. En rappelant ces objets , je
n'ai d'ailleurs voulu que faire remarquer les
cas où il faut avoir recours à la médecine proprement dite, qui n'a guère de remèdes contre
les passions effrénées et les fautes morales,
mais qui peut arrêter les causes physiques qui
les favorisent ; et les moyens doivent toujours
être appropriés aux causes.

La chose la plus nuisible et l'une des plus
difficiles à éviter, c'est une lecture qui réveille
les passions , avec les rapports de société qui

en favorisent la naissance. Dès le bas âge il se déclare entre certains enfans des sympathies particulières, il s'établit de véritables amours, qui dégénèrent en affections fort sensuelles. Un bon instituteur se connaît en dispositions ; il saura surveiller ces amitiés trop tendres, ces liaisons qui cherchent le mystère jusque dans les lieux les plus sales, destinés à certains besoins. Les grands établissemens ont souvent beaucoup de difficultés à surveiller les enfans dans des dortoirs où les lits sont trop rapprochés l'un de l'autre. On évitera de les laisser coucher à cet âge, ou plusieurs dans le même lit, ou dans le voisinage de gens mariés et de domestiques peu délicats. Il est difficile aussi que de jeunes enfans, naturellement curieux, n'aperçoivent et n'interprètent point un badinage indécent, ou des paroles obscènes, que la légèreté ou l'effronterie laisserait échapper en leur présence. C'est à regret que je dois parler d'exemples de séduction qui s'adressent même directement à eux ; on en aurait pourtant à citer non-seulement des domestiques, mais des gens de la bonne société, des parens, des gouverneurs, et des ministres de la religion, qui se sont laissés aller à des horreurs que ma plume refuse de tracer. Combien il est pénible de faire naître des méfiances de cette nature ! C'est d'ailleurs une chose surprenante que la dissimulation, l'opiniâtreté au-dessus de leur âge, avec laquelle de jeunes êtres, à peine entrés dans le monde, gardent le secret sur de pareils crimes. L'ivresse n'exclut pas cependant la pureté du sentiment, et les enfans ne savent pas toujours ce qu'ils font ; l'instinct les mène imperceptiblement au vice, jusqu'à l'âge où la conscience arrive pour ainsi dire pour les réveiller.

On a beaucoup discuté comment on doit s'y prendre pour les instruire du danger qu'ils courent ; l'*Onania* des Anglais, et les livres effrayans de Tissot et de Bœrner, n'en ont corrigé quelques-uns qu'en faisant connaître à d'autres le vice de la masturbation, parce qu'ils ont attiré leur attention sur ce sujet. En Allemagne, des hommes généreux avaient proposé des prix pour les meilleurs ouvrages à mettre entre les mains des enfans sur la conduite desquels il s'éleverait des soupçons, et en général sur les moyens d'empêcher la masturbation. Plusieurs de ces prix ont été mérités à moitié (1) ; mais toutes ces questions

______

(1) L'*Onania* fut publié au milieu du dix-septième siècle ; il ne contient guère que des obscénités et des fatras théologiques. L'attention a été particulièrement

sont du domaine de l'éducation morale, et certes, c'est d'elle qu'il faut attendre le plus, lorsqu'il s'agit de mettre un frein aux désirs corporels, que l'âme doit apprendre à vaincre et à gouverner. Sans doute il est ridicule d'instruire les enfans sur la génération sans une absolue nécessité ; sans doute l'esprit de la réplique peut leur faire oublier les questions naïves qu'ils font quelquefois à ce sujet ; et c'est ce que Rousseau a bien su faire, sans prétendre que sa réponse soit toujours à propos, et l'unique à choisir pour se tirer d'affaire : mais le plus puissant mobile est sans contredit la morale ; et quoique ce ne soit pas absolument à l'éducation physique à en examiner les ressources, nous croyons cependant

---

fixée sur cet objet , depuis le milieu du dix-huitième siècle , lorsque M. Tissot fit paraître sa Thèse et son ouvrage sur l'onanisme. Je ne citerai pas la liste, assez longue, d'ouvrages et d'observations publiés en Allemagne depuis le temps de Basedow et de M. Campe, qui a fait un recueil particulier d'ouvrages sur les sujets d'éducation. Les prix dont je parle ont été remportés par MM. Oest, Willaume et Gunther. Le premier a fait paraître deux petits livres destinés à être mis entre les mains des garçons et des filles qu'on soupçonne être livrés au vice de la masturbation ; on y trouve des tableaux assez effrayans.

pouvoir la faire entrer dans un sujet qui touche de si près à l'humanité.

Les moyens moraux me semblent se réduire *principalement aux bonnes habitudes* qu'on s'est efforcé de donner à l'enfant avant l'âge de la puberté ; au bon emploi de la *crainte* et du *respect* qu'on a su lui inspirer pour certains objets, et à la manière dont on sait profiter des *penchans plus nobles* qu'on a eu soin de favoriser, pour leur donner une prépondérance sur toute passion vile qui viendrait à s'éveiller. Chacun aura encore besoin d'être traité différemment suivant son caractère et le degré du sentiment, des passions, ou des forces intellectuelles qui l'animent ; enfin d'après le corps dans lequel réside l'âme. Un physique prédominant, une sensualité qui n'admet aucune borne, a besoin de moyens coercitifs appropriés aux circonstances. Des enfans trop robustes peuvent être soumis parfois à un régime plus maigre, comme ceux qui éprouvent aux parties des démangeaisons occasionées par des dartres ou des vers, ont besoin de médecins. D'autres ne sauraient être domptés que par les moyens dont nous avons parlé, ou réprimés que par des châtimens corporels. Quant aux habitudes, ce sera, par exemple, le sentiment de propreté imprimé à l'enfant dès sa tendre jeunesse, qui pourra servir de frein dans l'âge de la puberté ; on lui fera bien aisément envisager comme une chose sale de toucher aux parties, en lui en inspirant de bonne heure le dégoût. Les lotions froides dont il se sera servi, auront d'ailleurs diminué une sensibilité qui serait alors nuisible. La natation, l'exercice dans l'eau froide, deviendra surtout utile dans les circonstances.

La crainte est un sentiment dont il faut faire usage avec plus de scrupule. Elle peut se rapporter au mal qu'on se fait à soi-même, à celui qu'on occasione aux autres ou à la société, ou enfin au mal que l'on s'attire comme effet de la vindicte des lois, ou de la colère céleste. Il n'y a que la connaissance de l'individu que l'on veut régler qui puisse faire juger lequel de ces mobiles présente le plus de chances de succès avec le moins de risque. La crainte de se faire mal sera, par exemple, de peu d'importance pour les enfans naturellement étourdis ; mais la crainte de déplaire aux personnes qu'on respecte et qu'on aime, peut rester toujours présente aux yeux d'un être capable de ces sympathies, et la société des femmes respectables qui ont des attraits, ou celle des gens vertueux qui savent faire chérir la morale, occupera une âme bien née et la tiendra loin du vice. Enfin, les sentimens purs de la religion et la crainte de Dieu seront, au réveil des passions, les sauve-gardes d'une conscience timorée ; et l'on peut toujours mettre utilement en jeu dans des occasions de cette importance, la pudeur naturelle des filles, et pour les garçons la honte de se montrer faibles.

Un autre moyen puissant pour arrêter l'impétuosité de l'instinct, c'est la culture des facultés intellectuelles. La curiosité excitée avec prudence, et dirigée dès les premiers pas sur les occupations qui remplissent utilement la vie de l'homme, captive l'attention, et dissipe les pensées frivoles. L'exercice habituel de la mémoire remplirait un temps précieux dont il préviendrait un emploi nuisible. Cette folle de la maison, selon l'expression de Montaigne, l'imagination, est ce qu'il y a de plus difficile à régler, dans un âge surtout où c'est la faculté la plus active. Il est malheureusement si peu de livres qu'on puisse mettre impunément entre les mains des enfans, comme capables de les attirer sans les corrompre ! Il ne faut leur donner les classiques, et même la Bible, que par extrait, afin qu'ils ne rencontrent pas de ces sujets que nous jugeons obscènes, et que dans d'autres climats, et avec des institutions différentes des nôtres, on n'a probablement pas considérés ainsi dans les temps où on les a traités. C'est que notre état social se trouve en opposition non-seulement avec l'état de nature, mais encore avec un état social qui a précédé celui où nous sommes. Comment mettre en harmonie les élémens si disparates dont se compose notre éducation ? Est-ce par la raison, par le jugement qu'on aurait assez perfectionné à l'âge de la puberté dans tous les individus sans exception ? Peut-on se flatter de porter cet âge à un degré de perfection suffisant pour arrêter la fougue d'une passion effrénée, secondée par un instinct et un développement naturel du corps ? Tout le monde sent la nécessité de pénétrer la jeunesse de la lecture des classiques ; peut-être n'a-t-on pas encore assez examiné, sous le rapport moral, les grands avantages qu'offre à cette époque de la vie l'étude de l'histoire naturelle et des sciences physiques, sciences si calmes, si pleines d'attraits, qui dissipent des passions nuisibles à l'individu ou à ses semblables, goûts si purs et finalement si utiles à l'économie rurale et aux arts de l'industrie, qui tendent le plus directement à la conservation de la société. L'étude même des beaux-arts exige déjà trop le jeu de l'imagination pour être également recommandable, à moins qu'un goût sévère ne dirige l'exercice du talent de l'enfant. Au reste, tout ce qu'on peut faire de mieux, c'est de prévenir les inconvéniens d'une vie oisive par une occupation assidue, remède le plus efficace et le plus avantageux par ses suites. Attirer l'attention sur autre chose, ce n'est pas seulement occuper un temps qu'on pourrait mal employer, c'est aussi faire porter le suc nourricier vers les parties du corps qu'on exerce particulièrement.

L'emploi des forces musculaires dans un laboureur fait que son imagination n'est pas tournée vers le vice de la masturbation, au lieu que les bergers, qui gardent leurs troupeaux sans rien faire, et dans des lieux écartés, y ont été de tout temps sujets. L'exercice des forces par la gymnastique, par des travaux d'industrie, ou des travaux intellectuels bien dirigés, peut également attirer plus de nourriture au cerveau, et jamais la fatigue du travail ne sera comparable à l'épuisement qui peut résulter du vice effréné qui fait le sujet principal de cet article. C'est d'ailleurs à l'intelligence du guide à choisir parmi les occupations celles qui entrent le plus dans le goût de l'enfant, pour être secondé par l'enfant même.

Si l'éducation privée, lorsqu'elle est bien dirigée, peut espérer de trouver des moyens pour arrêter les grands inconvéniens de la masturbation, il sera plus difficile d'y parvenir à l'égard des écoles publiques. Il n'y a guère qu'une discipline extraordinairement sévère pour diminuer une partie des dangers qui naissent des relations plus étendues, aussi nuisibles, sous certains rapports, qu'utiles sous d'autres, et auxquelles est exposé l'enfant qui se trouve tout à coup transporté au milieu d'un monde de ses égaux. Il est pourtant nécessaire de ne laisser ensemble que les enfans du même âge et de la même force de corps, pour éviter que les plus faibles ne succombent.

Nous venons d'examiner d'abord le développement des parties génitales au moment de la puberté ; nous avons vu quelle influence il exerce principalement sur la poitrine, sur les voies de la digestion, ou sur la tête, et quelles sont les causes qui l'accélèrent. Cet examen nous a naturellement conduits à la recherche des inconvéniens qui naissent de la masturbation, et des moyens de l'empêcher. Tout remède direct, tout astringent, tout sudorifique, comme le camphre, tout moyen mécanique enfin appliqué aux parties géni-

tales, sera le plus souvent douteux, ou affai-
blissant et nuisible sous d'autres points de vue,
ou plus propre à attirer le sang et l'attention
vers l'endroit d'où l'on voudrait les détourner;
il ne sera tout au plus indispensable que dans
certains cas particuliers.

Quelques garçons éprouvent des pollutions
nocturnes; qu'on se garde bien de les envisager comme un besoin de la nature. Il peut
bien se faire que la formation de la semence se
trouve quelquefois tellement favorisée par l'habitude, que l'absorption ne puisse pas avoir lieu
avec la même promptitude, et que de son ex-
pulsion il résulte un soulagement momentané;
cependant le sang n'y est pas moins attiré, la
perte d'un suc précieux n'en est pas moins
réelle, et les causes qui produisent les pollutions nocturnes sont d'ailleurs les mêmes qui
amènent la masturbation; il faut recourir aux
mêmes moyens. Que l'on évite surtout les
sujets qui exaltent l'imagination, s'ils peuvent
se reproduire dans les rêves; les soupers, les
lits de plume, les couvertures trop chaudes;
et que l'on veille au choix des alimens.

Les pollutions involontaires pendant la
veille sont déjà la suite d'une faiblesse extrême, d'une vraie maladie; elles sont entiè-

rement du domaine de la médecine proprement dite, et exigent la réunion de l'éducation physique et morale avec la thérapeutique pour en arrêter les funestes effets. C'est une question aussi importante que délicate à décider, s'il est des cas où, pour arrêter les mauvais effets de la masturbation et des pertes nocturnes, il soit d'une absolue nécessité de favoriser l'union des sexes dans un âge peu avancé. Je crois cependant que notre pays, notre climat, offre très-peu de passions assez vives et précoces pour exiger des mariages prématurés. Qu'on suppose même une imagination sans cesse agitée par des images d'amour, et exaltée par la semence absorbée, on peut encore la détourner des idées sensuelles, et diriger cette effervescence vers de graves compositions poétiques, vers les idées affectueuses de la religion, comme dans les séminaires. Dans l'éducation, il y aura toujours plus à perdre en se relâchant du principe de la chasteté, qu'à gagner en favorisant les passions avec l'intention de les émousser.

L'onanisme et d'autres vices, dont la naissance appartient à l'époque de la puberté, où le sang est porté vers les organes de la génération, ont probablement existé, à ce que j'ai dit, depuis le commencement du monde. Les livres sacrés en font déjà mention (1), et les plus anciennes lois de tous les pays se sont occupées de réprimer les sodomites et les débauches de tout genre. Dès l'établissement du christianisme, nous trouvons des menaces très-sévères contre ceux qui se livrent à une vie incestueuse (2). En portant nos regards vers le sud, nous y voyons plus de passions, un développement précoce, et moins d'importance attachée aux écarts de ce genre. Les images de l'Inde et la mythologie de la Grèce nous en offrent trop d'exemples pour que nous ayons à nous y arrêter. Il est possible cependant que l'imagination fût moins excitée par des images dont on était entouré dès son enfance. Au reste, les amitiés entre jeunes garçons s'établissaient dans ces pays comme dans les nôtres, et ces sortes de liaisons avaient souvent, chez eux, quelque chose de romanesque. Apollodore prétend que Thamyris fut le premier à en donner l'exemple; mais nous n'avons

---

(1) Genèse, Chap. XXVIII, v. 9. Le vice ou le crime d'Onan, était cependant autre chose que ce que nous signalons aujourd'hui sous le nom d'*onanisme*.

(2) 1 aux Corinth. 6, 15 à 18.

Matth. 15, 19.

Ephes. 5, 3, 8.

Gal. 5, 19-20.

qu'à nous rappeler l'enlèvement de Ganymède, et tant d'autres unions intimes depuis Hercule jusqu'à la fameuse cohorte des Thébains, pour rester convaincus que ces amitiés datent de plus loin. Dans les temps héroïques, elles n'étaient probablement que des associations de frères d'armes, exaltées par les dangers auxquels on s'exposait mutuellement, et entretenues par les secours réciproques qu'on se prêtait. Les enlèvemens étaient autorisés en Crète par les lois, et un jeune homme conquis de cette manière ne pouvait être réclamé par ses parens. Chez les Corinthiens, les Eléens, les Béotiens, et surtout à Athènes et à Sparte, ces liaisons ne tardèrent pas à dégénérer au point que, devenues un abus général, elles nécessitèrent des lois sévères, et furent punies de mort (1).

Les rapports avec l'autre sexe furent au reste plus libres, et les filles étaient moins gardées en Grèce que chez les Orientaux; les Spartiates avaient même des luttes de garçons et de filles toutes nues. Cette liberté de commerce entre les deux sexes n'était certainement pas plus

____

(1) Aristote, dans sa *Politique*, Livre II, Chap. X, prétend que ces amitiés entre personnes du même sexe devaient empêcher la population.

limitée chez les Romains; elle existait autrefois chez les Germains et chez tous les peuples non policés. Les femmes étaient plus séparées dans l'Orient, comme elles le sont encore de nos jours. Le christianisme, né dans ces contrées, voulant rendre les mœurs plus chastes, rangea l'onanisme au nombre des impuretés et abominations dignes de l'exécration des hommes et de la malédiction de Dieu. Comme le peuple n'avait que la discipline religieuse et qu'il était privé d'écoles, nous ne pouvons pas juger jusqu'à quel point la masturbation était répandue parmi les jeunes gens; d'un autre côté, la politique des couvens, lors même que la discipline était moins sévère, évitait si bien tout scandale, qu'il n'existe aucune donnée certaine, à cet égard, dans les ouvrages connus.

Au temps des croisades, on vit se rétablir dans des entreprises si périlleuses, entre les frères d'armes, cette amitié qui s'était perdue; deux amis couchaient dans le même lit, mais les exercices militaires et le but religieux de la guerre pouvaient bien faire ménager les forces et dissiper des désirs criminels. Les lits étaient d'ailleurs immensément grands dans les châteaux, et l'on se rappelle que l'amiral Bonnivet couchait souvent avec François Ier, qui l'appelait son frère d'armes. La chevalerie, au reste, avait fait naître en l'honneur du sexe une espèce de culte qui tenait l'âme pure, pour ne pas se rendre indigne de la belle à qui l'on s'était dévoué. Depuis la renaissance des lettres, où les écoles se sont tellement agrandies parce que le peuple a pris part à l'instruction ; depuis que l'enseignement , tombé entre les mains des laïques, a affaibli le frein de la conscience religieuse ; depuis la lecture assidue de certains classiques, écrits dans un autre climat et sous d'autres institutions que les nôtres ; enfin depuis la naissance d'une fausse galanterie due à la société d'hommes oisifs et énervés , et bien différente de cette galanterie chevaleresque, née dans les camps , il y a sans contredit une infinité de circonstances qui ont pu favoriser les vices dont les écoles modernes sont infectées. La communication facile avec les personnes du sexe, et les obstacles qui empêchent ou retardent le mariage par la difficulté de nourrir une femme et d'élever des enfans, peuvent bien aussi faire naître des passions peu naturelles, et il serait possible que le vice de la masturbation se fût étendu. Mais d'un autre côté, il est probable que les mauvaises dispositions comme les bonnes ont toujours existé, et que la nature ne perd rien de ses droits. Heureusement il reste encore dans les garçons cette noble fierté, et dans les filles cette aimable pudeur qui servent de bouclier contre la séduction; et si la civilisation peut avoir multiplié le danger, elle nous a appris aussi à garantir la jeunesse par une bonne éducation, et notamment par tous les moyens que nous venons d'exposer dans ce chapitre.

CHAPITRE XI.

Des Rapports des dispositions de l'âme et des Facultés intellectuelles avec le corps, et de l'Influence de l'Education morale sur l'Education physique.

Comme nous avons souvent fait précéder nos considérations sur les fonctions et leur exercice par une courte description des organes qui servent à les remplir, nous devrions, en traitant des forces intellectuelles, parler aussi du cerveau ; mais, malgré les intéressantes recherches anatomiques faites jusqu'à nos jours sur cet organe, nous sommes encore bien loin de pouvoir discerner les parties qui servent de moyen pour produire les diverses opérations de l'âme et de l'intelligence : nous voyons cependant ces facultés se développer dès la naissance, et jouer un grand rôle dans toutes les fonctions. Sans doute il importe à la philosophie comme à la théologie de bien distinguer les forces du corps de celles de l'âme, tandis que le médecin, le physicien, qui s'occupent d'éducation physique, ont, au contraire, le plus grand intérêt à les étudier dans leur plus intime liaison, pour en examiner les rapports et l'influence réciproque. Loin de tenir à la manière de voir de la secte qu'on suppose tendre au matérialisme, le médecin peut chercher quelles sont les propriétés du corps humain qui se trouvent le plus communément liées à certaines qualités de l'âme; il peut examiner comment on pourrait remédier aux vices physiques capables de s'opposer au développement moral, comme aux vices moraux qui nuiraient à la conservation du corps; et l'on conçoit que ce n'est pas l'un des chapitres les plus faciles à traiter, quoiqu'il soit un des plus nécessaires, surtout lorsqu'on songe à une civilisation toujours croissante, à un perfectionnement progressif de l'état moral.

Jusqu'ici nous avons fait, autant qu'il était possible, abstraction de toute influence des facultés intellectuelles : les phénomènes de notre existence ont été dérivés des forces vitales que nous y supposions, ou simplement de la propriété qu'a chaque partie des corps, d'être affectée par des impressions, et de réagir. Ici, il doit être question de la réunion de ces diverses impressions dans un centre com-

mun où, conservées plus ou moins long-temps
par le sentiment, elles se rappellent au souvenir, lors même que ce qui les a fait naître
n'existe plus ; où ce souvenir excite d'autres
impressions, d'autres mouvemens diversement séparés ou combinés et communiqués à
la machine ; en un mot, il s'agit ici de ce
centre commun, que nous appellerons *sens
interne*, et dont il nous importe de connaître
les opérations, afin de pouvoir juger de son
influence sur le développement du corps.

Tant que l'enfant se trouve dans le sein de
la mère, on peut regarder son état comme un
sommeil profond. S'il existe déjà quelque
mouvement dans son cerveau, il ne peut en
résulter pour lui que des rêves sur son existence, et le souvenir en est aussitôt effacé.
Dès qu'il voit le jour, l'exercice de cet organe
commence ; les changemens qui ont lieu dans
tout son corps, deviennent un peu plus sensibles : il les exprime, il crie ou il pleure, il
bâille de fatigue, et finit par sourire. Les cris
sont le premier langage de cet être nouveau ;
ils expriment ses douleurs, ses désirs, ses
craintes ou ses espérances, sa répugnance ou
sa colère. Ils sont donc loin d'être toujours des
signes de souffrance ; aussi ne sont-ils pas toujours accompagnés de pleurs, et ils montrent

quelquefois, au contraire, la vivacité et la vigueur des sentimens et des désirs. On craint ordinairement qu'ils ne produisent des hernies ; mais elles n'ont lieu que dans l'enfant disposé à en avoir au moindre accident, et l'on sait d'ailleurs qu'elles se guérissent souvent avec facilité au moyen de quelques bandages. Quant aux larmes, il est certainement utile de les éviter ; elles ne sont propres qu'à affaiblir les yeux ; c'est à la tendresse maternelle à les prévenir dans les premiers momens, ou à les essuyer le plus tôt possible.

Les bâillemens sont un symptôme assez commun dans le premier âge ; ils sont dus à la fatigue et au besoin de repos. Le sommeil est accompagné de rêves continuels. Les premières impressions fortes se réveillent souvent, le jeu libre des perceptions fait naître les rêvasseries, surtout dans les êtres sans volonté ; et c'est probablement la cause la plus fréquente de ces petits mouvemens nerveux et du somnambulisme que l'on rencontre dans un âge peu avancé. Les notions s'impriment ensuite et deviennent sentimens. Heureux si l'enfant s'aperçoit de bonne heure qu'il est ici-bas des sensations agréables qui provoquent le sourire de l'innocence ! C'est le premier tribut de reconnaissance que paye à l'amour maternel cet être intéressant; mais bientôt ses désirs se réveillent par des agitations générales un peu plus volontaires.

Dans le sens interne, comme dans les forces vitales, on peut reconnaître une faculté pour ainsi dire passive, celle de *sentir*, *recevoir*; et une faculté active, celle de *désirer et vouloir*. L'une donne le sentiment d'une impression reçue; l'autre fait naître une action en conséquence de cette impression. Les sentimens et les volontés naissent d'abord comme par instinct; ils paraissent et disparaissent involontairement, et occasionent le jeu de l'imagination déréglée, jusqu'à ce que la mémoire qui embrasse les souvenirs des impressions reçues et des désirs, soit soumise à une force supérieure, le jugement, qui pèse, qui fait abstraction, qui imagine, qui sépare ou combine, en un mot qui produit toutes les opérations de l'entendement.

Les premiers sentimens, comme les premiers désirs, sont nécessairement *sensuels*; ils tendent à la conservation d'une faible existence; la faim, la soif, la douleur et le sentiment d'une existence paisible, sont, pour ainsi dire, les sentimens et les passions personnelles de l'*égoïsme*. Un peu plus tard naît le sentiment de l'amour et de la *sympathie*; et ce sont là les deux mobiles qui nous agitent depuis le berceau jusqu'à la tombe.

Dès la naissance on aperçoit déjà dans la manifestation de ces sentimens et de ces passions des *différences* individuelles qu'il importe à l'éducation morale, ainsi qu'à l'éducation physique, de distinguer et de connaître d'aussi bonne heure qu'il est possible.

L'enfant peut être *insensible* aux plus fortes impressions, ou *sensible* à la moindre chose. Les impressions peuvent être fortes et durables, fortes et passagères, ou faibles et durables, faibles et passagères. Il peut être également susceptible de toutes sortes d'impressions, ou être affecté surtout par des objets d'un certain genre. On peut voir dès le plus bas âge si ce sont les sujets *gais* ou *tristes* qui l'affectent le plus. Certes, les enfans éprouvent des vicissitudes capables d'apporter de grandes modifications dans leur naturel ; il serait cependant à souhaiter qu'on voulût bien prendre note plus fréquemment des observations de ce genre, et multiplier les journaux où se consigne le développement de l'enfance. Ils serviraient un jour de guide, et nous apprendraient jusqu'à quel point on peut parvenir à faire disparaître certains inconvéniens sans en faire naître d'autres à leur place.

Il est rare que les enfans soient absolument *insensibles;* mais supposons-en un qui soit né très-gras, qu'on voie se développer en lui peu de mouvement d'esprit, et qu'il dorme toujours, il sera peut-être bon, surtout si la croissance n'est pas très-accélérée, de l'exciter un peu au physique et au moral. Une bonne nourrice emploie mille petits moyens pour réveiller les sentimens; elle fait sonner la clef ou le hochet, elle danse, chante, et attire les regards vers la lumière ou d'autres objets éclatans, pour rompre cette espèce d'engourdissement. L'état de susceptibilité a plus d'inconvéniens. Il se trouve souvent dans des êtres physiquement faibles, et il importe alors de modérer une vivacité de sentiment qui mine le corps. Dans le choix des objets qui doivent les occuper, on préférera ceux qui sont gais ; et sans en changer trop souvent, on se gardera bien de laisser fixer les yeux sur le même objet jusqu'à l'exaltation. L'expérience prouve qu'on n'est affecté quelquefois que par certaines choses, comme pour un objet de passion ou de dégoût, et il convient alors d'émousser peu à peu cette impression.

Il est des enfans très-*goulus;* tant qu'ils ne se gâtent pas l'estomac, il est difficile de dire jusqu'à quel point on doit leur mesurer une nourriture si nécessaire à la croissance. Qu'on se garde bien cependant de trop réveiller leur goût, en leur présentant sans cesse des gourmandises. On ne saurait se figurer aussi à quel âge tendre on peut faire naître des sentimens *voluptueux*, lorsqu'un enfant se trouve entouré de personnes légères ou corrompues. On ne peut assez dire aux instituteurs combien il est important d'éviter tout ce qui tend à réveiller des organes dont le développement ne doit avoir lieu que plus tard, et de ne point attirer l'attention ou l'imagination sur des choses qui y ont rapport.

Quelquefois l'enfant *s'occupe trop de lui-méme*, et ce sentiment peut naître en lui par un excès d'attention au moindre mal dont il est atteint, de la part des gens qui l'entourent. Dès que la sympathie se réveille surtout, la faiblesse trouve un plaisir à se plaindre. Rien n'est plus propre à troubler la force de la croissance, et plus tard le repos de la vie, qu'une pareille faiblesse ; elle produit la crainte et la pusillanimité. Dans la première enfance, il est essentiel au développement physique et moral, que l'on soit, le moins possible, occupé de sa propre existence : il faut, pour certains enfans, que les idées soient de préfé-

rence dirigées vers les objets dont ils sont entourés.

De tous les sentimens moraux nuisibles au
développement naturel du corps, *la crainte*
est, sans contredit, celui qui mérite le plus
d'attention. Celle qui naît de l'obscurité, celle
qu'inspirent des personnes ou des êtres imaginaires, celle des punitions ou privations, et
autres peines qu'on invente dans l'éducation
morale, sont des mobiles ordinairement plus
dangereux que tout ce qu'on aurait pu employer de punitions même corporelles. Les
objets imaginaires, les fantômes, dont on occupe l'enfance, deviennent des spectres qui la
poursuivent pendant toute la vie. Les personnes craintives dont on l'entoure lui com-
muniquent, pour ainsi dire, ce tourment par
contagion. Veut-on juger, au reste, de son
influence physique? on n'a qu'à se représenter l'homme fortement saisi d'épouvante;
les sens internes, la perception, le souvenir, etc., perdent leur force, il est comme
frappé de paralysie; il regarde sans voir, il
entend sans comprendre. Tout le corps trem-
ble ou se roidit; la figure devient rouge ou
pâle, selon que le sang est arrêté à la surface ou dans l'intérieur; la respiration est
gênée, le mouvement du cœur est suspendu,

et les pulsations ou s'interrompent ou éprouvent des irrégularités. Le foie paraît également troublé dans ses fonctions ; la bile s'arrête ou produit un débordement, auquel succèdent parfois des vomissemens ou des évacuations d'autres matières, que suspendent souvent les spasmes.

Quelquefois la rupture des vaisseaux dont les parois sont faibles ; dans d'autres cas, leur extension, celle du cœur, ou quelques anévrismes, sont la suite de ces violentes émotions ; on a vu jusqu'à des apoplexies et même la mort frapper comme la foudre les êtres qui se trouvaient atteints d'un pareil effroi. La révolution française, qui a excité des craintes si justes et si multipliées, a fait remarquer aussi un plus grand nombre de maladies pareilles ; et qui pourrait prévoir quelles sources de maladies préparent pour l'avenir les impressions semblables qu'on fait naître dans le cœur de l'enfance ! Il est, au reste, des individus plus faciles à s'effrayer d'une chose que de toute autre. Cette disposition est involontaire, et l'on ne peut en faire un crime ; elle exige plus de précaution, mais il importe de la corriger. Il appartient à l'éducation morale d'apprendre comment on doit émousser ce qu'il y a de moral dans ces affections, et à l'éducation physique d'attirer l'attention sur ce point, afin de faire observer qu'il faut choisir pour l'exercice qui tend à ce but, les momens favorables. Les époques critiques, les temps de fièvre ne sont pas les meilleurs. A un âge plus avancé, on peut accoutumer l'enfant au bruit du canon, aux expériences physiques les plus bruyantes, au beau spectacle de l'orage, et aux autres événemens inévitables de la vie, en l'entourant de personnes qui sachent y faire apercevoir quelque chose de beau, d'imposant et d'utile.

L'effroi, le saisissement, la crainte, étant des sentimens qui paralysent les mouvemens du cœur, ceux qui les éprouvent ont besoin d'excitans physiques pour renouveler la circulation; un peu d'eau froide, d'eau rougie, ou du vin pur à petite dose, est utile dans ces occasions; mais ce qu'il faut surtout favoriser, c'est l'activité, qui est paralysée par la crainte.

La crainte s'occupe de l'avenir; *le chagrin* porte ordinairement sur le passé. Il ne frappe pas aussi subitement; mais il mine lentement la machine, il affaiblit par sa constance. Son effet n'est pas aussi sensible sur les nerfs, quoiqu'ils deviennent moins actifs, ni sur la circulation, quoiqu'elle se ralentisse peu à peu;

il paraît plutôt attaquer les parties glandulaires et les voies de la digestion. La bile s'altère, et les adultes présentent à la longue des squirrhes à l'estomac et aux intestins ; les premières sont par cette raison probablement aussi fréquentes depuis la révolution que les maladies du cœur même : mais ce n'est pas dans l'enfance, où l'activité est plus grande, que se manifestent ces symptômes ; le système nerveux, naturellement très-mobile alors, ne donne pas lieu à des impressions aussi profondes. Quand on voit cependant ces impitoyables tuteurs ou maîtres, qui, sans réfléchir sur la faiblesse de l'enfance, sur sa difficulté à se former, lui préparent sans cesse de nouveaux tourmens, on ne peut s'empêcher de croire que ce n'est pas là l'âge le plus heureux. La *timidité*, l'amour de la solitude, la taciturnité, sont les suites morales visibles du mauvais traitement, et nul ne peut déterminer quelles en seront les suites physiques, lorsque le développement naturel a été interrompu dans l'intérieur. Mais ici, comment fixer une juste mesure entre le ménagement excessif, qui rendrait l'enfance trop susceptible si elle n'était jamais contrariée, et la rigueur que peut exiger un individu plutôt qu'un autre ?

Le chagrin a besoin de dissipation ; il ne

comporte pas toujours l'usage des excitans, tels que le vin; le régime, de légers acides, les délayans, c'est-à-dire, une quantité modéré de boisson pour attirer vers le bas-ventre, sont ce qu'il y a de plus convenable au commencement, quoiqu'il ne faille pas en donner au point d'affaiblir les voies de la digestion, particulièrement l'estomac, et de provoquer les diarrhées. Ce n'est que lorsque le chagrin est un peu dissipé, qu'on peut penser à remonter les forces de nouveau.

Il y a d'autres affections sur lesquelles il est plus difficile de décider à quel degré elles dépendent des impressions morales; tel est le *dégoût*, qu'il est nécessaire de faire vaincre à l'enfant, lorsqu'il porte sur des choses qu'il est difficile d'éviter. Tout en le familiarisant peu à peu avec elles, il sera bon d'avoir égard à sa constitution générale, et aux circonstances dans lesquelles il se trouve. Le *vertige* est une autre sensation dont la cause physique n'est pas facile à démêler. Elle peut tenir à des congestions de sang à la tête, ou à une affection du cerveau, ainsi qu'à d'autres causes qui affectent les nerfs des viscères, comme dans les momens de nausée.

Il faut alors recourir à d'autres moyens, selon les circonstances, et employer dans certains cas les bains de pieds et autres dérivans; dans d'autres, des odeurs excitantes; dans d'autres, enfin, les vomitifs. Nous avons vu à l'article des exercices, comment on prépare l'enfant à marcher sur la corde, en le faisant marcher sur une planche, qu'on éloigne peu à peu du sol; on peut user de cet expédient pour diminuer, au moins en partie et dans bien des cas, la cause morale qui pourrait contribuer au vertige, c'est-à-dire, la crainte.

Tous les sentimens dont nous avons parlé jusqu'à présent sont tristes et *oppressifs;* ils troublent les mouvemens et la circulation, soit en les arrêtant dans l'intérieur, soit en ôtant les forces du corps et l'esprit. On peut les distinguer des sentimens gais et *expansifs*, c'est-à dire, des affections qui déterminent les fluides à se porter vers la surface du corps, et qui favorisent la nutrition et la croissance, en faisant circuler le sang partout.

Les sentimens *gais*, celui du bien-être, du contentement, des souvenirs agréables, et celui de l'espérance, contribuent certainement beaucoup à augmenter les forces du corps. Il ne faut pourtant pas ranger dans cette classe une espèce d'exaltation qu'on observe chez quelques enfans assez faibles, et qui a quelque chose de convulsif dans la manière dont elle se manifeste. Cette gaîté a plutôt besoin d'être calmée, ou au moins de ne pas être excitée. Sans doute la plupart des enfans sont naturellement gais et contens; cependant on voit quelquefois, déjà dès le bas âge, une sorte d'affectation et de maintien composé que l'éducation cherche à donner pour faire paraître au-dehors des sentimens que le cœur n'est point encore capable d'éprouver. C'est un talent de comédien, qui n'est pas sans effort pour celui qui est chargé de jouer ce rôle. Il n'est pas très-rare, en France, de trouver des enfans à qui l'on a appris à être gais, comme on leur a appris à être aimables, sans que le cœur y soit pour rien; ce n'est pas à cette gaîté-là que je pense en parlant des effets salutaires de la gaîté. L'état social peut gagner à ces beaux dehors, ils produiront leur effet sur ceux qui communiqueront avec les personnes qui les ont acquis; mais il n'est point utile pour des enfans naturellement faibles, de les exalter mal à propos jusqu'à ce qu'il en résulte de l'abattement. A moins qu'on ne puisse faire autrement, il faut laisser à la nature à régler le degré d'action; c'est elle qui connaît le mieux la mesure des forces et la proportion convenable des exercices, sauf à nous à modifier insensiblement les forces autant qu'il est en notre pouvoir, et à les cultiver en les entretenant dans une certaine harmonie. Au reste, ce n'est pas en France qu'il est nécessaire de montrer les effets salutaires de la gaîté, et d'en faire l'éloge.

C'est par suite des impressions reçues que naissent les *désirs* ; et la *passion* n'est qu'un désir plus fort, un état habituel d'impressions renaissantes et excitantes qui gouvernent la volonté même. L'enfant à qui l'on a fait goûter le lait ne tarde pas à étendre ses mains pour saisir le sein, et ensuite tout ce que ses sens peuvent apercevoir. Ses désirs sont conformes à la vivacité des impressions qui les font naître; ils sont constans ou passagers, forts ou faibles. Il veut tout indistinctement, ou il commence bientôt à faire un choix dans les objets. Il est vrai que les enfans sont tous inconstans; mais celui qui en observe plusieurs, et les compare, parvient assez promptement à apercevoir en eux des différences individuelles.

Les véritables désirs sont souvent *expansifs* ; mais lorsqu'ils dégénèrent en une passion violente, ils laissent de l'abattement, et dans leurs effets ils approchent de l'effroi, qui naît du sentiment de l'impuissance. Il y en a d'ailleurs de diverses espèces; il en est qui tiennent au désir de l'indépendance, à la haine, à l'attachement; mais au fond, c'est toujours de la même disposition que naissent les goûts et les désirs qui se développent par les impressions de divers sens; et dans la vie sociale, ils ne diffèrent que par les objets sur lesquels ils se portent. Comme leurs excès prêtent mieux à l'observation, si nous prenons en partie nos exemples dans l'adulte, nous en ferons mieux ressortir les effets physiques. Ici, nous allons parler en particulier de la colère, du courage, et du désir de l'indépendance, parce qu'ils se lient en partie à l'éducation.

Beaucoup d'enfans sont sujets à l'emportement. L'impression d'une contrariété qu'on cherche à vaincre par la force les exalte, les détermine, et jusque-là il n'y a rien de nuisible. Mais tout le monde a eu l'occasion de voir quelquefois l'emportement dégénérer en *colère*, en mauvaise volonté, en désir de se venger : les cheveux se dressent, le front s'élève, les yeux s'ouvrent et deviennent étincelans ; une inspiration forte ouvre les narines en même temps que la bouche se ferme, et qu'on grince les dents; les extrémités et tous les muscles en général se roidissent, les poignets se ferment, la figure est rouge, la circulation s'accélère, les crispations, la force avec laquelle le pied frappe la terre, les cris enfin montrent un état extrême de convulsion. Cet état se rencontre plus fréquemment encore dans l'enfance; et ce n'est que quand l'effroi y entre pour beaucoup, que les forces se paralysent, et qu'on observe la pâleur et l'impuissance de la faiblesse. La colère est souvent accompagnée d'un débordement de bile, qui occasione des vomissemens. En général, c'est la passion d'un corps vigoureux, d'une âme forte; ce qui n'empêche pas que ses mouvemens, portés à l'excès, n'amènent parfois la faiblesse et l'abattement. Il n'y a pas de doute que ce ne soit à l'éducation morale à remédier à cette malheureuse disposition, en tant qu'elle appartient à l'âme; nous n'avons dû en faire ressortir ici les effets sur les nerfs, sur la circulation, sur le système du foie, que pour montrer combien les rafraîchissans, les délayans, sont nécessaires dès le premier moment, et combien les excitans, ainsi que les spiritueux et les échauffans, seraient propres à augmenter la force de l'accès.

L'emportement n'est qu'une manifestation de force momentanée et involontaire. La *haine*, le renouvellement continuel de la colère, la prolongation du désir de nuire, peuvent quelquefois aussi ne pas être plus volontaires que l'effroi, et méritent alors quelqu'indulgence : il semble que le débordement de bile produise chez certaines personnes un effet semblable à celui de l'ivresse. Si la haine naît décidément d'une mauvaise volonté, on ne doit plus aucun ménagement; la méchanceté n'est bonne à rien dans le monde. La colère peut encore avoir sa source dans une disposition physique. Les peuples des contrées méridionales passent pour être colériques, et tout le monde sait que les climats chauds favorisent la sécrétion de la bile. Il importe donc de distinguer quand la colère est due à cette disposition maladive, et quand elle est pour ainsi dire morale; c'est à ses effets physiques qu'on peut le reconnaître, et surtout à l'abondance de la bile, qu'il faut examiner, afin de diminuer ce qui pourrait contribuer à la faire naître. Ceux qui en sécrètent beaucoup ne sont pas pour cela tous colériques; il faut encore, pour les rendre tels, qu'elle agisse sur quelques parties plus susceptibles, dont l'action influe davantage sur le cerveau.

Nous avons déjà eu occasion de dire quelque chose du *courage* en parlant de l'exercice en général. Le désir de se battre, de mesurer les forces du corps, n'est pas plus rare entre les enfans que celui de mesurer leurs forces morales. Il y a un certain caprice tenant à l'amour-propre sans régulateur, et à la faiblesse d'âme et d'intelligence, dont personne ne voudrait faire l'apologie, et qui vient de certains états maladifs : mais il y a peut-être aussi un certain caprice qui naît du sentiment de ses forces, qui dispose à l'énergie, et qu'on peut distinguer de l'entêtement par le plus ou moins de durée. La force des désirs en général, est d'un effet plutôt salutaire que dangereux pour le corps. Aussi les personnes d'ailleurs faibles de corps supportent-elles de grandes fatigues lorsqu'elles sont mues par des désirs forts et constans; il faut seulement que la morale les dirige vers un but utile, et que le jugement ou les circonstances y mettent des bornes. Supprimez tous ces mobiles, il ne reste dans l'homme qu'un être passif, sujet à la faiblesse et à l'engourdissement.

On a vu comment les *désirs* peuvent se porter vers les objets *sensuels* de la gourmandise ou de la volupté; les autres sens, surtout celui de la vue et de l'ouïe, peuvent faire naître des désirs à l'infini, et même il s'en forme de très-compliqués lorsque les forces de l'imagination sont très-vives, lorsque les facultés intellectuelles se développent, et que l'état social est plus avancé. C'est ainsi que naissent l'envie, l'avarice, l'ambition et l'amour du bien, selon les différentes instigations de l'égoïsme et de la sympathie. Toutes ces modifications apportent aussi des variétés dans les effets physiques, dont les peintres et les ouvrages historiques et pratiques nous donnent des portraits intéressans; mais elles sont compliquées par les circonstances et les constitutions individuelles, et n'offrent pas au médecin des indications aussi simples que les passions que nous avons analysées. Les désirs, comme nous l'avons dit, ne cessent d'être expansifs, et en quelque sorte salutaires, qu'en devenant outrés au point de ne laisser à l'individu que le sentiment de son impuissance : c'est alors seulement que leurs effets ressemblent plus ou moins à ceux de la crainte et du chagrin.

Si l'homme n'avait que des sentimens et des désirs pour régler ses actions, il ne serait dépendant que de l'instinct ; *le jugement* lui a été donné pour discerner l'importance des objets, et le degré auquel il doit s'en affecter, ainsi que sa volonté libre, afin de proportionner ses forces physiques et morales, à ses désirs, à la justice de ses prétentions, et afin d'établir ainsi le juste équilibre qui seul peut conserver au milieu des agens qui les entourent, et les individus et l'état social. L'enfant ne dépend que des sentimens et des désirs, ainsi que du jeu libre de ces perceptions que la mémoire conserve, et auxquelles l'imagination donne presque toujours plus ou moins de vivacité. L'instituteur est là pour suppléer en partie à la raison, et pour exercer peu à peu les forces de la volonté, par lesquelles avec le temps l'élève doit se gouverner seul; et c'est là le point le plus essentiel et le plus difficile à atteindre avec les enfans si mobiles. On rencontre quelquefois des êtres bien nés, et heureusement organisés, dont les sentimens et les impressions sont toujours proportionnés à leurs forces organiques, à la valeur du sujet qui les produit, à leurs prétentions, et à leurs désirs toujours mesurés : sans rien ôter au mérite d'un naturel si raisonnable et si aimable, qui n'a pour ainsi dire besoin d'aucune éducation, on sera loin d'en vouloir aux sentimens et aux passions plus fortement prononcés qui ont besoin d'être tempérés, pour qu'il s'établisse enfin cette harmonie si désirable. Le caractère n'en est que plus beau, lorsque l'intelligence exerce et modère à la fois les dispositions énergiques de l'âme. Sans passions, la nature serait languissante et monotone. Il n'y a pas de doute que les affections vives ne soient l'âme de la vie; leur énergie augmente le nombre et l'énergie des idées, et remplit la mémoire et l'imagination de mille combinaisons nouvelles.

Ce sont les impressions des sens externes et les désirs du sens interne, qui fournissent les matériaux de la *mémoire* : l'enfant qui vient de naître l'a naturellement vide et très-forte, et il la meuble involontairement de tout ce qu'il aperçoit. On n'observe pas que cela produise le moindre effet sur le corps; il n'y a que le cerveau qui paraisse souffrir lorsqu'elle est *surchargée,* et que les images papillotent, pour ainsi dire, dans l'imagination, comme il arrive à l'homme dans un état d'ivresse, ou lorsque les facultés n'ont pas été assez exercées pour faire un bon emploi de leur ensemble.

Nous avons déjà dit que l'on voit les enfans rêvasser continuellement pendant leur sommeil ; la moindre atteinte de fièvre, des vers intestinaux, le plus petit dérangement dans le genre de vie, comme une trop longue veille, suffisent pour occasioner des délires. Le sang se porte trop à la tête, et la susceptibilité nerveuse y est très-prononcée. Quoique la vivacité de l'*imagination* soit peut-être d'un bon augure pour l'intelligence, il est pourtant à craindre que cela ne nuise au physique, en diminuant la force des autres fonctions du corps. Dans tout le perfectionnement de la mémoire et de l'imagination, il faudra donc examiner jusqu'à quel point cet état du cerveau s'accorde avec le reste. Il est sans doute heureux d'être entouré dès l'enfance de tous les objets intéressans de ce monde, qu'un jour on pourra mettre en œuvre ; mais tous ces matériaux seront perdus, si l'on vient à manquer des forces accessoires. On sera quelquefois dans la nécessité de diminuer le nombre des objets environnans, et d'appauvrir ainsi les idées, afin de mettre plus d'harmonie entre le cerveau et le reste du corps. Il sera bon surtout d'éviter pour cela les spectacles publics, et ceux qui offrent, en général, à l'imagination de l'enfant trop d'objets à la fois, l'exaltent ou la paralysent. On a vu des personnes ayant peu de dispositions naturelles, parvenir à un haut degré de supériorité intellectuelle, parce qu'un corps robuste leur a permis de supporter beaucoup d'exercice et de longues fatigues de l'esprit, tandis que des dispositions très-remarquables en ce genre, sont malheureusement restées sans effet, faute de forces physiques pour les soutenir; et la précocité de l'esprit n'a que trop souvent quelque chose d'effrayant aux yeux de celui qui en connaît le danger. Quelquefois aussi la nature détourne d'elle-même dans les temps critiques, les sucs nourriciers qu'elle envoyait en abondance vers une partie, et c'est ainsi qu'on voit décliner avec l'âge des êtres dont l'enfance donnait les plus belles espérances.

Presque jamais l'enfant n'est fatigué par les perceptions que, dans l'ordre des choses, le hasard amène à sa connaissance. La nature connaît très-bien ses forces ; elle ne fait pas observer ce qu'elle ne peut saisir. L'exercice *involontaire*, sans autre direction, paraît même salutaire au mouvement vital du cerveau, comme au reste du corps. Le danger ne commence qu'au moment où l'éducation et l'art trouvent leur intérêt à attirer avec persévérance l'attention sur trop d'objets, ou sur un objet en détail; car, de tous les exercices, c'est celui de l'*attention* et de l'*abstraction* qui coûte le plus à l'enfant, et qu'il est le plus difficile d'obtenir de lui. Aussi me semble-t-il que c'est seulement dans les villes, et parmi les enfans auxquels on fait beaucoup donner de ces sortes de leçons, qu'on entend parler de maux de tête, qui se déclarent surtout vers l'âge de la puberté. Les exercices intellectuels devront être alors moins longs et plus variés, quoique ce soient les meilleurs moyens dérivatifs que puisse employer l'éducation morale, pour détourner des sentimens et des passions qu'on veut gouverner. C'est ainsi qu'on est continuellement en lutte contre les écarts, louvoyant comme un vaisseau, tantôt à droite, tantôt à gauche, pour s'approcher du but dans des momens favorables : heureux de ne pas heurter contre des écueils quelquefois inconnus !

L'art des *combinaisons* paraît moins fatigant pour une jeune tête que celui des *analyses*; l'imagination est plus disposée à produire qu'à disséquer avec méthode. La bonne éducation tâche naturellement de faire marcher de front toutes les facultés physiques et intellectuelles, ou de leur donner alternativement de l'exercice et du repos; mais cela suppose qu'on connaît la force respective de toutes ces parties, pour les maintenir en équilibre, et qu'on n'a pas l'intention de faire ressortir l'une ou l'autre pour un certain but social. Nous sommes obligés de répéter sans cesse que la société, telle qu'elle est organisée à présent, exige en effet d'autres développemens que ceux auxquels parvient la nature entièrement livrée à elle-même, et que cette opposition peut facilement troubler l'harmonie que l'éducation a tant d'intérêt de conserver, si elle ne veut pas sacrifier l'individu aux entraves du monde civilisé.

Dans les forces intellectuelles proprement dites, on peut également distinguer une faculté pour ainsi dire *passive*, la mémoire involontaire, et des forces *actives*, le souvenir volontaire, l'attention et l'abstraction; d'un côté, la rêvasserie, ou le jeu involontaire des images, et de l'autre, le jugement volontaire, servant à faire paraître ou disparaître dans le sens interne les impressions et les idées; à les faire succéder dans un certain ordre, d'après une certaine logique, d'après un mécanisme nécessaire, afin d'imaginer et de créer; enfin, à les mettre en quelque sorte sur la balance, pour peser et reconnaître leurs rapports. Ce sont là des actes qui fatiguent à la longue. Recevoir les objets qui se prêtent naturellement à la mémoire, se livrer au jeu libre de l'imagination; voilà ce qui ne paraît nullement affecter le corps, lorsqu'on se sent, par exemple, disposé à composer. Les sentimens et les désirs ont une influence plus directe sur les autres fonctions, notamment sur la circulation et le système du foie; les organes qui servent à les faire naître sont plus rapprochés de la moelle épinière, et situés peut-être dans le cervelet. Les forces proprement intellectuelles, opèrent plus directement sur le cerveau, où elles augmentent l'activité des forces vitales;

et les longs efforts de méditation y attirent le sang au point de causer aux jeunes gens des congestions, des saignemens de nez, qui exigent des bains entiers, des bains de pieds, ou des exercices corporels pour ramener les fluides dans les autres canaux qu'ils sont appelés à nourrir.

Il entre en quelque sorte dans notre sujet d'examiner la *différence* des têtes, et les diverses facultés qui dominent dans un individu ou dans l'autre, pour en calculer l'influence physique : une faculté d'apercevoir vive et prompte, sera le partage de l'un; une mémoire prompte et fidèle, sera celui de l'autre. Celui-ci naîtra avec une imagination semblable à celle de Platon ou de l'Arioste; celui-là avec le jugement d'Aristote ou de Bâcon. Tel aura de l'esprit comme Voltaire, ou la sagacité de Bayle; tel autre excellera dans l'art des combinaisons ou de l'analyse abstraite. Il serait utile de savoir dans le plus grand détail, tout ce qui a rapport au physique des têtes extraordinaires, non-seulement pour un individu, mais pour ceux de la même trempe, afin de voir d'après quelles lois se trouvent réunies dans leurs opérations diverses, les facultés du corps et celles de l'esprit. Une prédominance extrême du jugement, sans mouvement de l'âme, une tête froide, un cœur sec, comme en produit quelquefois l'étude soutenue, ne donnera pas beaucoup d'énergie au corps, qui de temps en temps a besoin que la circulation augmente, que la bile soit mise en mouvement par des impressions subites et par des désirs plus forts. Une vie constamment employée à l'exercice du corps, contribuera peu de son côté au développement du cerveau; la vie du savant, comme celle du militaire, a donc ses inconvéniens aussi bien que ses avantages. Dès que l'enfant sait parler, et qu'il lie un certain nombre d'idées, on reconnaît par son babil de quel côté se tournent les facultés intellectuelles, comme on juge par ses mouvemens, de la vivacité des forces vitales. Manifeste-t-il des volontés, on peut quelquefois deviner si la raison sera assez forte pour maîtriser les sentimens et les passions, ou si elle ne sera point trop forte pour le degré des sentimens et des désirs. Commence-t-il à apprendre, on peut juger de son aptitude pour un certain but. Nous devons cependant répéter qu'il s'opère de grands changemens à cet égard dans les différentes époques et circonstances de la vie, et que ces jugemens ne peuvent acquérir une certaine justesse que vers un âge plus avancé. C'est l'objet de l'étude des tempéramens.

La connaissance approximative du rapport qui existe entre les parties constituantes et les organes du corps de l'homme, dans leurs combinaisons et leurs proportions différentes, avec les forces vitales d'un côté, et les forces de l'âme et de l'intelligence de l'autre, est d'une trop grande importance pour que nous ne devions pas en parler. C'est à l'histoire de la médecine qu'il appartient de rappeler les travaux qu'on a faits depuis l'origine de la science jusqu'à nos jours sur les *tempéramens* et la *physionomie*. Les anciens classaient les individus dans l'un ou dans l'autre des quatre tempéramens, fondés sur l'hypothèse de quatre humeurs regardées comme les élémens des corps, et dont la prédominance passait pour la cause des différences. Les phénomènes qu'avait trouvés l'expérience, et qu'on avait rattachés à ces élémens, base de cette division, étaient si bien puisés dans la nature, que cette classification a servi plus ou moins à presque toutes les hypothèses et théories qu'on a inventées depuis pour en chercher la cause. Les anatomistes et les physiologistes, surtout à commencer du temps de Stahl, ont cherché dans leurs sciences d'autres principes plus exactement déterminés que les élémens des anciens. M. Hallé a, entre autres, examiné si la prédominance des solides et des fluides, du système musculaire, lymphatique, ou sanguin, si les rapports du système nerveux au musculaire, la susceptibilité, la successibilité, la durée des impressions et l'état partiel des fonctions et des dispositions de quelques viscères, ne pouvaient pas fournir des élémens plus solides pour base de classification. D'autres avant lui ont cherché dans les diverses nations, dans l'état de la société, ou dans l'idéal, des rapports entre l'esprit et le corps; ils ont établi un tempérament attique, lydique, romain, phrygien, ou rustique et béotique, et ainsi de suite ; Apollon et César, Vénus et Alcibiade, ont été cités comme des modèles auxquels on pouvait comparer les individus que l'on viendrait à connaître. De tous ces travaux il est résulté des classifications ou mixtes dans le principe qui sert de base à la division, ou incomplètes et arbitraires, ou enfin trop compliquées peut-être pour l'usage ordinaire de la vie ; il est assez difficile d'y en trouver une qui rende aisées, dans la pratique, la distinction et la détermination des tempéramens. Ce qui convient le mieux à notre but actuel, c'est de chercher la première base de division dans

la manifestation prédominante des forces primitives de l'âme et de l'intelligence, qu'on découvre assez vite ; d'indiquer leurs rapports
les plus ordinaires avec les élémens, les organes, les systèmes, les fonctions du corps en
santé, tels que nous les font connaître les
meilleures expériences, et de laisser ensuite à
chaque individu le soin de comparer les enfans avec cette espèce d'idéal, pour en tirer
les conséquences qui doivent le guider dans la
pratique.

Dans tout le cours de notre travail, nous
n'avons parlé que des forces vitales, de la prédominance des forces sensitives et des forces
motrices. Pour ne pas entrer dans trop de détails anatomiques sur les parties du corps,
nous avons trouvé plus utile de faire simplement ressortir les proportions des grandes
cavités qui contiennent les organes les plus
importans aux fonctions de la vie. Ce qui nous
importe ici, c'est de faire d'abord remarquer
qu'il y a des enfans dans lesquels le *corps prospère*, et chez lesquels l'âme et l'intelligence
ont trop peu de pouvoir sur le reste pour qu'il
y ait lieu à examiner leur influence. Il y a,
en second lieu, des enfans dont l'*intelligence
prédomine* sur la force de l'âme ou la force de
l'âme sur celle de l'intelligence, et chacune de

son côté sur le reste du corps ; ce sont là les individus que l'éducation physique a intérêt d'examiner de plus près.

Quant *à l'âme*, nous découvrons d'abord clairement deux grandes classes d'individus , aisées à distinguer ; ce sont l'être *sentimental* et l'être à *forte passion*. Dans l'un domine le sentiment ou la faculté de retenir les impressions de l'âme ; dans l'autre les impressions se manifestent aussitôt par les désirs. Les impressions morales , comme les impressions physiques , ne produisent pas toujours un mouvement fort ; on peut être vivement affecté du bien sans le vouloir fermement , ou du mal sans faire des efforts pour le repousser. Le dégoût n'est pas dans tous accompagné de répugnance ; la haine , du désir de se venger et de la colère. Le sentiment de l'amour se manifeste parfois sans l'envie de posséder l'objet que l'on chérit , et l'on prétend que Pétrarque déclara qu'il ne voudrait pas épouser Laure , qu'il chantait cependant avec tant de vivacité. Lorsque cet état sentimental se trouvera uni à une grande sensibilité du corps , ou lorsque des désirs violens se joindront dans le même individu à une grande mobilité , cette réunion sera fort à craindre ; elle consumera les forces , et ce sera à la sagacité de l'instituteur à voir comment il pourra les émousser mutuellement par le régime physique et moral, ou comment il pourra réveiller les qualités opposées qui servent à maintenir l'équilibre ; le sentiment dans l'homme trop actif, et l'activité dans l'homme sentimental. Un corps très-sensible et très-mobile, plein de sentimens et de passions durables et vraies, a besoin d'être fort heureusement constitué pour supporter la vie.

Quant aux facultés de l'*intelligence*, il paraît qu'il y a également des enfans qui brillent principalement par leur *mémoire* ; il en est d'autres qui se distinguent surtout par une faculté capable de *combinaisons* ou d'observations. L'ensemble de ces qualités constitue ce qu'on appelle des têtes fortes, pour lesquelles il serait désirable d'avoir toujours une force de corps proportionnelle. Mais les facultés intellectuelles, proprement dites, ne prospèrent que par l'éducation ; elles ne sont pas, comme les facultés de l'âme, mises fortement en jeu, sans qu'on ait un soin particulier de les exercer ; aussi les tempéramens n'ont-ils été le plus généralement examinés que dans leurs rapports avec les sentimens et les désirs, qui sont d'ailleurs contre-balancés par la force de l'intelligence.

L'enfance, nous le répétons, change trop, surtout aux époques dont nous avons parlé, pour qu'on puisse tirer des conclusions sûres des phénomènes qu'elle laisse apercevoir. Pour en concevoir la tendance, il faut encore avoir recours à ce qu'on rencontre dans l'adulte, et c'est dans cette intention que nous tracerons ici en peu de mots les traits les plus caractéristiques des tempéramens, en commençant par ceux dont on rencontre, à ce qu'il nous semble, le plus de modèles dans l'enfance, surtout dans nos régions tempérées.

Qu'on s'imagine un certain équilibre entre la vivacité avec laquelle on est saisi des impressions, et celle qui fait manifester les désirs de l'âme, d'ailleurs prompts, passagers et gais; que cet équilibre s'unisse à un équilibre analogue dans les forces nécessaires à la vie; qu'on y ajoute le teint frais, les formes arrondies, le sang abondant et la circulation naturellement vive, et l'on aura l'idée du tempérament *sanguin*. Au moral comme au physique, il sera souvent nécessaire d'employer une discipline exacte pour diriger cette activité vers un but utile à l'enfant même et à la société, pour qu'il ne soit pas exposé à toutes les chances d'une fougue naturelle. Les calmans seront alors plus nécessaires que les excitans.

Qu'on se figure, au contraire, un équilibre de peu de sensibilité et de peu de désir, avec peu de mobilité du corps, par conséquent une certaine indifférence qui fasse rester l'individu attaché à ce qu'il tient; qu'on y ajoute une disposition à l'embonpoint, beaucoup de fluide blanc dans les excrétions, une circulation peu vive, un teint assez blanc, des yeux peu vifs, etc., etc., on aura, à peu de choses près, l'image d'un tempérament *flegmatique*. A un certain excès il s'éteindrait dans un profond sommeil, si l'on ne cherchait à l'exciter de toutes manières; en revanche il sera susceptible d'une éducation appliquée, soutenue, et par conséquent capable d'acquérir tout ce qu'elle peut donner.

Mais si l'on rencontre un individu qui soit doué de désirs déterminés, fortement prononcés, avec une activité corporelle très-énergique, qui soit quelquefois colère et vivement emporté, mais tenace dans l'exécution de ses projets; si l'on y voit de plus une charpente, et surtout des fibres musculaires très-fortes, un teint d'un rouge foncé tirant sur le jaune, une circulation forte, on aura une idée assez juste de ce qu'on appelle ordinairement le tempérament *colérique*. Ce sont des cordes tendues qui sont sujettes à se rompre. Les emportemens qui sont accompagnés de congestions vers la tête, ou d'une sécrétion abondante de bile, peuvent devenir habituels; sans compter le mal qu'une force énergique mal dirigée peut faire aux autres, on conçoit sans peine celui qu'elle peut se faire à elle-même.

Il peut se trouver enfin un état de l'âme où un sentiment déterminé prenne à la fois un caractère d'énergie et de stabilité. Le corps ordinairement sec, allongé, est profondément attaqué par les objets qui l'affectent; le teint est en général jaune et grisâtre; la susceptibilité nerveuse se fait remarquer au moindre désordre, et le foie, ainsi que les voies de la digestion, y participent facilement. C'est le caractère du tempérament *mélancolique*, qui approche souvent de si près d'un état de maladie, que plusieurs physiologistes n'ont pas voulu l'admettre parmi les dispositions qui s'accordent avec un état de santé. On voit quelquefois naître dans un âge tendre un goût pour la solitude, un penchant à la tristesse, une susceptibilité enfin, qui sont les précurseurs de cet état mélancolique, état qui a besoin de tout ce qui est contraire au colérique.

Ces quatre combinaisons, ou si l'on veut ces deux combinaisons de deux forces opposées dont l'une prédomine, ou de ces deux mêmes forces en équilibre, et qui ne diffèrent essentiellement que par la vitesse d'action, ne se présentent pas toujours aussi nettes que nous venons de les indiquer. Une foule de modifications viennent en altérer le caractère. On trouve quelquefois dans certains individus la vivacité de sentimens et de désirs du sanguin, avec des symptômes physiques flegmatiques. Il est des personnes complaisantes par besoin de se mouvoir, chez lesquelles on rencontre peu de sentimens et de désirs, avec une susceptibilité et une mobilité de corps extrêmes. Les mouvemens fréquens de bile peuvent exister sans l'emportement de la colère; une tendance à la pituite, sans des dispositions flegmatiques.

La forme du corps et la couleur de la peau, ne varient pas moins que la forme et la couleur des parties intérieures examinées par l'anatomie. On peut surtout distinguer les *formes* arrondies, ou carrées, les ovales ou allongées qui varient aussi dans leurs proportions. Les formes rondes sont plutôt celles de l'enfance, ainsi que du tempérament sanguin; et les formes ovales du flegmatique, quoique dans l'un la rondeur vienne des muscles, et dans l'autre de la graisse. La forme carrée paraît plutôt l'apanage du colérique; les formes longues s'allient plus souvent à la délicatesse des nerfs. Dans les enfans, ces proportions changent au moment d'une forte croissance. La ressemblance d'un enfant avec son père ou sa mère, fera pressentir quelle doit être sa taille, quelles seront ses facultés, ses forces prédominantes, etc.

- La *couleur* de la peau, des cheveux, des yeux surtout, a été de tout temps le signe de certains rapports entre le physique et le moral. Le teint blanc, les cheveux clairs, les yeux bleus, ont souvent été pris pour l'emblème de la douceur et de la sensibilité. Le teint brun, les cheveux d'un noir foncé, les yeux vifs et pétillans, sont plutôt l'indice des désirs violens. Le teint blafard, les cheveux sans couleur prononcée, les yeux gris, semblent annoncer le flegmatique. Les couleurs roses, les yeux brunâtres, les cheveux bruns, se rencontrent souvent avec la vivacité légère de l'âme. Quand on rencontre enfin le teint coloré, transparent, rougeâtre, et disposé à prendre des taches de rousseur, des cheveux rouges et des yeux rougeâtres, comme enflammés, on peut les regarder communément comme les marques d'une disposition à une susceptibilité extrême, ou à l'emportement.

Il nous resterait à passer en revue les rapports qu'un œil exercé peut présumer entre les formes, la couleur, les mélanges *chimiques*, et les *fonctions* des parties qui se trouvent dans l'intérieur du corps. Ici reste encore un champ très-vaste de rapprochemens et de découvertes à faire, qui gagneront en exactitude à mesure que l'on comparera plus en grand les individus de différentes constitutions. Cet objet touche au reste de trop près à tous les détails des diverses branches de la médecine, pour que nous puissions le traiter ici plus particulièrement.

Les *facultés intellectuelles* proprement dites, se trouvent dans tous les tempéramens. Les productions des divers peuples de l'Europe civilisée, qui ont tous une certaine tendance vers l'un et l'autre des tempéramens indiqués, en font preuve. Peut-être la force de combinaison est-elle plutôt l'apanage du sanguin et du colérique, et celle d'abstraction, celui du flegmatique et du mélancolique. Le sanguin combine avec plus de promptitude et d'esprit dans la pratique de la vie; le colérique y trouve peut-être les combinaisons les plus justes; le flegmatique pèse les analyses générales avec justesse; le mélancolique démêle les différences avec une sagacité plus prompte. Mais le mélange, l'accroissement des peuples, les climats et les institutions ont amené une variété de combinaisons qui ne permet plus l'application d'un principe trop simple à cette infinité de modifications qu'a fait naître la civilisation. S'il a existé un temps où l'on pût classer tous les êtres selon les quatre tempéramens, ce temps n'existe plus, et l'on n'en découvre guère les traces que parmi les habitans plus sauvages de la campagne.

Ces tempéramens se rencontrent plus ou moins chez les *deux sexes*. Les sentimens de l'âme et la susceptibilité vitale appartiennent cependant surtout aux *femmes*, facilement affectées des impressions qu'elles reçoivent; il leur manque souvent l'énergie du désir et de la résistance. L'âme l'emporte en elles sur les moyens intellectuels; le jeu involontaire de l'imagination sur ses combinaisons réglées, la mémoire sur l'intelligence, etc.; les qualités du corps suivent une marche analogue à celles de l'âme. Le système tant osseux que musculaire, est plus délicat; le cellulaire moins ferme, la peau plus blanche et plus douce; les fluides blancs l'emportent ordinairement sur les fluides rouges; la tête est plus petite, le bassin plus large; il y a moins de force dans la circulation, la respiration, la digestion, et ainsi de suite.

Les désirs de l'âme, la force de l'intelligence, la force et la mobilité vitale, prédo-
minent plutôt dans l'*homme* ; les organes ont
des formes plus prononcées ; les os, les muscles, le tissu cellulaire, sont plus compactes,
la peau plus rude, brune ou jaunâtre, la tête
plus grosse, le cou plus court, la poitrine plus
large, le sang, en apparence, plus abondant;
les forces de la digestion, de la circulation, de
la respiration, sont plus actives. Il ne nous
importe pas d'entrer dans tous les détails où
la science a cherché à pénétrer ; il nous suffit
de rappeler à peu près les caractères ordinaires
de chaque sexe. Il y a certainement des filles
qui ressemblent à des garçons, comme des
garçons qui ressemblent à des filles ; ces deux
déviations donnent les indices qu'on doit suivre dans la pratique ; elles avertissent qu'il
faut ramener au type, au caractère propre
de chaque sexe. Dès l'enfance, les sexes décèlent ce qui leur est naturel ; la fille, facilement affectée, goûte et sent avec patience,
reste atttachée et sédentaire, obéit avec plus
de docilité, crée des formes auxquelles elle
s'attache. Le garçon, au contraire, saisit les
objets avec vivacité, se plaît à en détruire les
formes, commande, se met en colère, aime
à courir. Si l'on s'oppose trop à cette pente

propre à chaque sexe, on fait des *virago* ou des efféminés, et tôt ou tard le physique s'en ressent. Une sensibilité prédominante ne paraît pas propre aux exercices de l'intelligence. Les femmes savantes, ainsi que les hommes livrés à des émotions de l'âme trop fréquentes, tels que les poètes et les orateurs, éprouvent à la fin des affections nerveuses qui minent leur santé.

Le tempérament sanguin est héréditaire ; les Français en fournissent la preuve ; transportés dans d'autres pays, ils ne changent pas facilement de naturel. Le flegmatique, dit-on, se transmet moins : il perd dans les climats chauds une partie de ses dispositions. Le colérique et le mélancolique, qui paraissent propres aux climats chauds, se transmettent aussi, et ne se perdent qu'après de longs mélanges avec les races des climats plus froids. Si l'on songe, au reste, combien il faut de siècles pour changer le caractère de certaines peuplades, ou seulement de certaines familles, on ne supposera pas que l'éducation puisse effacer entièrement le naturel d'un individu. Il existe en quelque sorte, pour chacun, une perfection physique et morale dont les limites ne peuvent être dépassées sans que ce soit aux dépens de l'ensemble. Le flegmatique, par exemple, qu'on voudrait pousser à une trop grande vivacité, tomberait dans une susceptibilité et une mobilité nerveuses et maladives. Le sanguin, dont on arrêterait trop la mobilité, deviendrait peut-être pléthore. Une mère qui, pour donner de l'énergie à la volonté de son enfant mélancolique, céderait à ses caprices, ne lui imprimerait pas pour cela la force du colérique; la répression excessive de la colère même peut nuire à la sécrétion de la bile, nécessaire à certains tempéramens; le flegmatique acquerrait peut-être la qualité du mélancolique, mais non pas sans laisser apercevoir les effets de la violence. Chaque tempérament est d'ailleurs susceptible d'un beau développement très - distinct; et comme on ne saurait réunir toutes les dispositions, il faut du moins que l'éducation dirige, le plus qu'elle peut, celles qui sont données, vers le bien-être de l'individu et celui de la société.

L'exercice des facultés intellectuelles et de celles de l'âme consiste dans l'*étude des arts et des sciences*, et dans celle des *vertus morales*. En parcourant la série de ces exercices, nous verrons en même temps quels sont ceux qu'il faut choisir pour les divers individus, et quels en sont les inconvéniens. Les arts purement *mécaniques*, l'exercice des muscles sans aucune modification, aucun calcul, convient à beaucoup d'enfans vifs ; mais forcés de faire toujours la même chose, ils perdent l'avantage qui résulte d'un exercice entièrement libre. Ce désavantage augmente lorsque le genre de l'exercice exige une vie sédentaire ou gênante pour les viscères. Les *beaux-arts*, qui exigent en même temps le jeu de l'imagination, celui des sentimens et des passions, fatiguent beaucoup les nerfs : aussi les artistes sont-ils très-souvent incommodés par suite de leurs occupations ; un enfant délicat aura besoin d'être arrêté dans ses travaux en raison de la faiblesse et de la sensibilité de sa constitution.

Les travaux qui exercent seulement la *mémoire*, semblent convenir de huit à quatorze ans, et l'étude des langues peut s'allier très-bien aux exercices du corps. Faites surtout étudier l'histoire naturelle en plein champ : que l'enfant cherche des plantes, qu'il coure après les insectes, qu'il ramasse les minéraux. Entouré, sans s'en apercevoir, des objets qui entrent dans presque tous les métiers, vous pourrez sonder ses goûts ; vous lui donnerez en même temps beaucoup d'idées sans grande contrainte.

L'imagination des enfans est ordinairement

occupée des contes qu'on leur fait, ou de fables
de tout genre. C'est à l'éducation morale à juger
jusqu'à quel point les compositions imaginaires,
à moins qu'elles ne soient intimement ratta-
chées à un but moral, conviennent aux jeunes
têtes, et si elles ne servent pas souvent à
donner une fausse direction à leur esprit; on
peut également en inventer qui contiennent
des histoires de situations dangereuses dont
on a échappé en se servant de moyens utiles,
ou d'une certaine adresse, qu'on fait connaître à cette occasion aux enfans, pour exercer
en même temps leur présence d'esprit et les
familiariser avec les dangers et les manières
d'en sortir. L'éducation physique ne peut dés-
approuver ce genre d'exercice qu'autant qu'il
s'adresse à des têtes qui paraissent incliner
vers l'exaltation; celles-ci ont besoin d'un exercice plus réglé, comme celui que présente l'é-
tude de l'histoire (1).

---

(1) Les deux éditions, si promptement épuisées,
des Contes que madame P. Guizot, née de Meulan,
a publiés sous le titre *les Enfans*, prouvent que le
public a su apprécier le sentiment moral qui prédomine
dans ces compositions si agréables et si intéressantes. Les
Anglais possèdent deux ouvrages, dont l'un a pour
titre : *Accidens de la Vie humaine*, par M. Newton

Nous avons déjà remarqué que toutes les sciences qui exigent non-seulement une *attention* et une *abstraction* soutenue , mais encore les efforts de l'analyse, comme certaines parties des hautes mathématiques , peuvent devenir nuisibles à un corps faible. L'étude devient cependant plus facile dès qu'elle est accompagnée d'images , et la géométrie a souvent beaucoup d'attrait pour les jeunes têtes. Les sciences physiques , mécaniques et expérimentales, offrent un jeu plus varié encore ; leur influence directe sur toutes les branches de l'agriculture et de l'industrie les fera entrer un jour plus particulièrement dans la première éducation , et remplacer bien des choses inutiles dont on amuse ou ennuie actuellement les enfans. On rendra l'étude des sciences exactes moins pénible, en y mêlant des expériences qui exigent l'adresse et le mouvement du corps. On veillera d'abord à ce que le sang ne se porte pas trop au cerveau, ce qu'annoncent les saignemens de nez. L'attention donnée à l'étude ne doit pas non plus faire

---

Bosworth , et l'autre , *Jeux dangereux* , par M. Parkenson : ils contiennent des contes pour donner de la présence d'esprit en cas de danger. Les Allemands ont un ouvrage semblable de M. Poppe.

négliger les fonctions nécessaires auxquelles assujettit la nature, et qui sont arrêtées par la vie sédentaire.

. Dès la plus haute antiquité on avait reconnu comme règle générale, que l'instruction ne devait commencer qu'à l'âge de sept ans. Notre climat, qui exige de plus longs séjours dans les chambres étroites; les femmes qui, plus instruites dans les temps modernes, s'occupent elles-mêmes de leurs enfans, et sont souvent trop faibles pour en supporter le bruit, ont probablement, avec d'autres causes encore, amené l'idée qu'on peut déjà les instruire de bonne heure en jouant avec eux; et tous les jours on voit des prodiges d'instruction qui sortent de ces écoles. Si tout le monde avait la sagacité de trouver les momens de l'instruction justement lorsque l'attention de l'enfant est vivement attirée sur quelque objet, sans vouloir l'y fixer plus qu'il ne faut, il devrait en résulter naturellement beaucoup de bien. Mais les jeux bruyans rendent bientôt plus désirable de les fixer, et l'on parvient à ce but en favorisant la susceptibilité propre à cet âge, par les joujoux instructifs sur lesquels on attire continuellement leur imagination, aux dépens d'une mobilité excessive qui paraît sans but. Il est en général plus facile d'obtenir une espèce d'attention passive qui occupe l'imagination, qu'une attention active et assez soutenue pour produire ; aussi la plupart de ces prodiges s'occupent-ils plutôt que d'autrechose, de la lecture des. ouvrages qui sont plus ou moins à leur portée. Il ne m'importe que de faire remarquer les inconvéniens physiques de ces sortes de méthodes, sur lesquelles je me suis si souvent expliqué. Presque tous les instituteurs croient que dès le moment où l'instruction commence à être nécessaire, il faut qu'elle devienne une espèce de travail pour apprendre à fixer l'attention, en quelque sorte.malgré soi, avec activité, et aussi volontairement qu'il est possible. Voici, au reste, comment plusieurs instituteurs partagent le temps pour les enfans depuis l'âge de sept ans jusqu'à quinze.

Age de	Heures de sommeil.	Heures d'exercice libre.	Heures d'occupation.	Heures de repos.
7 ans.	9 à 10 h.	10 —	1 par jour.	4.
8 —	9 —	9 —	2 —	4.
9 —	9 —	8 —	3 —	4.
10 —	8 à 9	8 —	4 —	4.
11 —	8 —	7 —	5 —	4.
12 —	8 —	6 —	6 —	4.
13 —	8 —	5 —	7 —	4.
14 —	7 —	5 —	8 —	4.
15 —	7 —	4 —	9 —	4.

L'on conçoit que le degré de développement de l'enfant à l'âge qu'il a, les différences individuelles, un genre d'étude sérieux, et d'autres considérations, modifient prodigieusement cette table, que je place ici dans l'intention de faire penser à la division du temps pour chaque âge. Un ouvrage comme celui-ci ne donne souvent que des plans qui méritent considération; la plus grande partie du détail est abandonnée à l'intelligence de celui qui est chargé d'élever les enfans.

L'éducation *morale* proprement dite, celle qui s'occupe de régler les sentimens et les désirs, a un rapport plus direct encore avec l'éducation physique, parce que les mouvemens de l'âme sont plus immédiatement liés aux fonctions du corps. L'animal quitte ses parens dès qu'il cesse de teter, et se livre à son instinct : l'homme le plus sauvage reste avec les siens jusqu'à l'âge de douze ans, et souvent leur est soumis jusqu'à la mort. C'est chez les parens qu'il prend les premières leçons dont il a besoin pour se soumettre à sa destinée. Dans l'enfance de la civilisation, la première discipline s'acquiert à coups de verges, et lorsque l'enfant a acquis quelque force pour se défendre, c'est le droit du plus fort qui fait le maître ou l'esclave. A mesure que la société avance, il se forme un état civil, moral et religieux, qui règle les intérêts, les droits et les libertés de chaque individu, d'après les sacrifices, les talens et les vertus qu'il apporte à ses semblables. L'enfant comme l'homme ne doit plus alors être dirigé par les châtimens corporels : le droit du plus fort a cédé au droit du plus juste; il devient nécessaire que chacun reconnaisse sans murmure les lois de la nécessité, et qu'il ne soit dirigé que par l'amour du bien. Ce n'est donc plus la verge qui doit réveiller l'activité, ce n'est plus la force corporelle qui la fait naître; tout doit, au contraire, sortir de l'intérieur de l'âme, et, avec le choix le plus libre, il faut encore savoir préférer quelquefois ce qui est pénible, et renoncer à ce qui fait plaisir (1). On sent bien que si la morale gagne en perfection, elle doit influer sur l'économie animale en général. Les forces corporelles ne sont plus exercées par la résistance; la sensibilité doit être constamment soutenue, et le désir du bien doit être cultivé jusqu'à la passion. Les nerfs

______

(1) Il n'en était pas ainsi, à ce qu'il paraît, du temps de S. Augustin. Il raconte qu'étant enfant, il pria Dieu, bien des fois, sans être exaucé, de vouloir bien le garantir des coups de bâton.

ont besoin de porter le plus promptement possible les impressions de la volonté aux diverses parties du corps, tantôt pour arrêter la colère la plus naturelle, tantôt pour sauver, au risque de sa propre existence, le malheureux prêt à être victime d'un naufrage. L'amour-propre, l'amour du prochain, l'ambition, la crainte de la honte, les douceurs de l'éloge, sont devenus les mobiles de l'éducation morale, et doivent vaincre tout ce qui est sensuel. On conçoit aisément les écueils auxquels doit exposer cette lutte continuelle d'une perfection morale contre la force corporelle.

L'enfant né dans le monde est tantôt jeté au hasard sans pilote et sans guide, et risque son existence dans ce tourbillon de la société, où il est élevé par des *parens* et des *instituteurs* à la manière dont ils l'entendent. On parle souvent du devoir des parens d'élever eux-mêmes leurs enfans : on devrait expliquer d'avance quels parens et quels enfans on a en vue. L'aisance et le loisir sont cause que des parens ne font de leurs enfans que des sujets d'amusement pour dissiper l'ennui. Plus ils sont sensibles, plus ils les nourrissent de tendresse, comme de sucreries; délicats par leur naissance, vivant parmi des gens qui ne leur offrent que de la condescendance et des mœurs très-douces, ils deviendront plus délicats encore : on ne les expose pas même à la résistance qu'ils pourraient rencontrer de la part des domestiques, et on les prive ainsi de tout l'exercice des forces dont ils auront un jour besoin pour résister à une société qui leur sera étrangère.

On voit aussi des parens qui croient donner du nerf et du caractère aux enfans en leur passant des volontés, même déplacées, ce qui ne peut amener que d'autres écarts et d'autres inconvéniens. C'est par les obstacles, par l'exercice continuel des facultés, qu'on voit sortir de la classe moins élevée, des hommes plus capables de se distinguer. Le moral a gagné en énergie ; il se trouve avec le physique en plus grande harmonie que dans la plupart de ces autres individus dont les mœurs ne sont qu'une espèce de talent d'imitation, un certain esprit de conduite qui échoue dans toute situation difficile, et qui ne laisse plus rien apercevoir de ce que l'âme a véritablement de sublime.

Que résulte-t-il de ces considérations? qu'au milieu de la plus grande civilisation, il devient nécessaire, au physique comme au moral, de retourner vers une nature moins façonnée par la main de l'homme, et que c'est de ce mélange, de cette comparaison continuelle de la marche de la nature et des effets de la civilisation, que doit naître un ordre de choses qui ne s'écarte pas de ce qui est stable, une harmonie du physique et du moral, telle que peut l'atteindre l'éducation, tant pour chaque individu en particulier, que pour le genre humain dans son ensemble. Cette considération serait peut-être l'un des argumens les plus importans à produire en faveur de *l'éducation publique*, si l'on osait espérer qu'il y eût déjà une masse considérable d'enfans assez perfectionnés, assez soignés dans l'éducation privée, pour ne pas être perdus dans la masse du commun du peuple.

Deux puissances viennent à l'appui de la volonté morale ; ce sont la *justice humaine* et la *justice divine*. L'une amène un accord général de la société, qui convient de sacrifier la liberté et même la vie d'un individu, lorsque c'est nécessaire pour la sûreté de l'association. L'autre est le fruit de l'éducation de l'homme élevé à reconnaître un pouvoir supérieur, à croire en ce Père Eternel qui voit notre intérieur, qui le juge, et qui nous met à l'épreuve dans cette lutte de la chair et de l'esprit, afin de nous placer, si nous en devenons dignes, dans un monde meilleur, où l'âme épurée n'aura plus de combats à soutenir. La justice humaine fait peu d'attention à la faiblesse de notre pauvre humanité ; elle juge l'action , car elle ne peut guère connaître l'intérieur, et ne pourrait pas même exercer une surveillance aussi rigoureuse , sans paralyser tout développement libre des facultés morales. C'est la justice divine, c'est la crainte d'une puissance éternelle et suprême qui doit servir de police interne, et la conscience devient le régulateur de la volonté dans les actes secrets : cette éducation religieuse offre de nouveaux écueils ; il est des âmes timorées , facilement émues, qui exigent des considérations particulières ; il est des imaginations exaltées par des sujets d'ailleurs sublimes, qui peuvent se perdre dans la recherche de cette majestueuse immensité. On a beau se préparer par des jeûnes et des castigations, l'Être-Suprême veut que l'homme ne soit réglé que par sa propre raison ; et il est nécessaire que la plus sublime conception de l'homme, celle d'un Dieu qui surveille l'usage des facultés qu'il nous a départies, ne soit pas troublée par de vains efforts. Il n'est pas rare de voir dans les hospices des aliénés, des malheureux dont l'esprit a été égaré par le zèle imprudent ou coupable d'hommes bornés , à qui le fanatisme ne permet pas de saisir le véritable but des institutions religieuses. Plusieurs médecins ont vu un si grand nombre d'hommes égarés par une dévotion mal dirigée, qu'ils ont cru devoir en faire une classe à part sous le nom de *manie religieuse*, comme ils en ont établi une sous celui de *manie érotique* (1).

En résumant ce que nous avons examiné dans cet article, on verra que nous avons d'abord cherché à connaître l'influence des divers sentimens, des divers désirs et des facultés intellectuelles, tant sur le système nerveux que sur les différentes fonctions du corps. Nous avons ensuite voulu découvrir dans quel rapport se rencontrent ordinairement les facultés de l'âme et de l'intelligence, avec les qualités et les facultés physiques dans les deux sexes, et jusqu'à quel point s'étendent nos moyens de diriger les tempéramens. Enfin, nous avons indiqué les inconvéniens à éviter dans l'étude des sciences et des arts, et dans l'éducation morale et religieuse. Si celui qui s'occupe de l'éducation physique ne devait penser qu'au prétendu état de nature et aux paysans, nous aurions de beaucoup outrepassé

---

(1) Les observations de M. Pinel et de M. Esquirol viennent à l'appui de ces assertions.

la tâche que nous avions à remplir. Au surplus, on peut dire qu'il y a dans le développement de la nature de l'individu livré à lui-même, un équilibre que l'art peut rarement atteindre; mais sans l'éducation, l'homme ne pourrait jamais se multiplier et former une société nombreuse sans se détruire. Cette possibilité est due à cette discipline particulière que nous avons vue s'opposer partout au développement de la force du corps, et qui a provoqué l'humeur de quelques écrivains contre la civilisation inévitable, lorsque les hommes vivent ensemble. Appelés, au reste, à nous perfectionner sans cesse, nous devons mettre à profit l'expérience de ceux qui nous ont précédés, et songer continuellement à remédier aux nouveaux inconvéniens qu'on rencontre à chaque pas qu'on fait dans la civilisation. La force corporelle cultivée de préférence ne produirait que le droit du plus fort, tel qu'on le voit dans l'origine de l'ordre social. Les facultés de l'âme exclusivement cultivées ne produiraient que la faiblesse des sentimens, ou l'ardeur des passions, qui brûle comme le soleil de l'équateur, et consume jusqu'à ses plus belles productions. La raison la plus froide enfin, si elle parvenait à maîtriser d'une manière trop absolue les mouvemens de l'âme et les exercices du corps, dans un âge trop tendre, éteindrait le germe de l'énergie, étoufferait tout épanouissement du cœur, et ne serait qu'un soleil d'hiver, ou plutôt une lumière empruntée qui éclaire et n'échauffe point. Il y a cependant pour chaque individu un certain milieu qui met en action toutes ses dispositions dans un accord harmonieux, et c'est l'éducation seule qui peut le produire; c'est alors un état de santé où le physique prospère ainsi que le moral, où les exercices ont donné de l'adresse, où le cœur ne s'enflamme que pour ce qui est beau et bon, où le jugement donne la juste mesure de l'importance des choses, et où l'imagination enfin s'occupe noblement de la prospérité de ce qui nous entoure, et de celle de la société en général. C'est ainsi que l'homme bien élevé a rempli sa belle destinée, et lègue à la postérité la part de civilisation devenue son partage, et dont il a cherché à reculer les bornes, pour agrandir le domaine de l'humanité.

FIN.

TABLE ANALYTIQUE

DES MATIÈRES

CONTENUES DANS CET OUVRAGE.

FIN DE LA TABLE.

www.ingramcontent.com/pod-product-compliance
Lightning Source LLC
LaVergne TN
LVHW052157200726
843508LV00015B/22